増刊 レジデントノート
Vol.21-No.8

ホスピタリスト直伝！
入院診療 虎の巻
"いつ" "何をすべきか" がわかり、内科急性期に強くなる！

平岡栄治, 江原 淳／編

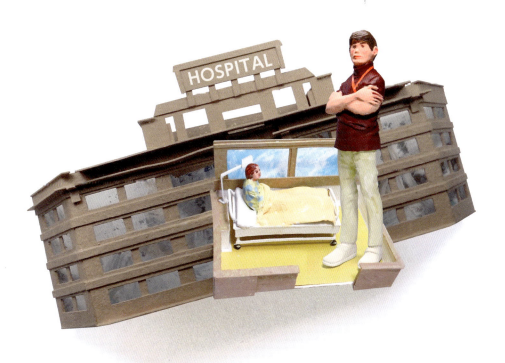

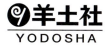

謹告 ─────────────────────────────────────

　本書に記載されている診断法・治療法に関しては，発行時点における最新の情報に基づき，正確を期するよう，著者ならびに出版社はそれぞれ最善の努力を払っております．しかし，医学，医療の進歩により，記載された内容が正確かつ完全ではなくなる場合もございます．

　したがって，実際の診断法・治療法で，熟知していない，あるいは汎用されていない新薬をはじめとする医薬品の使用，検査の実施および判読にあたっては，まず医薬品添付文書や機器および試薬の説明書で確認され，また診療技術に関しては十分考慮されたうえで，常に細心の注意を払われるようお願いいたします．

　本書記載の診断法・治療法・医薬品・検査法・疾患への適応などが，その後の医学研究ならびに医療の進歩により本書発行後に変更された場合，その診断法・治療法・医薬品・検査法・疾患への適応などによる不測の事故に対して，著者ならびに出版社はその責を負いかねますのでご了承ください．

序

日本版ホスピタリストが今後の日本の医療のキーとなる！

1. ホスピタリスト（病院総合内科医）こそ高齢化社会を乗り切るのに重要である

　ジェネラリストは臓器横断的に，社会的なことも含め予防医学を含め全人的にケアする医師である．それを救急室で行うのが救急医，集中治療室で行うのが集中治療医，外来で行うのが家庭医，そして病院で行うのがホスピタリストである．多くの人が，重症になれば入院し，自宅で看取りをするつもりであった人も自宅緩和が困難になれば，入院緩和となる．特殊な高次医療が必要になれば，大学病院やがんセンターなど高度専門施設で治療をするが，それ以外の疾患になればやはり地域の病院に入院することも多い．**図1**に示す通り，地域の基幹病院はさまざまなパターンで患者を受け入れる．地域からだけでなく，時には緊急避難的にさまざまな医療機関から患者を引き受け診療する．そこを軸に退院後の行き先を考えることもある．地域の基幹病院の医師は，「目の前の患者さん」のアウトカムがよくなるようにさまざまな医療機関と連携する力が必要である．そのなかで「ホスピタリスト」の果たす役割は非常に大きく，疾患対応力だけでなく，本特集でとりあげるホスピタリスト特有の能力が必要である．

2. すべての内科患者に対応するホスピタリスト

　日本の多くの，特に都会の大病院での内科の仕組みは**図2A**ではなかろうか．すなわち多くの臓器専門医が専門領域の患者を診療し，総合内科は各科の狭間にいる患者を診療する仕組みである．米国は**図2B**のようになっており多くの総合内科医が必要に応じて臓器専門医のコンサルトを利用しながら入院患者を診療する．

　ところで，日本の社会は「世界に先駆けた高齢化社会」という新たな局面を迎えている．患者は多数の疾患，健康アウトカムに影響を与える社会的問題を抱えた人が増加してきている．入院中のことだけでなく退院後のことも見据えながら診療するには，文字通り臓器横断的知識，スキルを身に付けた（身に付けようとしている）ホスピタリストとしての能力が今後，必要不可欠である．

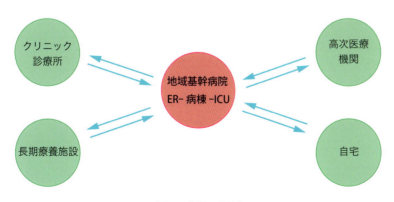

図1　病院の役割

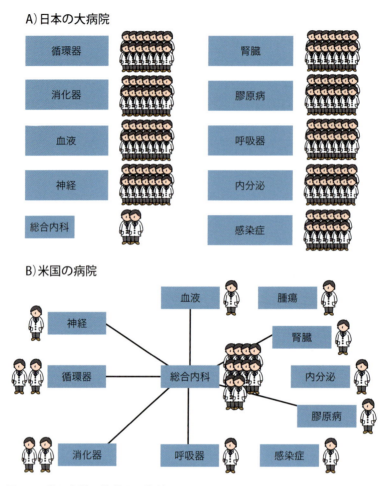

図2 日米の内科の仕組みの比較
図中の医師のイラストは医師の人数のイメージ

3. 今後の日本ではどのようにhospital medicineを発展させるか？

　日本の総合内科専門医や家庭医数は，米国に比べ圧倒的に少なく，臓器専門医数が多い（**図3**）．発展には，教育，診療，研究の3つの軸が重要である．患者の社会的問題も考慮に入れ臓器横断的な診療をするには，米国のように総合内科研修として，すべての患者さんを臓器横断的に診療するトレーニングが必要である．

　研究も非常に重要である．臓器に関連した研究は臓器専門医が行う．hospital medicine領域では，欧米を中心に臓器横断的な研究，すなわち，システム改革，倫理的なこと，医療安全，医療の質，患者のハンズオフなどに関する多岐にわたる研究がさかんに行われている．周術期もhospital medicineの専門分野であり研究対象になるだろう．

おわりに

　今回，hospital medicineの特集を組ませていただいた．疾患だけでなく，周術期や急性期病院でのアドバンス・ケア・プラニング，院内で日常的に生じるクレーム，よく

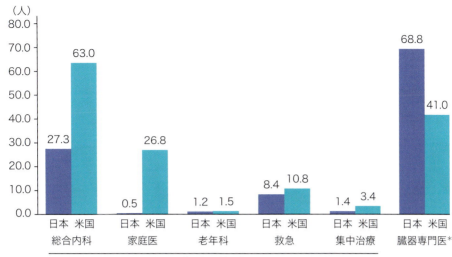

図3 人口10万人あたりの専門医数の日米比較
＊臓器専門医：循環器，消化器，呼吸器，腎臓，糖尿病・内分泌，リウマチ，感染症，血液，神経，腫瘍，アレルギー
日本の家庭医数は文献1（2018年7月31日時点），集中治療医数は文献2（2019年4月1日現在），その他の専門医数は文献3（2019年3月現在）を参考に作成．米国の専門医数は文献4を参考に作成．人口は日本1億2,642万人（文献5より），米国3億2,775万人（文献6より）として計算

ない事象の解決方法・改善法といったこともとりあげた．まだまだ認知されていない，しかし，今後の日本の医療のキーになる hospital medicine に少しでも多くの学生，研修医が興味をもっていただけると幸いである．

2019年7月

編者を代表して　東京ベイ・浦安市川医療センター総合内科
平岡栄治

文献

1) 一般社団法人 日本プライマリ・ケア連合学会 患者・ご家族の皆様：専門医一覧：http://www.primary-care.or.jp/nintei_fp/fp_list.html（2019年6月閲覧）
2) 日本集中治療医学会 医療従事者向けコンテンツ 認定集中治療専門医一覧：https://www.jsicm.org/specialist/（2019年6月閲覧）
3) 日本専門医制度概報【日本専門医制度概報】（一般社団法人 日本専門医機構）：https://www.japan-senmon-i.jp/dcms_media/other/gaiho_1905.pdf（2019年6月閲覧）
4) American Board of Medical Specialties Board Certification Report 2017-2018：www.abms.org/media/194885/abms-board-certification-report-2017-2018.pdf（2019年6月閲覧）
5) 総務省統計局（2018年9月時点）：https://www.stat.go.jp/data/jinsui/pdf/201902.pdf（2019年6月閲覧）
6) 外務省 アメリカ合衆国（United States of America）基礎データ（2018年5月時点）：https://www.mofa.go.jp/mofaj/area/usa/data.html#section1（2019年6月閲覧）

増刊 レジデントノート

Vol.21-No.8

ホスピタリスト直伝！
入院診療 虎の巻

"いつ" "何をすべきか" がわかり、内科急性期に強くなる！

序 ··平岡栄治　3 (1329)

Color Atlas ···10 (1336)

執筆者一覧 ···12 (1338)

第1章　総論：「ホスピタリスト」とは

1. 日本版ホスピタリストに必要な能力······························平岡栄治　14 (1340)
　　　1. ホスピタリストに必要な能力：臨床力　2. ホスピタリストに必要な能力：手技力　3. ホスピタリストに必要な能力：システムを生かす力　4. ホスピタリストに必要な能力：病院外来診療力

2. ホスピタリストのための入院診療総論·····························江原　淳　22 (1348)
　　　1. 入院診療総論　2. 新入院患者があたったら　3. 担当患者さんのフォローアップ　4. 他職種との付き合い方　5. コンサルタントとの付き合い方

第2章　ホスピタリストのための主要疾患マネジメント

1. 急性心不全···小島俊輔　31 (1357)
　　　1. 心不全の3つの軸　2. 心電図，心エコーで特に注意するポイントは？　3. 初期治療　4. 退院までにすべきこと

2. 心房細動
総合内科医も頻回に遭遇する不整脈 ……………………新井順也，平岡栄治 39 (1365)

1. 心房細動はなぜ起こる？　2. 心房細動のマネジメント　● Advanced Lecture：頻脈誘発性心筋症

3. 敗血症…………………………………………………………………森川大樹 49 (1375)

1. 敗血症とは？　2. マネジメントの要点　3. 入院から退院までにいつ・何をすべきか

4. 市中肺炎 ……………………………………………………………堀内正夫 64 (1390)

1. 市中肺炎（IDSA/ATS ガイドライン）　2. CAPの原因菌　3. CAPミミックスの鑑別　4. 重症度判定と disposition（入院先）　5. 画像検査　6. 原因菌の推定と治療　7. 抗生物質の選択と適切な経過観察　8. 治療抵抗性肺炎へのアプローチ　9. 退院までにすべきこと　10. 入院から退院までにいつ・何をすべきか　● Advanced Lecture：耐性菌リスクの推定とHCAPの概念の今後

5. 蜂窩織炎・軟部組織感染症 ……………………………………北薗英隆 77 (1403)

1. 初期スクリーニング　2. 病歴聴取のポイント　3. 診察のポイント　4. マネジメント・治療　● Advanced Lecture：化膿性か非化膿性かの判断に迷う場合

6. COPD増悪 ……………………………………………………………磯本晃佑 88 (1414)

1. COPD増悪の診断　2. 初期対応　3. 補助換気療法の適応について　4. 安定後のマネジメント

7. 上部消化管出血 ……………………………………………………宮﨑岳大 99 (1425)

1. バイタルサインの安定化　2. 輸血を含めた緊急内視鏡を行うための準備　3. 内視鏡治療後のマネジメント　4. 入院から退院までにいつ・何をすべきか　● Advanced Lecture

8. 急性膵炎 ……………………………………………………………佐々木昭典 110 (1436)

1. 膵炎の診断基準：軽症～重症で大きく異なる　2. 初期治療：大量補液，鎮痛　など　3. 最初に遭遇する合併症：ARDS，腹部コンパートメント症候群，AKI

9. 急性腎障害 …………………………………………………………宮内隆政 120 (1446)

1. AKIの定義　● Advanced Lecture：腎機能評価について　2. AKIのときに行うこと（鑑別・原因検索）　3. 入院から退院までにいつ・何をすべきか？　● Advanced Lecture：緊急透析　4. AKIの予後

10. 透析患者 ································ 益子茂人 129 (1455)

1. 透析の役割　2. 入院時の連絡　3. 透析条件・透析経過　4. シャント肢のケア　5. 透析患者の出血　6. 透析患者への輸血　7. 透析患者への投薬　● Advanced Lecture：降圧薬の透析性　8. 透析中の血行動態　● Advanced Lecture：1. メンケベルグ型中膜石灰化　2. 心機能低下　3. 除脂肪体重（lean body mass）の変化　9. 退院調整

11. 急性期の血糖管理 ·························· 家　研也 138 (1464)

1. 入院中の血糖管理，何のために行うのか？　2. 病態ごとの血糖コントロール目標値は？　3. 入院患者で経口血糖降下薬を使う際の注意点は？　4. 急性期におけるインスリン使用の注意点　5. 入院から退院までにいつ・何をすべきか

12. 脳梗塞 ······································· 藤井修一 145 (1471)

1. 脳梗塞の初期対応　2. 脳梗塞の急性期治療　3. 脳梗塞の病型診断　4. 入院中に必要な検査　5. 入院中の内科管理　6. 入院から退院までにいつ・何をすべきか　● Advanced Lecture：脳梗塞急性期の血管内治療について

13. けいれん ···················· 杉田陽一郎，服部高明 155 (1481)

1. 用語の確認：病態・症候・疾患の対応関係　2. けいれんを呈する病態　3. けいれんでの診療の流れ　● Advanced Lecture：自己免疫性脳炎に関して

14. がんの可能性がある患者 ··················· 原谷浩司 166 (1492)

1. がんの診断の際に知っておくべきこと　2. がんを疑ったら，まずやるべきこと　3. 入院から退院までにいつ・何をすべきか

15. 周術期マネジメント ············· 遠藤慶太，平岡栄治 177 (1503)

1. 周術期管理の総論　2. 周術期管理の各論　3. 入院から退院までにいつ・何をすべきか

第3章　ホスピタリストのための必須Skills

1. 困難な意思決定，アドバンス・ケア・プランニング ······ 吉野かえで 186 (1512)

困難な意思決定：1. Jonsenの臨床倫理4分割表　2. 4分割表を用いた症例検討　3. 多職種カンファランスの勧め　アドバンス・ケア・プランニング：1. ACPとは　2. ACPの手順　3. 実臨床でのACPの始め方　4. ACPの効用

2. 病院で暴言，暴力，クレームに出会ったら ………早川　学，平岡栄治 197 (1523)
1. クレームとは？〜「claim」≠「苦情」　2. 暴言・暴力の原因は病気なのか？ キャラクターなのか？　3. まっとうな人をクレーマーにしないために

3. よくない事象が起きたら
〜M＆Mカンファレンス………………………………安田圭吾，平岡栄治 206 (1532)
1. M＆Mカンファレンスとは？　2. エラーにはどのようなものがあるのか？　3. エラーをどのように分析するか：根本原因分析　4. 症例をもとに，カンファレンスの進め方をイメージしよう

第4章　ホスピタリストのための退院マネジメント

1. 申し送り・退院マネジメント〜隠れたリスクに気配りを …長野広之 213 (1539)
1. 申し送りにはリスクが伴うか？　2. 申し送りの質を上げるには　3. 退院後のケアへの移行について　4. 退院後にケアの移行をスムーズに行うには？

2. ホスピタリストが知っておくべき社会制度 ………………………次橋幸男 219 (1545)
1. 生活を支える自助，互助，共助，公助　2. 介護保険制度の特徴　3. 社会制度にかかわる専門職との連携　● Advanced Lecture

● **索引** ……………………………………………………………………………………… 226 (1552)

Color Atlas

第2章7 (❶)

❶ Forrest分類

Ⅰ	活動性出血	
	a	噴出性出血（A内○で示す）
	b	湧出性出血（B内○で示す．露出血管から湧出性出血している）
Ⅱ	出血の痕跡を認める潰瘍	
	a	非出血性露出血管（C内○で示す）
	b	血餅付着（D内○で示す）
	c	黒色潰瘍底（E）
Ⅲ	きれいな潰瘍底（E内○で示す）	

A) Forrest Ⅰa

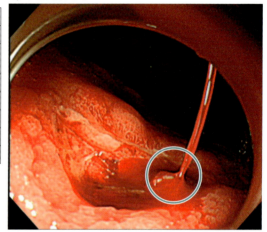

B) Forrest Ⅰb

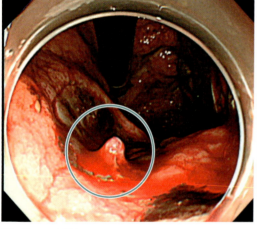

C) Forrest Ⅱa

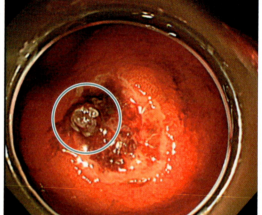

D) Forrest Ⅱb

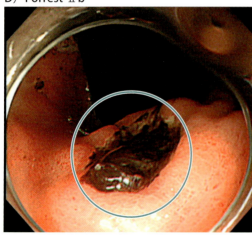

E) Forrest Ⅲ

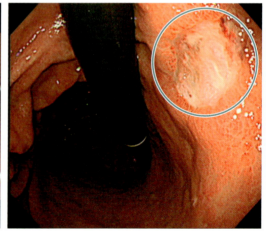

(p.105，表3参照)

第2章12 ❷

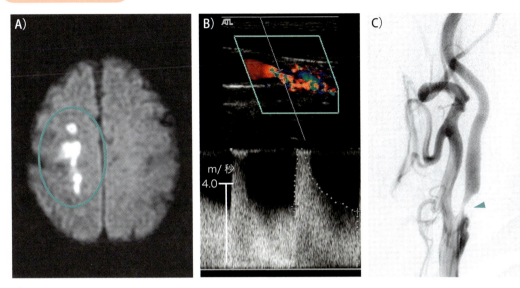

❷ **頸動脈狭窄症に伴うアテローム血栓性脳梗塞**
A）MRI拡散強調画像：右中大脳動脈領域に散在性の高信号域（○）を認める．B）頸動脈エコー：右内頸動脈起始部に高度狭窄を認める．C）脳血管造影：右内頸動脈起始部に高度狭窄（▶）を認める（p.149，図2参照）

第2章13 ❸

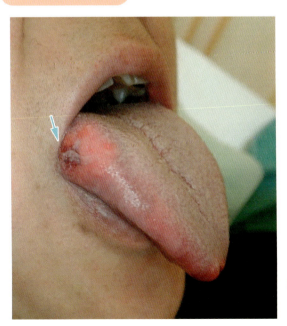

❸ **舌咬傷**
➡ に舌咬傷がみられる．しっかり挺舌させ，側面を観察する（p.157，図1参照）

執筆者一覧

■編　集

平岡栄治	東京ベイ・浦安市川医療センター総合内科
江原　淳	東京ベイ・浦安市川医療センター総合内科/呼吸器内科

■執筆（掲載順）

平岡栄治	東京ベイ・浦安市川医療センター総合内科
江原　淳	東京ベイ・浦安市川医療センター総合内科/呼吸器内科
小島俊輔	東京ベイ・浦安市川医療センター循環器内科
新井順也	東京ベイ・浦安市川医療センター循環器内科
森川大樹	聖マリアンナ医科大学病院救急集中治療部
堀内正夫	がん・感染症センター都立駒込病院感染制御科・臨床検査科
北薗英隆	Apogee Physicians at Springfield Regional Medical Center
磯本晃佑	近畿大学医学部内科学腫瘍内科部門
宮﨑岳大	山内診療所/五島中央病院総合内科・消化器内科
佐々木昭典	国立がん研究センター東病院消化管内科
宮内隆政	Cedars Sinai Medical Center
益子茂人	JCHO仙台病院腎センター内科
家　研也	聖マリアンナ医科大学/川崎市立多摩病院総合診療内科
藤井修一	聖マリアンナ医科大学救急医学
杉田陽一郎	総合病院国保旭中央病院総合診療内科
服部高明	東京医科歯科大学医学部附属病院脳神経病態学（神経内科）
原谷浩司	近畿大学医学部内科学腫瘍内科部門
遠藤慶太	東京ベイ・浦安市川医療センター総合内科
吉野かえで	東京ベイ・浦安市川医療センター腎臓・内分泌・糖尿病内科
早川　学	宮崎大学医学部地域医療・総合診療医学講座
安田圭吾	東京ベイ・浦安市川医療センター総合内科
長野広之	洛和会丸太町病院救急総合診療科
次橋幸男	天理よろづ相談所病院在宅世話どりセンター/患者総合支援センター，天理医療大学医療教育・研究センター

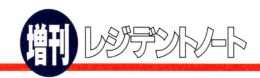

ホスピタリスト直伝!
入院診療 虎の巻

"いつ" "何をすべきか" がわかり、内科急性期に強くなる!

第1章 総論：「ホスピタリスト」とは

1. 日本版ホスピタリストに必要な能力

平岡栄治

● **Point** ●

・病院総合内科医は,「すべての患者」を主治医またはコンサルタントとして臓器横断的,全人的に診療する力が必要である

・全臓器の疾患をある程度知っておくこと,心エコーを含む基本的な手技,システムの3つの軸,さらに,病院外来診療の力を身に付けることがホスピタリストに必要である

はじめに

　hospitalist（ホスピタリスト）とは,病棟で働く医師をさし,米国では1996年に初めて誕生した[1].米国では入院患者のみを診療するが,日本版ホスピタリストは「病院の外来」も行う.クリニック（診療所）での外来とは共通する部分もあれば,病院の外来ならではの部分もある.

　米国のSociety of Hospital Medicineではホスピタリストに必要な能力を3つの軸に分けている.「臨床力」「手技力」「ヘルスケアシステムに関する力」である[2].これは日本版ホスピタリストにも必要な力であり概説する.そのうちの一部はさらに各章の項目で説明されている.

症例1：common disease

　78歳男性,高血圧で近医通院中.呼吸困難,動悸で救急外来へ来院.心房細動,急性心不全と診断.

症例2：多数合併疾患ありの急性疾患

　65歳男性,腎移植後,免疫抑制薬服用中,肺炎と急性心不全にて入院.Cr 2.5 mg/dL.最近,しだいにADLが依存的になっている.家族は,心筋梗塞歴がある妻である.

症例3：精神科患者の内科急性期疾患

　統合失調症で精神科単科病院に通院中.自宅で意識がなく倒れているところを発見され救急車にて救急受診.

症例4：周術期コンサルトまたはコマネジメント（併診）

78歳女性，DM（diabetes mellitus：糖尿病），COPD（chronic obstructive pulmonary disease：慢性閉塞性肺疾患），脳梗塞既往で左半身筋力低下で杖歩行，心房細動でリバーロキサバン内服中．自宅で転倒し来院．左大腿部頸部骨折と診断．

症例5：未診断

65歳男性，1カ月前からの発熱，3週間前に腹痛で救急受診し，一度帰宅した．1週間前に頭痛が出現し2回目の救急受診．原因がわからず総合病院受診．腎障害，肝障害も認め入院．

1. ホスピタリストに必要な能力：臨床力

筆者は卒後9年目で米国で総合内科レジデント研修を受けた．そこでは，ほぼすべての患者を総合内科医が中心になってケアをし，一方で臓器専門医は，専門医にしかできないことに特化していた．**ホスピタリストは全臓器疾患をある程度は自身で管理する力**が必要で，特に多疾患合併している患者を臓器横断的に管理する能力が必須である．もちろん必要に応じて専門医にコンサルトを行うスキルも求められる．Society of Hospital Medicineが勧告する「ホスピタリストに必要なコア能力 section 1：臨床」を示す（**表1**）[2]．

■ 周術期

周術期もホスピタリストは重要な役割を果たす．手術にかかわるのは，外科，麻酔科が多い．昨今，高齢者や多数の合併疾患がある患者の外科手術が増えている．**症例4**は内科疾患が多数合併しているため手術のアウトカムをよくするには，周術期の知識とスキルをもったホスピタリストの併診が時に必要である[3]．詳細は文献4がお勧めである．簡単に述べると呼吸器，循環器のリスク評価，リスクを低くするためにできることを吟味し，外科医，麻酔科と協議する．薬は中止すべきか，継続すべきかのアドバイスをすることや血糖コントロールをある程度良好に維持すると周術期のアウトカムが改善するので共同管理（comanagement）も必要なときがある．これらのコミュニケーションのとり方，家族，本人へのコミュニーケーションの注意点について熟知していることが求められるスキルである[5]．

●ここがポイント
- ホスピタリストには，臨床力，手技力，ヘルスケアシステム力が必須！
- 臨床も，全臓器について学習することが必要！
- 周術期知識も必要！

2. ホスピタリストに必要な能力：手技力

米国のホスピタリストは**表2**の手技を行う能力が必要とされている．「手技ができる」というの

表1 Society of Hospital Medicine が勧告する
ホスピタリストに必要なコア能力：section 1

section 1：臨床	
1.1	急性冠症候群
1.2	急性腎障害
1.3	アルコールや薬物離脱
1.4	喘息
1.5	不整脈
1.6	COPD
1.7	市中肺炎
1.8	せん妄，認知症
1.9	糖尿病
1.10	消化管出血
1.11	心不全
1.12	院内肺炎，ヘルスケア関連肺炎
1.13	低ナトリウム血症
1.14	疼痛マネジメント
1.15	周術期
1.16	敗血症症候群
1.17	皮膚，軟部組織感染症
1.18	脳梗塞
1.19	失神
1.20	尿路感染症
1.21	静脈血栓症

文献2より引用

表2 Society of Hospital Medicine が勧告
するホスピタリストに必要なコア能力：
section 2

section 2：手技	
2.1	動脈穿刺
2.2	胸部X線読影
2.3	心電図解釈，心電図モニター解釈
2.4	緊急対応
2.5	腰椎穿刺
2.6	腹水穿刺
2.7	胸水穿刺
2.8	血管アクセス

文献2より引用

は，①適応を知る，②合併症を知る，③患者に説明し同意を得るコミュニケーション力をもつ，
④合併症に対しトラブルシューティングができる，⑤手技を行うスキルがある，ということである．

　米国は，certificate制である．手技を指導医の指導のもと，決まった数を行うことで証明書を
発行してもらい独立して行うことが許される．参考までにSociety of Hospital Medicineの提唱
する身に着けるべき手技一覧を示す（表2）．

■ エコー

　表2にはないがエコーは重要である．point of care ultrasound（POCUS）が盛んに教育され
ており，急性期を担うホスピタリストは，必須の知識とスキルである．特に心エコーは重症疾患
管理に必須である．

●ここがポイント
ホスピタリストには心エコーをはじめエコーの知識とスキルが必須！

表3 Society of Hospital Medicineが勧告するホスピタリストに必要なコア能力：section 3

section 3：ヘルスケアシステム	
3.1	高齢者ケア
3.2	社会的弱者ケア
3.3	コミュニケーション
3.4	診断意思決定
3.5	薬剤安全，薬剤経済，薬剤疫学
3.6	医療資源の適正利用
3.7	EBM
3.8	教育
3.9	情報マネジメント
3.10	リーダーシップ
3.11	マネジメント
3.12	コンサルテーション，共診療
3.13	入院患者の栄養
3.14	緩和ケア
3.15	患者教育
3.16	患者の受け渡し（ハンズオフ）
3.17	医療安全
3.18	実診療での学習と自己改善
3.19	ヘルスケア関連感染症，耐性菌
3.20	プロフェッショナリズム，医療倫理
3.21	医療の質改善
3.22	リスクマネジメント
3.23	チームアプローチ，多職種連携ケア
3.24	ケアの移行

文献2より引用

3. ホスピタリストに必要な能力：システムを生かす力

表3には24個の項目があるがいくつかを説明しておく．

1 社会的弱者ケア

経済的理由，社会的な理由〔年齢，性別，人種，性的嗜好，スピリチュアルな嗜好，身体障害（disability），医療保険問題〕などで医療から敬遠されがちな患者である[6]．アルコール依存患者，薬物中毒者，ホームレスなどがそれにあたる．多くの医療者がそのケアに慣れていない，社会的支援の狭間にあるといった特徴がある．ケアの体制が整備されていないと苦手意識が芽生える．ホスピタリストは「社会的弱者」という概念を認識し，**多職種連携，福祉との連携でケアを行う体制を構築する力**が必要である．院内でシステムが構築されていない場合，**システムを新たに構築するリーダーシップ力**も必要である．

② ケアの移行

開業医からER，ERからICU，ICUから一般病棟，一般病棟から外来，とケアの場所が変わるたびに，担当する看護師，医師が変わることがある．例えば，週末に主治医が休むには，誰かがカバーする必要があるが，そのときもケアの移行となる．ケアの移行によりプランが十分伝わっていないため，薬が正しく投与されなくないなど，患者に害が生じることがある[7]．今後，「働き方改革」によりケアの移行が起きることが多くなると予測する．**安全なケアの移行を行う申し送り力**が必須である．

ケアの移行が生じる場合，次の時間帯の計画を立てるのは，現在の担当医である．現在の担当医は，次の時間帯のプランを十分に申し送ること，contingency plan（まさかのプラン）を立てる能力が必須である．**将来起きうることをあらかじめ想定しプランを立て次のチームに申し送ることは重要**である．簡単な例をあげると，「悪性リンパ腫に化学療法中．7日目，しだいに白血球が低下してきている．まさかのプランとしてもし発熱＞37.6℃なら血液培養2セット後，ピペラシリン・タゾバクタム4.5 g開始が考えられる」．**ホスピタリストはこの「contingency plan を立てる能力」，それを「次の医師に伝えるスキル」**が必須である．妥当性がすでに検証された申し送りシステムの一例としてIPASSがある．「**第4章1 申し送り・退院マネジメント～隠れたリスクに気配りを**」を参照してもらいたい[8, 9]．

③ 医療倫理

意思決定には，医学的妥当性だけでなく倫理的妥当性，法律的妥当性も重要である．臨床倫理，関連する法律も学び，意思決定にジレンマを感じる症例を体系立って解決する方法を知っておかねばならない．重症なのかターミナルステージかを診断し（予後予測力），ケアのゴール設定のやり直し，延命治療の開始・不開始・中止に関するジレンマを解決する知識・スキルが必要である．つまり，**予後予測力**[10]，**アドバンス・ケア・プランニング力，コミュニケーション力**である．最終的に患者が「これでよかった」と思ってもらえる意思決定支援を行う力が重要である[11]．

④ 医療安全，医療の質改善，衝突の解決

日常的に「よくない事象」が生じる．例えば，患者からの暴言，暴力，クレーム，医師の処方間違い，意見の衝突（職種間，診療科間），患者の急変である．それらは「患者のアウトカム」にすべて影響が出る可能性がある．そういったことが生じたときに，どのような介入をするか身に付ける必要がある．本書でもとりあげた「**第3章3 よくない事象が起きたら～M＆Mカンファレンス**」，「**第3章2 病院で暴言，暴力，クレームに出会ったら**」，などを参考にしてもらいたい．

> ●**ここがポイント**
>
> ホスピタリストは，病気の知識だけではなくヘルスケアシステムを理解し，利用する力，改善する力が求められる！

4. ホスピタリストに必要な能力：病院外来診療力

日本のホスピタリストに必要なことは，上記に加え外来診療力である．外来診療には，①継続外来，②開業医，診療所からのコンサルト，③walk in（ミニ救急），④ヘルスメンテナンス，⑤

他科からのコンサルトがある.

1 継続外来

高血圧，糖尿病，脂質異常症，心不全，心房細動，COPD，喘息，CKD（chronic kidney disease：慢性腎臓病），脳梗塞後，安定した痙攣，甲状腺疾患など，慢性疾患もある一定レベル以上は診療する力が必要である．特に，高齢者は，入院だけでなく，外来でも多数の疾患を抱えていることが多い．すべての臓器専門外来に通院している高齢者をしばしば経験するが，患者が希望し専門医の理解が得られれば，総合内科医が診療を行う．そのため，ある程度は総合内科医が臓器横断的に診療できる力をつける必要がある．

2 開業医，診療所からの紹介

コンサルテーションメディスンにはスキルが必要である．通常の外来では，顧客は患者であるが，コンサルトとなると，顧客は患者だけでなく，コンサルティー（コンサルトする医師）もある．**コンサルトする理由や目的を明確にするステップが重要**である．その目的に適切に応えていないと，コンサルトの意義が低くなる[5]．さらなるスキルは文献5を参照していただきたい．

3 walk in（ミニ救急）

せき，頭痛，腹痛，胸痛などさまざまな急性の症状に対応する外来である．専門外来に定期通院している患者の突発的な事象にも対応する．

4 ヘルスメンテナンス

エビデンスに基づく癌スクリーニング，ワクチンアップデートなどである．詳細は成書[12]に譲る．

5 他科からのコンサルト

さまざまな科から内科的なコンサルトを受ける．特に，ホスピタリストが重要な役割を果たすのは，臓器横断的，全人的ケアを必要とするコンサルトである．なかでも精神科，周術期における臓器横断的ケアが必要なときに役割がある．

症例1の続き：common disease

心房細動，心不全は非常にcommonである．今後，高齢化でますます増加し循環器専門医のみではカバーしきれないと予想する．ぜひ日本のホスピタリストも知識，経験を増やしてほしい．

症例2の続き：多数合併疾患ありの急性疾患

腎移植後の感染症についての知識，肺炎，心不全，AKIの疾患知識，免疫抑制薬の薬剤知識，相互作用の知識が必要である．ADLが依存的になっており，ePrognosis[13]などを利用し予後の推定，アドバンス・ケア・プラニングの導入が必要である．さらに社会調整も必要になる．ケアの移行に要注意である．

症例3の続き：精神科患者の内科急性期疾患

　社会的弱者というポピュレーションである．このようなカテゴリーの患者にいいケアをいかに行うかということも重要なスキルである．精神科的原因（薬剤の副作用），非精神科的原因が考えられるが，精神科的疾患も「ある程度」知っておく必要がある．意識状態が改善すると精神疾患が活発化し精神科病棟に入院が必要なことがある．院内や病院間でシステムを構築する必要があり，ホスピタリストのリーダーシップ力が求められる．

症例4の続き：周術期コンサルトまたはコマネジメントである

　最近，非常に増えてきているパターンである．大腿骨頸部骨折は48時間以内，できれば，もっと早急に手術をしないと生命予後，歩行予後が悪くなる．呼吸器疾患患者，心疾患患者の周術期のリスク層別化やリスクを減らすための介入法，抗血栓薬の取り扱いの知識も必要である．

症例5の続き：未診断

　鑑別は，感染症（感染性心内膜炎や結核など），悪性腫瘍（癌，転移，悪性リンパ腫），膠原病〔SLE（systemic lupus erythematosus：全身性エリテマトーデス），血管炎など〕，など多岐にわたる．ホスピタリストは診断学も重要である．

おわりに

　病院総合内科学はまだまだ日本では確立していない．特に高齢化が進む日本では必須の専門分野で，これから早急に発展させなければならない分野である．

参考・参考文献

1) Wachter RM & Goldman L：The emerging role of "hospitalists" in the American health care system. N Engl J Med, 335：514-517, 1996

2) The Society of Hospital Medicine：The 2017 JHM Core Competencies Table of Contents. Journal of the Society of Hospital Medicine. 2018：https://www.journalofhospitalmedicine.com/jhospmed/article/170638/hospital-medicine/2017-jhm-core-competencies-table-contents（2019年6月閲覧）

3) 坪井 謙，石田岳史：整形外科手術における内科医の役割：高齢者の大腿骨頸部/転子部骨折で考える集学的アプローチ．「Hospitalist 特集：周術期マネジメント 全人的周術期ケアにおけるホスピタリストの役割」（平岡栄治/責任編集），4：377-382, 2016

4) 「Hospitalist Vol.4 No.2 特集：周術期マネジメント―全人的周術期ケアにおけるホスピタリストの役割」（平岡栄治/責任編集），メディカル・サイエンス・インターナショナル，2016

5) 長谷川真也，八重樫牧人：周術期内科コンサルトのこころえ：「この患者さんに手術していいですか？」に内科医はどう応えるべきか．「Hospitalist 特集：周術期マネジメント 全人的周術期ケアにおけるホスピタリストの役割」（平岡栄治/責任編集），4：197-203, 2016

6) Society of Hospital Medicine：The Core Competencies in Hospital Medicine 2017 Revision. Section 3：Healthcare Systems. J Hosp Med, 12：S55-S82, 2017

7) Kim CS & Flanders SA：In the Clinic. Transitions of care. Ann Intern Med, 158：ITC3-ITC1, 2013

8) I-PASS Study Group：I-pass, a mnemonic to standardize verbal handoffs. Pediatrics, 129：201-204, 2012

9) I-PASS Study Group：Changes in medical errors after implementation of a handoff program. N Engl J Med, 371：1803-1812, 2014

10) 平岡栄治：内科疾患の終末期におけるマネジメント：各論：脳梗塞，心不全，認知症，COPD．「Hospitalist 特集：緩和ケア 全入院患者に緩和ケアを」（関根龍一，八重樫牧人/責任編集），2：985-1013, 2014

11) 平岡栄治：内科疾患の終末期におけるマネジメント：総論：困難な意思決定をどのように行うか？「Hospitalist 特集：緩和ケア 全入院患者に緩和ケアを」（関根龍一，八重樫牧人/責任編集），2：：973-983, 2014

12) 「Hospitalist Vol.3 No.2 特集：外来における予防医療」（小嶋 一，他/責任編集），メディカル・サイエンス・インターナショナル，2016

13) Yourman LC, et al：Prognostic indices for older adults：a systematic review. JAMA, 307：182-192, 2012

プロフィール

平岡栄治（Eiji Hiraoka）

東京ベイ・浦安市川医療センター　総合内科部長

専門：総合内科

ホスピタリストは，患者だけでなく，他科の医師，病院，地域にとって重要な役割を果たします．すべての内科患者の健康にかかわるすべての問題（急性期・慢性期，重症疾患管理，外来，地域医療，緩和ケア，倫理問題）に精通するホスピタリストの育成が急務と考えます．

J Hospitalist Network という教育活動，教科書となる機関誌Hospitalist（メディカル・サイエンス・インターナショナル）もますます発展させ病院総合内科発展に貢献したいです．

第1章 総論：「ホスピタリスト」とは

2. ホスピタリストのための入院診療総論

江原　淳

Point

- ホスピタリストは患者ケアチームの中心としてリーダーシップを発揮する
- 時系列を意識したSOAPフォーマットで患者情報を把握する
- 新入院のときは，自分ですべての情報を評価し，プロブレムごとに診断，治療，教育プランを立てる
- フォローアップの診察では，よくなっているか，横ばいか，悪くなっていないかを意識して診察する
- 多職種やコンサルタントと連携し，患者さん中心のベストなケアを行うことがホスピタリストのやりがいである

1. 入院診療総論

　ホスピタリストは内科疾患全般の病棟主治医を務める．幅広い医学知識をもとに適切な治療方針を立てることはもちろんのこと，看護師，ソーシャルワーカー，理学療法士などのメディカルスタッフ，また専門科医師とよい関係を構築し最終的に患者さんにとってよい医療を提供できることが求められる[1]．よいホスピタリストはオーケストラの指揮者のように，チームの中心としてリーダーシップを発揮する．ここでは，まずSOAPシステムでの患者情報の整理のしかた，心構えについて述べる．

■ 患者情報の整理のしかた

　患者情報はSOAPのフォーマットで把握する．

1）時間軸（S & O）を意識した情報整理

　Sはsubjective＝主観的情報とも訳されるが，どちらかといえば時間軸に着目した「現在完了の情報」として捉えたほうがわかりやすい（図）[2, 3]．患者さんに自分が接触した「現在」という地点をイメージし，Sに含まれるのはそこに至るまでの**現在完了の情報**である．症例プレゼンにおいては，患者ID，主訴から始まる病歴パートがSにあたるが，症状の経過だけでなく前医での検査値の推移や過去に行った画像検査の結果などもここに含まれる．患者さんに接触した「現在」の情報がO，すなわち診察時点のバイタルサイン，身体診察の所見，また現在行った検査の結果が該当し，Sが時間経過を伴った情報であるのに比してOは，**その時点のポイントの所見である**（図）．このように時間軸を意識して情報を整理すると，把握しやすいのではないかと思う．

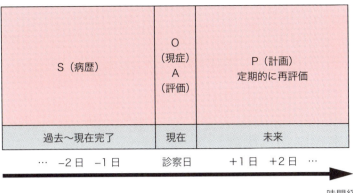

図　時間軸とSOAP

2）診断と治療の方針（A＆P）を立てる

　SとOの情報をもとに，診断と治療の方針（A＆P）を立てる．内科医としての実力が最も必要な部分である．アセスメント（A）というのは主となる症状，プロブレムに対し鑑別診断をあげることであり，このプロセスにはこだわってほしい．最も疑わしい診断，対抗となる診断，見落としてはいけない重篤な診断，をあげ具体的な方針（P）を策定する．Pは診断プラン，治療プラン，教育プランに分けて立てると抜けが少なくなる．

2 ホスピタリストの心構え

　先述のように医師の仕事の本質は，「**治療方針決定＝medical decision making**」である．主治医としてよい方針決定をするためには，患者さんのことをよく知らねばならない．これは簡単なようで難しいことである．

　多数の病棟患者を受けもつホスピタリストにとって新入院というのは「日常」であり，毎日複数の新患を担当しどんどん場慣れしていく．一方で患者さんにとっては，入院，特に「緊急入院」ともなれば非日常そのものであり，大変不安な気持ちになって然るべきである[4,5]．これを読んでいる読者の大半は20〜30歳代の若い研修医だと思うが，おそらく緊急入院をした経験のある方の方が少ないのではないだろうか．例えば急に細菌性肺炎になって緊急入院することを想像してほしい．熱や咳，痰で辛いなか「休んでいる間の仕事の代理はどうしよう，当直は誰かに代わってもらえるだろうか，そもそも何日くらいになるんだろう，もし万が一抗菌薬が効かず悪化して挿管や気管支鏡検査が必要になったらどうしよう」などいろいろ不安な気持ちになってこないだろうか．現役で仕事をバリバリやっている患者さんでは，同じように仕事を休むことへの不安があるだろうし，子育てをしている女性であれば「自分が入院している間，子どもの面倒は誰にみてもらおうか」となるし，高齢者であれば「今回の入院で寝たきりになったらどうしよう，また万が一でも助からないようなことはないんだろうか，それならしばらく会ってない遠くの息子に会っておきたい」などさまざまな想いがある．「患者さんへの共感」が信頼関係を気づくことに大切であることは論を待たないが，単に「おつらいですね」というだけでなく**患者さんのおかれている立場，気持ちを知り慮る人間性が必要である**．

●ここがポイント
・医師の仕事の本質は治療方針決定にある.
・患者さんの想いに配慮した医療面接を行う. 時系列を意識して情報を整理する.

2. 新入院患者があたったら

この項では, 新入院患者があたったときの具体的な動き方について述べる. 一番よくある形として, ERからの緊急入院依頼を例にあげる.

1 事前準備

入院依頼の電話で簡単な患者背景や来院に至る経緯, 暫定診断名を聞く. この時点で, 当日行うtodoについてはある程度思い描いておく. カルテを開き, 外来初療医や外来看護師の記録, すでに判明している検査所見について自分の目も通し確認しておく. 情報については他者からの情報ももちろん聞くが自分でも確認する癖をつけておくことが望ましい. 「採血問題なし, ていってたけどよく見ると少しアシデミアに振ってる」, 「X線異常なし, ていってるけどこの部分の透過性は落ちてるんじゃないのかな」, など自分の目であらたな所見に気づくこともしばしばある.

以前の入院サマリー, 通院している慢性疾患があればその経過なども少し目を通せるとよいが情報収集は気になりだすときりがないので, 筆者はせいぜい5～10分くらいにしてとりあえず外来に出向くようにしている.

2 外来医からの申し送り

上記に引き続き, 外来に赴き初療医から口頭での申し送りを受ける. 追加で知りたい情報があれば質問する場合もあるが, 相手も多忙ななか時間を割いているわけなので「あれはどうですか, これはどうですか, それは聞いてないのですか」などと細かく尋問するのは大人気ないとは思う. **keyになる情報は確認しつつ, 足りない情報は自分で集めるよう心がけたい.**

3 患者診察

入院担当医として, 改めて病歴聴取と身体診察を行っていく. 詳しい内容については内科学や診断学の成書を参照してもらいたい.

1) 病歴聴取

病歴聴取については, 主訴, 現病歴, 既往歴, 家族歴, 社会歴, アレルギーや服薬内容, と基本的な情報を押さえていく (表1)[4, 6]. 患者さんはすでに初療医から病歴聴取を受けているわけなのでその情報をきちんと活用する. 「今日はどうされましたか, 既往歴を教えてもらえませんか」などとまた同じ話をくり返されるとうんざりすることは想像に難くなく, また初療医からの申し送りが不十分なのではないか, という余計な不信感を生みかねない. 筆者は初療医のカルテ記載を印刷して, それを見ながらすでにわかっている事項は簡単に確認するのみとし, 追加情報に焦点をあてて聞くようにしている.

2) 身体診察

身体診察もくり返すことになるが, 「すみませんがもう一度診察させてください」と断るように

表1　新入院での患者情報

S		O	
	年齢・性別		バイタルサイン
	主訴		身体所見
	現病歴		採血・尿など
	既往歴		画像検査
	家族歴	A	プロブレムリスト
	社会歴		鑑別診断
	システムレビュー	P	検査・治療・教育の方針

し，視診，聴診，打診といった基本的な診察，また今回の主訴や鑑別に関連した部位の診察は入念に行うが，直腸診やめまい診療でのDix–Hallpike試験のような負担を伴うものはよほどでないかぎり初療医がやったものをわざわざくり返すことはしない．追加情報や，初診から自分が接触するまでの時間での経過など新たな情報も加味して再度診断を再レビューする．

4 方針決定（アセスメント＆プラン）

　プロブレムリストを構築し，鑑別診断をあげ治療方針を決める（アセスメント＆プラン：A＆P）．このときによくある落とし穴は「前医の診断を鵜呑みにする（アンカリング効果）」「未確定な段階で，一つの診断に決めつけてしまう（早期閉鎖）」などである．common diseaseをたくさん経験し，典型像のillness scriptをつかむこと，鑑別をあげた際に「合わないところはないか」と振り返る気持ちを忘れないようにしたい．

　確定診断しない限り治療を始めてはいけないというわけでなく，あまり確定診断にこだわりすぎると適切な治療の時期を逸してしまい診断はついたが回復しなかった，ということになりかねない．リスクの低い治療，例えば敗血症での抗菌薬治療やWernicke脳症疑いへのビタミンB₁製剤の投与，などは疑いの段階で投与することもある．しかしながら診断が未確定で治療している場合にはそのことに自覚的であるべきであり，「肺炎疑い」だったのが次の日には「肺炎の症例です」というように変わっていることもあるため安易にプロブレムに疑い病名を入れず，＃原因不明の発熱 としておいたほうがよい場合もある．

　さらに，急性心不全や急性膵炎などのプロブレムは確定診断名であると同時に複数の要因からなる症候群という要素ももっている．こうした疾患については「重症度分類」や「原因，増悪因子」についてもアセスメントする必要がある．

　また，アセスメント＆プランには診断，治療，教育の3要素があり，それぞれに分けて記載すると漏れが少なく，読み手にもわかりやすい．

5 患者さん，家族への説明

　立てた方針を，周囲に共有する必要がある．患者さん，家族にわかりやすく病名，検査，治療の方針を伝える．「入院診療計画書」にはできるだけ**具体的に記載**したほうがよい．例えば，「入院治療の方針」のところに「精査，加療を行います」と書かれていることがあるが本来入院するわけだから精査加療をするのは当たり前である．「来院当日腹部エコーで，胆嚢の腫れがないかどうかを調べます．明日の血液検査で自己免疫性疾患の可能性を調べます」などある程度読んで理解できる内容を記載したほうが患者さんにも，メディカルスタッフにもわかりやすい．すべてのことを細かく説明する時間はなかなかとれないからこそ，カルテ記載や患者さん本人に渡る文書，

メディカルスタッフへの指示の文言は誤解のないよう具体的に丁寧に記載したほうがよい[5].

6 オーダー，カルテ記載

チーム医療をスムーズに進めるためには重要な情報を適切なタイミングで共有することが大切であり，このためこの時点での方針をすみやかにカルテに記載しておく．細かい病歴の副情報や検査結果の記載は後でもよいので，自分がとった所見とその日のアセスメント＆プランを多職種にもわかりやすく記載する[2].

●ここがポイント
新入院では，自分の目で情報を再度レビューし直し方針を立てる．決めた方針はすみやかにカルテに記載し共有することが大切である.

3. 担当患者さんのフォローアップ

1 オーバーナイトイベントの確認

病棟主治医が朝病院にきて，まずすべきことは自分が帰ってから現在までの間に受けもち患者さんに新たな変化（オーバーナイトイベント）がなかったかどうかを確認することである[7].SOAPの時系列に則って考えれば，これがSの情報にあたることも理解しやすいだろう．紙カルテの時代は病棟に行き，1人ずつカルテの内容を確認して，夜勤の看護師さんからも直接聞いていたが現在は電子カルテで医局などでもレビューできるようになった．主に患者さんの熱型表，医師記録，看護記録をざっと全員分確認する．熱型表でバイタルの変化は捉えられるし，変わったことがあれば看護記録，また当直医が対応していれば医師記録に書かれるのでそれらを把握しておく．食事がとれているか，眠れているか，離床できているか（元のADLと比べどうか），といった基本的な生活要素についても気を配るようにしておく．当院は富士通の電子カルテHOPE/EGMAIN–GXを使用しているが，筆者はマルチビューワーという機能で上記の記録を一括して見れるよう設定して使用している．混乱した発言（せん妄）といったプロブレムは夜間に生じやすい特有のものでありこのときにチェックしておくことが望ましい.

2 病棟回診

病棟に行き，患者さんを診察する．フォローアップの身体診察は，治療している病態の推移を意識しながらとるべきである．心不全で利尿薬治療を行っているのであれば，浮腫や頸静脈圧，crackleなどの所見が改善しているか，逆に利尿のかけすぎでLOS（low output syndrome：低拍出症候群）の所見，意識変容や末梢冷感などが出現していないか，など意識して診察する．また，重要な点として，患者さんを診察したときに入っているデバイス（中心静脈ライン，尿道カテーテルなど）や身体拘束の有無（ミトンや抑制具もそうだが，4点柵やマットセンサーなどの活動制限も含めて）についても確認しておく．デバイスは外せないかどうか，モニタリングや点滴は終了できないか，身体拘束をやめられないか（点滴やデバイス抜去のアセスメントにもつながる），を毎日ラウンドするたびにアセスメントすることを習慣として身につけたい.

表2　フォローアップでの患者情報

S	入院経過要約（最後に診たときまで）
	オーバーナイトイベント（最後に診たとき〜現在まで）
O	バイタルサイン（本日）
	身体所見（本日）
	採血・尿など（本日）
	画像検査（本日）
A	プロブレムリスト
	よくなっているか・横ばいか・悪くなっているか
P	本日，今後の方針（次にいつ評価するか）

❸ 方針決定（アセスメント＆プラン）

　S，Oの情報をもとにその日のアセスメント＆プランを立てる（表2）．アセスメントで重要な点はメインプロブレムが①よくなっているのか，②横ばいなのか，③悪くなっているのか　をきちんと評価することである．そんなこと簡単だと思うかもしれないが，人間誰しも都合の悪い情報には目をつぶりたくなる（確証バイアス）ことがあり，悪化していることが見過ごされることはしばしばある．特に疾患経過を評価するのに複数のパラメーターがある場合（肺炎であれば発熱，咳，酸素化，呼吸状態，肺音，採血結果，X線写真など），どの所見の評価を優先するかについて，経験と知識が必要である．

1）よくなっている場合

　よくなっていれば，前日に立てたプランのままで普通はよい．あとどのくらいよくなれば退院できそうか，その場合の通院プランはどうしようなど次のことを考えてもよい．

2）横ばいの場合

　横ばいの場合は，ケースバイケースとなる．このタイミングでまだよくならないのは自然経過に反する，今後悪くなるのでは，と想定し手を打つ場合もあれば改善に時間がかかっているだけで待てばよい，というケースもある．この辺りは疾患の自然経過の知識と経験が必要だ．プランに経過観察，と書かれることも多いが経過観察を選択する場合，**次に起こりうることを想定（ま さかのプラン：contingency plan）して経過観察することが重要**である．例えば，発熱に対し経過観察するが明日も解熱が得られないようであればCTで膿瘍を検索する，とか心不全に対し利尿していて現時点では経過観察するが午後までに尿量が500 mL以下であればフロセミド20 mgを追加投与する，といった具合である．

3）悪くなっている場合

　悪化している場合，特に想定していたよりも悪化している場合はプランの変更が必要となる．研修医の場合は，**悪くなっている所見（もしくは悪くなっているのではないかという懸念）を拾い上げ，上級医にタイムリーに報告すること**を肝に銘じてほしい．悪くなっている場合，「診断が実は違っている場合」「診断は正しいが，治療が適切でない場合」「診断も治療も適切であるにもかかわらず悪化している場合」に大別される．不都合なことに目を背けず，もう一度プランを見直すことが必要である．

❹ オーダー，カルテ記載

　プランのところで，次に評価するタイミングを決めオーダーを立てる．採血であれば翌日にと

るのか，翌々日にとるのか，1週間後にとるのか，などを病態に応じて次回オーダーを立てる．病棟管理は常に，**次の評価タイミングを意識**する．呼吸がなんとなく苦しそう，意識がなんか悪そう，といった場合のフォローアップは翌日だと遅すぎ，1時間後や2時間後の再評価が適切だが，一方以前から安定していたCKD（chronic kidney disease：慢性腎臓病）でのCr値などは数日〜1週間に1度の評価でよい．適切なフォローアップ期間を設定することも重要なスキルの一つであり，日々のケースで振り返りながら体得していってほしい．カルテ記載は，新入院の場合と同様できるだけ診察後すみやかに行う．また主治医として，患者さんにまつわるオーダーを常に把握し管理，updateすることも重要である．具体的には，安静度や食事，入浴の可否などの指示簿，採血やX線などの検査オーダー，注射点滴のオーダー，内服のオーダーを1日1回は見直し適切なオーダーにupdateすることを忘れないようにしたい．

5 患者さんへの説明

ついおざなりになりがちであるが，入院は1日1日患者さんにとってストレスである．その日の検査結果，検査予定，現在の病状については回診のたびに簡単でも話しておきたい．また，病状が芳しくないとき，重大なことが起きたとき，重要な意思決定が必要なときは家族も交えた正式な病状説明を予定する．ここでも実際に急変してから説明するより，できれば予期しうる事態と現在の治療の目標について，早め早めに伝えることを心がける．

6 申し送り

別項（**第4章1**）があるため詳しくはふれないが，日勤帯の業務が終われば当直帯に申し送りを行う．この際，**想定しうることへの対策をいかに具体的に立て共有しておけるかが重要**である．どれほど入念に申し送っても想定外のことは起きうるものではあるが想定外のようで，実は「想定内」にできることも少なくない．

●例

「日中に輸液を負荷しているので，呼吸状態が怪しくなったり酸素化が不安定になったら診察とエコー，X線で心不全の有無をチェックしてください」
「内視鏡ではいったん止血が得られていますが，大量の下血やバイタルが不安定化した際には再度HbをチェックしてオンコールXX先生に連絡してください．輸血の同意は取得ずみです」

●ここがポイント

担当患者さんのフォローアップでは，現在治療しているプロブレムを常に意識しそこにフォーカスした情報収集，評価を心がける．特に悪くなっている所見を過小評価しないよう心がける．

4. 他職種との付き合い方

入院患者ケアでは，医師，看護師のほか理学療法士，作業療法士，言語聴覚士，栄養士，ソーシャルワーカー，事務職員などさまざまな役割の専門職が患者さんにかかわる．ホスピタリストには患者さんの主治医として，チームをまとめるリーダーシップが必要である[5, 8]．このためには，下記2点を実践する．

表3　コンサルトするためのフォーマット

step 1	コンサルト事由をまず最初に述べる
step 2	サマライズした患者情報を述べる
step 3	コンサルタントにやってほしいことを確実に伝え，締める

①さまざまな職種からの情報を主治医がきちんと把握し，統合する（それぞれの職種のカルテ記載に目を通し，気になる点は直接質問する）
②医学的な治療方針，goal of careを決めそれが必ずチームに共有されるようにする．

　具体的には日々のカルテにわかりやすく記載するとともに，重要な方針を決める病状説明のあとには主要メンバーにすみやかに内容を共有するなどである．医療職はみな患者さんを少しでもよくしたいと思ってそれぞれ日々の業務を頑張っている．それぞれの頑張りをチームとして統合し，最終的に患者さんにベストなケアができるよう還元することがホスピタリストのやりがいである．

5. コンサルタントとの付き合い方

　ホスピタリストは，さまざまな専門科コンサルトと連携し業務を進めていく[5]．まず，的を射たコンサルトをするためには，「コンサルト事由」を最初に述べ，その次にサマライズした患者情報を述べ，また「コンサルタントにやってほしいこと」で締める，というフォーマットがよい（表3）[6, 9]．

●例
「中等症の急性胆管炎でERCPの依頼です．症例は胆石の既往のある70歳女性で，4日前からの腹痛で，（中略）胆管炎に対してERCPでのドレナージをお願いします」

　また，コンサルタントからの意見はあくまで専門科としての「推奨」であって，最終決定の主体は主科にあることも忘れてはいけない．納得がいかないなら，きちんと議論することが重要であるしまた議論ができるためにはガイドラインレベルの知識は普段から勉強して身につけておく必要がある．また「カルテ上での依頼」＜「電話」＜「直接対面でのやりとり」となるに従ってより細かいニュアンスが伝わり誤解が少なくなる．重要な案件については労を厭わず足を運ぶことが結果として身を助けるものである．

●ここがポイント
・ホスピタリストは多職種，コンサルタントと協調してケアができるのが魅力の一つである．
・受け身にならず，リーダーシップを発揮できるようになるとよりよいケアに結びつく．

おわりに─研修医の皆さんへ

　ここまで読んだ研修医の皆さんは，そんなにいろんなこと考えてできない，覚えることも多いし言われたことをやるだけで手一杯だ，と思うかもしれない．しかし，大丈夫．主治医を務められるようになるためには，もちろん時間をかけてトレーニングしていく必要があり，すぐにできるものではない．しかし，「主治医としてやっていくんだ」という気持ちはすぐにでももてる．使い古された言葉ではあるが，臨床研修の目的は「デキる研修医」になることではなく，「良き医者になる」ための道を一歩ずつ進むことだ．内科疾患，特に慢性疾患の多くは思い通りにいかない，よくならないこともしばしばあり日々多くの悩みに直面する．しかし，また患者さんのために悩むことこそ臨床の本質なのではないではないだろうか．冒頭にも述べた通り，医師の仕事の本質は「治療方針決定」にある．決まった正解があるとは限らないが少なくともその場での「ベスト」な決定を患者さんとともに模索していかねばならない．悩みながら，患者さんとともに成長していかれることを切に願う．

文献・参考文献

1) 平岡英治："Hospitalist"のホスピタリスト宣言．「Hospitalist 特集：ホスピタリスト宣言」（平岡栄治，八重樫牧人/責任編集），1：1-4, 2013
2) 『「型」が身につくカルテの書き方』（佐藤健太/著），医学書院，2015
3) 「総合プロブレム方式－新時代の臨床医のための合理的診療形式」（栗本秀彦/著），プリメド社，2007
4) 石丸裕康：入院患者の診療のすすめかた．「レジデントノート増刊 病棟でのあらゆる問題に対応できる！入院患者管理パーフェクト」（石丸裕康/編），16：812-816, 2014
5) 清田雅智：コミュニケーション能力：大工と話すときは，大工の言葉を使え．「Hospitalist 特集：ホスピタリスト宣言」（平岡栄治，八重樫牧人/責任編集），1：85－94, 2013
6) 「臨床医のための症例プレゼンテーション A to Z」（齋藤中哉/著），医学書院，2008
7) 「研修医になったら読んでください．」（岸本暢将，他/著），羊土社，2014
8) 石山貴章：リーダーとしての能力：注目すべき emotional intelligence．「Hospitalist 特集：ホスピタリスト宣言」（平岡栄治，八重樫牧人/責任編集），1：65-71, 2013
9) 江原 淳：一般内科医から循環器内科医へのコンサルテーション．medicina, 54：1776-1779, 2017

プロフィール

江原　淳（Jun Ehara）
東京ベイ・浦安市川医療センター　総合内科医長・呼吸器内科医員
内科専攻医プログラムディレクター
東京ベイ GIM は立ち上げから8年目になりますが，10,000台の救急車受け入れを背景とした急性期に強い全科型 GIM を学ぶのに格好の環境です．私自身も気づけば中堅になってきましたがホスピタリストとして日々専攻医たちと奮闘しています．休日は子どもと公園に行ったり ZOZO マリンフィールドで千葉ロッテマリーンズを応援したりしています．ICU 研修や地域医療の研修も充実しており，ホスピタリストをめざす若い先生の応募をお待ちしています．

| 第2章 | ホスピタリストのための主要疾患マネジメント |

1. 急性心不全

小島俊輔

● Point ●

・急性心不全の対応では3つの軸を意識し，的確な病態把握，迅速な治療を心がける

・急性心不全は全例で，早期の心電図チェック，心エコーの施行が重要である

・入院〜退院までの一連の流れを確認し，再発防止に努める

はじめに

　急性心不全患者の治療で常に考えるべき3つの軸として，①血行動態（末梢循環低下やうっ血所見），②基礎にある心疾患，③増悪因子，を意識する．これらを病歴，身体所見，胸部X線，心電図，心エコー，血液検査で評価しつつ治療につなげる必要がある．まず確認すべきものとしては，血行動態の評価（1つ目の軸）であり，血行動態が不安定（ショックバイタル）の場合には，末梢循環維持に何ができるかを考え，早急な原因究明（2つ目の軸），増悪因子（3つ目の軸）への介入の有無を判断する．

不安定狭心症の症例：Wet-Warm

　60歳男性．高血圧，脂質異常症，糖尿病のため外来にてフォロー中．数カ月前からの労作時胸部絞扼感あり，徐々に増悪．両側下腿の浮腫も認めるようになり内科外来受診となった．来院時バイタルとしては，血圧154/85 mmHg，脈拍80回/分，SpO_2 90％（室内気），呼吸数24回/分，体温36.3℃．心音は整，心雑音は認めず．頸静脈怒張，両側下肢の浮腫あり．末梢冷感は認めなかった．心電図，ベッドサイドエコーは以前と著変なし．X線は肺うっ血，両側胸水あり．採血にてBNP上昇を認めた．トロポニン値は正常範囲内であった．

1. 心不全の3つの軸

　急性心不全患者の対応時には3つの軸を病歴，身体所見，検査所見（採血，胸部X線，ECG，心エコーなど）から吟味する．

■ 第1軸：血行動態

　まずは，目の前の症例の血行動態を知ることが重要である．ショック状態であれば，その鑑別

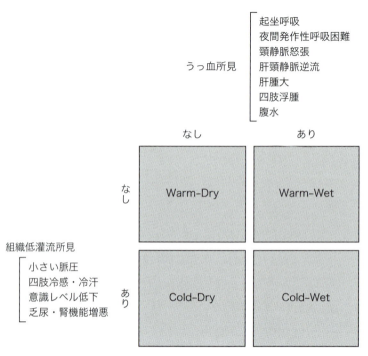

図1 Nohria-Stevenson（NS）分類
文献2より作成

をしつつ，それぞれの病態に準じて血行動態の維持を最優先に対応する．心原性であれば，カテコラミンのみならず，機械的補助循環〔IABP（intra aortic balloon pump：大動脈内バルーンポンプ），PCPS（percutaneous cardiopulmonary support：経皮的心肺補助装置），IMPELLA（補助循環用ポンプカテーテル）〕の使用も考慮する．

　ショック状態でなければ，うっ血の有無，組織低灌流所見の有無の評価であり，これらをもとに4つのプロファイルに分けたNohria-Stevenson分類（図1）は，初期治療方針の判断や治療に効果判定に役立つ[1,2]．後に述べるが，初期治療の基本は，利尿薬，血管拡張薬，非侵襲的陽圧換気法（non-invasive positive pressure ventilation：NPPV）であるが，治療抵抗性の場合には，原因疾患（第2軸），増悪因子（第3軸）とそれぞれに準じた治療選択を選択する必要があり，図1の所見はくり返し評価する必要がある．

●ここがポイント

まずはショックの有無を判断する．そして，血行動態の把握のためのNohria-Stevenson分類を知ろう．治療方針，予後予測に役立つ．また治療過程でくり返し評価することが重要である．

2 第2軸：原疾患は何か？

　急性期に見逃すと，治療方針や予後低下に直結しうる病態の例を表1にまとめた．病態の頭文字をとりMR. CHAMPHと覚える．特に，急性冠症候群〔ST上昇型心筋梗塞（ST elevation myocardial infarction：STEMI），非ST上昇型心筋梗塞（non-ST elevation myocardial infarction：NSTEMI）〕，急性弁膜症，劇症型心筋炎は，急速に増悪する可能性があるため早急な

表1　心不全急性期に考慮すべき病態

特に緊急を要する病態	日本語
M：Myocarditis	心筋炎
R：Right-sided HF	右心不全
C：Acute Coronary Syndrome	急性冠症候群
H：Hypertensive Emergency	高血圧性緊急症
A：Arrhythmia	不整脈
M：Acute Mechanical cause	急性の器械的疾患
P：Pulmonary Embolism	肺塞栓症
H：High output HF	高拍出性心不全

HF：heart failure

表2　心不全における増悪因子

増悪因子	説明
F：Forgot meds	アドヒアランス不良 （怠薬，外来通院，体重測定チェックなど）
A：Arrhythmia / Afterload / Anemia	頻脈性（心房細動／粗動など），徐脈性（洞不全症候群など），血圧高値（後負荷増大） 貧血
I：Ischemia / Infection	急性冠症候群（機械的合併症） 感染症（肺炎，感染性心内膜炎など）
L：Lifestyle	塩分過剰摂取，アルコール，違法薬物
U：Upregulations	代謝・内分泌（甲状腺機能障害など）
R：Regurgitation	大動脈弁逆流症，僧帽弁逆流症など
E：Embolization	肺塞栓症

文献1，6を参考に作成

判断が求められる．例えば，ST上昇型心筋梗塞（STEMI）の場合は，病院到着～再灌流時間（door to balloon time）が90分以内になることをめざすことが必要である[3]．また，急性弁膜症（例えば，腱索断裂による高度急性僧帽弁閉鎖不全症）ではエコー上の心収縮能は良好に見えることもあるが，病態的には急速な経過を辿り容易にショックに陥る可能性がある．この場合は補助循環の導入，緊急手術の施行をすみやかに判断する必要がある．

❸ 第3軸：増悪因子は何か？ FAILURE で考える

　心不全を引き起こす増悪因子は多岐にわたるが，病歴，併存疾患，身体所見からどのような病態が関与しているか，についてすみやかに情報収集する必要がある．増悪因子としての例を表2にあげる．増悪因子の頭文字をとりFAILUREで覚えよう．

2. 心電図，心エコーで特に注意するポイントは？

❶ 心電図

　特に急性冠症候群を疑う場合は早急に心電図を確認する必要があり，患者が病院到着後10分以

内の連続心電図モニターを行い，**病歴聴取とともに12誘導心電図を記録することを推奨**している（class I）[4]．急性の虚血性変化では，「①T波の尖鋭化・増高→②ST上昇→③ST上昇の軽減→④T波の陰転化」という経時的変化を示すのが一般的である．つまり，初回心電図で判断が困難な場合は，心電図を再検することでST上昇が顕在化することもある．したがって**虚血性心疾患を疑う場合や病態の把握が困難な場合は，くり返しの再検を考慮する**．その他，心不全増悪の原因となりうる徐脈性心疾患（洞不全症候群，高度房室ブロックなど），頻脈性心疾患（心房細動・心房粗動など）も評価する．

●ここがピットフォール

心電図自動解析を鵜呑みにしてはいけない．自動解析では，「境界域の心電図は可」と判断していることがある．

●ここがポイント

早めの心電図チェックをし，状況に応じてくり返し再検する．以前の心電図との比較を忘れずに行う．

2 心エコー

心エコーでは，まずは心収縮能〔見た目のLVEF（left ventricular ejection fraction：左室区出分画），VTI/CO（velocity-time integral：時間速度積分値）/（cardiac output：心拍出量）の測定〕，局所壁運動異常の評価をする．急性冠症候群を疑う際は，機械的合併症の有無（急性弁膜症，心嚢液貯留の有無，心室中隔穿孔）も重要であり，所見によっては緊急での補助循環の導入や外科的介入も考慮する必要がある．

その他，状況に応じて評価内容が異なるが，例えば感染性心内膜炎疑いであれば，弁破壊の有無や疣贅のサイズ，また肺塞栓症疑いの症例では右室負荷所見の評価として，右室拡大とそれに伴う左室の狭小化・心室中隔平坦化（収縮末期～拡張早期において短軸で左室がDの形に変わるD-shapeとなる），右室心尖部壁運動の保持と右室中部壁運動の低下（McConnell徴候）の有無などを評価する．

3. 初期治療

1 血行動態が安定している場合

先に述べたように，血行動態が安定している場合の初期治療の基本は，利尿薬，血管拡張薬，非侵襲的陽圧換気法（NPPV）であるが，治療抵抗性の場合には，原因疾患（第2軸）や増悪因子（第3軸）によっては，追加の治療も検討する．また，Nohria-Stevenson分類（図1）の所見はくり返し評価する必要がある．急性心不全におけるマネジメントを図2にまとめたので参考にしていただきたい．

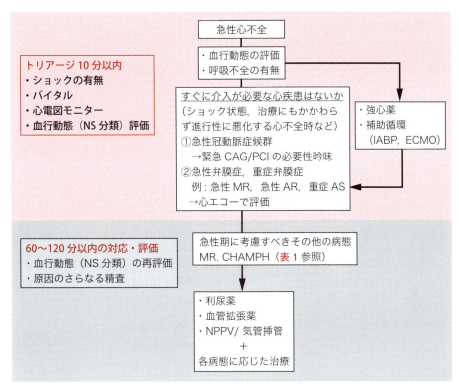

図2　急性期マネジメント
ECMO：extracorporeal membrane oxygenation（体外膜型人工肺），CAG：coronary angiography：冠動脈造影，PCI：percutaneous coronary intervention（経皮的冠動脈インターベンション），MR：mitral regurgitation（僧帽弁逆流），AR：aortic regurgitation（大動脈弁逆流），AS：aortic stenosis（大動脈弁狭窄）．文献5より引用

●急性心不全治療の処方例
・利尿薬
　フロセミド（ラシックス®）10〜80 mg静注
　トルバプタン（サムスカ®）1日1回3.75〜7.5 mg経口投与
・血管拡張薬
　ニトログリセリン（ミリスロール®）0.1〜0.2 μg/kg/分で開始
・血管拡張作用＋利尿作用
　カルペリチド（ハンプ®）0.02〜0.025 μg/kg/分で開始
※いずれも投与後の反応尿，血圧，血液所見をフォローし適宜調整する．

2 血行動態が不安定な場合

　血行動態が不安定で末梢循環が保たれていないケース（図1ではCold-Dry，Cold-Wetにあたる）では，強心薬などのカテコラミン使用，機械的補助循環（IABP，PCPS，IMPELLA）も考慮する必要がある．また，薬剤での利尿が乏しい場合は，体外式限外濾過療法（extracorporeal ultrafiltration method：ECUM）などの使用も検討する．

●ここがポイント

初療の段階では心不全の重症度の評価が困難なことがしばしばある．状況が不安定になりうる場合は，機械的補助循環や透析導入の可能性をあらかじめ患者本人，ご家族含めてインフォームドコンセントを行っておくことも考慮しておこう．

●薬剤の処方例
　強心薬：ドブタミン（ドブトレックス®）2μg/kg/分で開始

---

4. 退院までにすべきこと

　退院後の疾病管理を意識した環境整備を入院中に整えることが重要である．管理プログラムとしての患者教育，症状モニタリング，治療薬の調製などがそれにあたり，多職種による多方面からの教育・支援が必要となる．日本心不全学会のサイトから無料でダウンロードできる心不全手帳も有用である[6]．

　以下に管理プログラムとしてのポイントの具体例をあげる．

① アドヒアランス不良（塩分制限，内服遵守など）は心不全の増悪因子となりうる．
② セルフケアを重視した適切な患者教育（日々の体重測定，ドライウェイトから体重増加したときのアクションプラン），運動量のアドバイスを行う．ワクチン接種（インフルエンザワクチン）は冬季の死亡率低下に寄与するとされており推奨される[7]．
③ 心不全症状（浮腫，夜間発作性呼吸困難，起坐呼吸，倦怠感，動悸など）時のアクションプランの指導を行うことは，再入院予防やQOLの改善につながる．
④ 疾病ケアのコーディネートとして必要に応じて，家族への教育，訪問診療，訪問看護・介護などのサポートの強化を行う．例えば，認知症でアドヒアランスが維持できない場合は，薬カレンダー，薬BOX，家族や訪問看護の介入が必要かもしれない．
⑤ 長期予後改善に焦点を当てた薬剤の調製も重要である．急性冠症候群に伴う急性心不全の症例であれば，アスピリンとチエノピリジン系による二剤抗血小板療法（dual antiplatelet therapy：DAPT）やスタチンが，また収縮不全型心不全（heart failure with reduced ejection fraction：HFrEF）であれば，ACE阻害薬やβ遮断薬の導入が推奨される．
⑥ 高齢化社会が進むにつれ，入退院をくり返す患者が増加している今，終末期を含めた情報共有，すなわちアドバンス・ケア・プランニング（advance care planning：ACP）の重要性が，2017年の心不全ガイドラインでもclass Iと強く推奨されている[7]．

　入院から退院までにいつ・何をすべきか表3にまとめたので参照してもらいたい．

　最後に冒頭にあげた症例を考えてみよう．

表3　急性心不全入院診療まとめ

入院初日の評価	□3つの軸の評価 □急性期に考慮すべき原疾患（特にACS，急性弁膜症）の評価（ACSなら冠動脈造影，急性弁膜症なら手術の必要性を検討する）
入院翌日以降の評価	□さらなる血行動態の適正化（治療の反応性の評価，NS分類の再評価） □心不全薬の導入（β遮断薬，ACE阻害薬/ARB） □並存疾患の評価 □内服アドヒアランス
退院までに評価	□内服アドヒアランス，社会的環境の整理 □外来フォローのタイミング □待機的な治療介入（手術，PCIなど）

ARB（angiotensin II receptor blocker（アンジオテンシンII受容体遮断薬），AVE（angiotensin converting enzyme：アンジオテンシン変換酵素）

症例の続き

・急性期（HCUで加療）

病歴からは不安定狭心症に矛盾しない所見であった（基礎にある心疾患）．来院時，胸痛は認めず，心電図は以前と著変なし．採血でもトロポニン値は陰性であったため，まずは心不全加療を優先させた．血行動態としては，Nohria-Stevenson分類ではWarm-Wetに相当し（血行動態），血圧高値（後負荷上昇）も認めていたため，まずは利尿薬（フロセミド20mg静注）と血管拡張薬（ニトログリセリン持続静注）を開始し，NPPVも導入した．病態はすみやかに改善し，入院病日2日目には酸素需要もなくなった（血行動態がWarm-Dryになった）．病歴，トロポニンの軽度上昇からは非ST上昇型心筋梗塞と診断し，抗血小板薬2剤，スタチン〔アトルバスタチン（リピトール®）1日1回20mg〕を開始し，冠動脈造影検査を施行した．左前下行枝の90%狭窄を認めPCIを施行（薬剤溶出性ステント留置）した．

・一般病棟で退院まで

心エコーで，駆出分画率（EF）35%であった．慢性期維持療法として収縮不全型心不全の予後改善目的にACE阻害薬（リシノプリル），β遮断薬〔ビソプロロール（メインテート®）〕，〔スピロノラクトン（アルダクトン®）〕を導入した．その後，リシノプリル，ビソプロロールの増量，心臓リハビリ，上記（前頁の管理プログラムのポイント②）の教育を行い2週間の入院加療の後自宅退院となった．

おわりに

心不全の罹患率は上昇傾向であり，各病態での3つの軸の評価，そしてそれぞれに対する治療介入の必要性を知ることが求められる．本項が少しでも治療の役に立てば幸いである．

文献

1) Document Reviewers：2016 ESC Guidelines for the diagnosis and treatment of acute and chronic heart failure：The Task Force for the diagnosis and treatment of acute and chronic heart failure of the European

Society of Cardiology（ESC）. Developed with the special contribution of the Heart Failure Association（HFA） of the ESC. Eur J Heart Fail, 18：891-975, 2016

2) Nohria A, et al：Clinical assessment identifies hemodynamic profiles that predict outcomes in patients admitted with heart failure. J Am Coll Cardiol, 41：1797-1804, 2003

3) ESC Scientific Document Group：2017 ESC Guidelines for the management of acute myocardial infarction in patients presenting with ST-segment elevation：The Task Force for the management of acute myocardial infarction in patients presenting with ST-segment elevation of the European Society of Cardiology（ESC）. Eur Heart J, 39：119-177, 2018

4) 日本循環器学会：循環器病の診断と治療に関するガイドライン（2012年度合同研究班報告）ST上昇型急性心筋梗塞の診療に関するガイドライン（2013年改訂版）. 2013：http://www.j-circ.or.jp/guideline/pdf/JCS2013_kimura_h.pdf（2019年6月閲覧）

5) 小島俊輔, 平岡栄治・急性心不全の初期評価：3つの軸で考えよう！「Hospitalist特集：心不全」（平岡栄治, 他/責任編集）, 6：808, 2018

6) 日本心不全学会：心不全に取り組むチーム医療『心不全手帳』について. ：http://www.asas.or.jp/jhfs/topics/shinhuzentecho.html（2019年6月閲覧）

7) 日本循環器学会：日本循環器学会/日本心不全学会合同ガイドライン 急性・慢性心不全診療ガイドライン（2017年度改訂版）. 2018：http://www.j-circ.or.jp/guideline/pdf/JCS2017_tsutsui_h.pdf（2019年6月閲覧）

プロフィール

小島俊輔（Shunsuke Kojima）
東京ベイ・浦安市川医療センター循環器内科
2011年千葉大学卒業. 手稲渓仁会病院での初期研修, 東京ベイ・浦安市川医療センター総合内科での後期研修を経て現職へ. 基本に忠実に, 病歴, 身体所見をしっかりとりながら, 個々の症例で何が起こっているか（病態生理）を考える癖を付けましょう. そして常にフットワークを軽く！今のその習慣が, 今後の先生方の"型"になります.

第2章 ホスピタリストのための主要疾患マネジメント

2. 心房細動
総合内科医も頻回に遭遇する不整脈

新井順也，平岡栄治

●Point●

・心房細動は脳卒中，心不全，死亡リスクが上昇する

・原則，心拍数＜110回/分を目標にレートコントロールを行う

・心不全，ショック，心筋虚血では緊急での電気的除細動を考える

・「リスク因子と誘因への介入」，「緊急での電気的除細動の必要性」，「レートコントロール・リズムコントロール」，「抗凝固マネジメント」を考える

はじめに

　心房細動は日常診療でよく遭遇し，加齢とともに有病率が上昇する．さらに，**心房細動は脳卒中，心不全，死亡のリスクを上昇させる**[1]．また，術後や感染症（敗血症）など急性疾患を契機に発症することもあり，心房細動を発症しない患者と比較して予後が悪化することが知られている[2~4]．

　本項では心房細動のマネジメントについて解説を行う．

> **症例1**
>
> 　高血圧，糖尿病の既往のある67歳男性．健康診断の心電図で心房細動を指摘されたため内科外来を受診．自覚症状はなく，バイタルサインは安定している．

> **症例2**
>
> 　高血圧，慢性腎臓病の既往のある78歳女性．2時間前からの動悸とふらつきを主訴に救急要請し搬送された．バイタルサインはGCS E4V5M6，血圧85/53 mmHg，脈拍数145回/分 不整，体温36.5℃，SpO$_2$ 96％（室内気），呼吸数20回/分．心電図で心房細動を認める．

1. 心房細動はなぜ起こる？

■1 心房細動のメカニズム

　心房細動の開始はトリガーとなる異所性興奮，その維持には肺静脈を含む心房筋のリエントリー

表1 心房細動のリスク因子と誘因

加齢	甲状腺機能亢進症
高血圧	家族歴
糖尿病	先天性心疾患
心筋梗塞	左室肥大，左房拡大
弁膜症	BNP高値，CRP高値
心不全	カテコラミン使用
肥満	電解質異常（低カリウム血症，低マグネシウム血症）
閉塞性睡眠時無呼吸症候群	感染症
心臓外科術後	発熱
喫煙，飲酒，カフェイン摂取	脱水
運動	疼痛

回路が関係していると考えられている[5]．また，心房筋の電気生理学的性質が心房細動発症後の時間経過とともに変化し（電気的リモデリング），また，基礎疾患や心機能の影響により心房組織に構造的変化が生じるため（構造的リモデリング），心房細動は起こりやすくなると同時に持続しやすくなる．

2 加齢とともに有病率は上昇する

冒頭でも述べた通り，心房細動は加齢とともに有病率が上昇する．本邦の心房細動の有病率は0.56％で70万人を超す心房細動患者がいるとされ，2050年には有病率は1％を超え患者数も100万人以上になると予想されている[6]．このため，すべての心房細動を専門医が診るということは現実的ではなく，総合内科医も心房細動を適切にマネジメントできるようになっておかなければならない．

●ここがポイント

心房細動は外来でも入院でもcommon diseaseである．総合内科医が出合うことが多い．

3 心房細動のリスクと誘因 （表1）

心房細動のリスクとなる基礎心疾患として虚血性心疾患，心臓弁膜症，心筋症がある．また，心臓以外の基礎疾患として甲状腺機能亢進症，高血圧，糖尿病，睡眠時無呼吸症候群，肥満，飲酒・喫煙，加齢があり，左房心筋細胞の構造や機能変化をもたらし心房細動を起こしやすくする[7〜9]．急性期ならではのリスクとしては低カリウム血症，脱水，感染症，急性心筋梗塞である．また，カテコラミン使用もリスクとなり，ドパミンの方がノルアドレナリンより心房細動発症が多い[10]．

●ここがポイント

心房細動をみたとき，原因疾患の有無を探ることが重要である．血液検査〔TSH（thyroid-stimulating hormone：甲状腺ホルモン）・FT4（遊離サイロキシン）〕，心エコー，12誘導心電図は必須である．

❹ 心房細動の予後

心房細動患者は心房細動を有してない患者と比較して脳卒中リスクは5倍，心不全リスクは3倍，死亡リスクは2倍上昇する[1]．急性疾患での合併も多く，重症敗血症患者では5.9％で心房細動を発症し，脳梗塞発症が増加（2.6％ vs 0.6％，p＜0.001），死亡リスクも増加した（56％ vs 39％，p＜0.001）[2]．また，術後患者に関しては心臓外科術後患者で脳梗塞（4％ vs 1.9％，p＝0.002）と死亡（6.8％ vs 3.7％，p＝0.001）リスクがそれぞれ増加し[3]，非心臓外科術後患者でも死亡（14.1％ vs 2.1％，p＜0.001）リスクが増加する[4]．このように**心房細動は慢性期だけでなく急性疾患の予後不良因子でもある**．

2. 心房細動のマネジメント

心房細動では「リスク因子と誘因への介入」を行いつつ，「緊急での電気的除細動」の必要性を検討し，「レートコントロール・リズムコントロール」と「抗凝固マネジメント」を考慮する必要がある．

❶ レートコントロール（心拍数の適正化）vs リズムコントロール（洞調律維持）

レートコントロールとリズムコントロールをランダム化比較したAFFIRM試験[11]やRACE試験[12]にて，死亡，心不全，脳梗塞発症イベントに有意差を認めなかった．また，目標心拍数に関してはRACE Ⅱ試験[13]の結果から**安静時心拍数＜110回/分をめざすことが一般的**で，自覚症状の改善を認めない場合により厳格なレートコントロールが必要とされる．それでも自覚症状の改善を認めない患者においてはリズムコントロールを考慮する．抗不整脈薬による具体的なリズムコントロール方法については成書を参照してもらいたい．心房細動のレートコントロールで使用する薬剤について解説し，具体的な使用例を表2，3と図1にまとめる．

1）Ca拮抗薬

非ジヒドロピリジン系Ca拮抗薬のベラパミルとジルチアゼムが使用される．両者ともに陰性変力作用があり（ベラパミル＞ジルチアゼム），日本のガイドラインでは非代償性心不全症例には使用を控えるようにされており，さらに欧米のガイドラインでは心機能低下症例（左室駆出率＜40％）への使用も控えることが勧告されている[7〜9]．

2）ジゴキシン

ジゴキシンは心筋細胞内Ca^{2+}濃度を上昇させることで心収縮力が増大し（陽性変力作用），また，副交感神経を興奮させ房室伝導を抑制することにより心拍数を減少させる（陰性変時作用）．安静時の心拍数を減少させるが，他の薬剤と異なり運動時（交感神経活性が高い場合）の心拍数減少効果はない．**経静脈投与は効果発現までに1時間以上はかかり速効性がないこと**，また，**主に腎排泄のため腎機能障害の場合には血中濃度が上がりやすいことに注意**が必要である．治療域が狭く，中毒域になるとジギタリス中毒と呼ばれる多彩な副作用（表3）を呈するため急性期・慢性期ともに第一選択となりにくく，他の薬剤でレートコントロール不十分な場合の併用薬として考慮する．

3）アミオダロン

アミオダロンはNa^+チャネル，K^+チャネル，Ca^{2+}チャネル，β受容体遮断作用を有するマルチチャネル遮断薬であり，レートコントロールだけでなく，リズムコントロール効果も期待でき

表2 レートコントロールに用いる薬剤の投与例

経静脈投与

薬剤	使用例
ベラパミル (ワソラン® 静注)	0.075〜0.15 mg/kg を2分かけて静注
ジルチアゼム (ヘルベッサー® 注)	0.25 mg/kg を2分以上かけて静注後, 5〜15 mg/時で持続投与
ジゴキシン (ジゴシン® 錠)	0.25 mg を静注
アミオダロン＊ (アンカロン® 注)	125 mg を10分間で初期急速投与後, 750 mg/500 mL を33 mL/時で6時間持続投与し, その後17 mL/時で持続投与 ＊追加で125 mg を10分間かけて投与可能
ランジオロール (オノアクト® 注)	1 μg/kg/分で開始, 1〜10 μg/kg/分で持続投与

経口投与

薬剤	使用例
ベラパミル (ワソラン® 錠)	40 mg を1日3回内服
ジルチアゼム＊＊ (ヘルベッサー® カプセル)	100 mg を1日1回内服 (徐放製剤) ＊＊頻脈性心房細動に対しての保険収載はされていない
ジゴキシン (ジゴキシン錠)	0.125 mg を1日1回内服
ビソプロロール (メインテート® 錠)	0.625 mg を1日1回内服
カルベジロール (アーチスト® 錠)	2.5 mg を1日1回内服

表3 ジゴキシンの副作用

発症する臓器	副作用
心臓	促進性接合部調律, 心静止, 心房頻拍, 房室ブロック, PR延長, 心室期外収縮, 心室頻拍, 心室細動
中枢神経	めまい, 精神障害, 頭痛, 無関心, 不安, 錯乱, 妄想, 幻覚, うつ病
皮膚	発疹, 水疱, 血管神経性浮腫
消化管	嘔気・嘔吐, 下痢, 腹痛, 食欲低下
神経筋骨格	脱力
眼	視覚障害 (視野が黄色, ぼやける)
呼吸器	喉頭浮腫

る薬剤である. β受容体遮断作用により心収縮力が低下するが, 血管拡張作用による後負荷軽減作用や心拍数減少による拡張時間延長により, 特に心不全では心拍出量が増加するとされている. 心機能低下や心不全症例での急性期のレートコントロールに対して経静脈投与が選択肢の一つ (図1) である[7〜9]. 慢性期の経口投与は日本・欧米いずれのガイドラインでも第一選択ではなく, 他の薬剤で十分なレートコントロールができない場合や他の薬剤が禁忌のため使用できない場合に考慮される[7〜9].

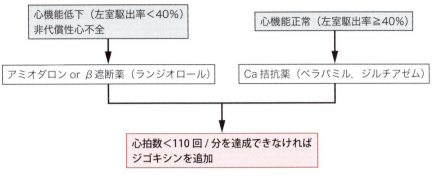

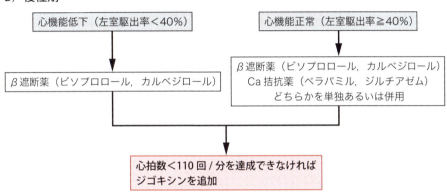

図1　レートコントロールに用いる薬剤の選択
　急性期では，より早い効果発現を期待するため薬剤を経静脈投与するが，慢性期では経口投与を行う．ただし，急性期でも状態が安定している場合には，経口投与で行うこともある

4）β遮断薬

　短時間作用型静注用β遮断薬としてランジオロールも使用できる．すみやかな脈拍の低下がみられ，半減期が4分と短く，$β_1$選択的遮断薬であり，頻脈を抑えながらも血圧低下をきたしにくいという特徴をもつ．NYHA分類Ⅲ〜Ⅳで心機能低下（左室駆出率25〜50％）を伴う頻脈性心房細動のレートコントロールにおいて，ジゴキシンと比較してランジオロールはよりレートコントロールしやすく，副作用の発現頻度は両群間で差を認めなかった[14]．慢性期ではメトプロロール，アテノロール，収縮不全型心不全ではビソプロロール，カルベジロールといった経口薬が用いられる[7〜9]．

　副伝導路がない心不全症例へのレートコントロールは，静注薬としては，ランジオロール，アミオダロン，ジギタリスが日本ではClass Ⅰ適応となっている．ただし，静注アミオダロンは保険収載されていない[7]．
　また，上記の薬剤選択で述べた通り，心収縮能に応じて薬剤を使い分ける必要があるため，緊急対応を求められる病院総合内科医にもeyeball EF（見た目の収縮能評価）を含むある程度以上の心エコーの技術が求められる．

表4　電気的除細動前後の抗凝固

	電気的除細動前	電気的除細動後
発症48時間以内	CHADS$_2$スコアで判断	CHADS$_2$スコアで判断
発症48時間以上経過，あるいは発症時期不明	3週間の抗凝固（ワルファリン＞DOAC），あるいは経食道心エコーで心内血栓がないことを確認	最低4週間は継続，その後はCHADS$_2$スコアで判断

DOAC：direct oral anticoagulant（直接経口抗凝固薬）

表5　心房細動の分類

発作性心房細動	発作性に出現し，7日以内に同調律に戻る
持続性心房細動	7日以上持続する
長期持続性心房細動	12カ月以上持続する
永続性心房細動	洞調律に戻らない（戻すのを諦めた）

❷ 電気的除細動について

急性心房細動をみた際に，難治性心不全，ショック（血圧低下，末梢循環不全の徴候を認める場合），心筋虚血（狭心痛など）を認める際には緊急で電気的除細動（早急なリズムコントロール）が必要となる[7～9]．

電気的除細動を行う際の血栓塞栓症リスクであるが，心房細動が発症48時間以内であれば抗凝固療法なしでも0.7％とリスクが低い[15]．ガイドライン上も発症48時間以内で血栓症リスクが低ければ抗凝固療法は不要としているが，発症48時間以上経過している，あるいは発症時期が不明の場合には3週間の抗凝固療法あるいは経食道心エコーで心内血栓がないことを確認して電気的除細動を行う必要がある[7～9]．しかし，ショックなどのために生命に危険があり緊急で電気的除細動を行わなければならないときもある．そのような場合には，可能であれば本人・家族へ塞栓症リスクの説明を行う（説明に時間がかかり電気的除細動が遅れて患者に不利益があっては本末転倒である．必要なときは直ちに電気的除細動を行う）．電気的除細動前後の抗凝固に関しては表4と後述する抗凝固マネジメントを参考にしていただきたい[7～9]．

●ここがポイント

レートコントロールは，原則，心拍数＜110回/分を目標に行う．

❸ 抗凝固マネジメント

心房細動は持続時間により表5の通り「発作性心房細動」，「持続性心房細動」，「長期持続性心房細動」，「永続性心房細動」に分類できるが，いずれも血栓塞栓症のリスクがある．

中等症以上の僧帽弁狭窄症と人工弁（機械弁・生体弁）術後患者に発症した心房細動は弁膜症性心房細動としてワルファリンの適応である[7]．それ以外の非弁膜症性心房細動患者における脳梗塞発症のリスク評価にはCHADS$_2$スコアを用いる．合計点数が高いほど脳梗塞リスクが高くなり，1点以上で抗凝固療法の適応となる．また，CHADS$_2$スコアに含まれない危険因子として心筋症，年齢（65～74歳），血管疾患があげられ，これらの危険因子がある場合には抗凝固療法を考慮する必要がある（図2）．つまり，抗凝固療法を行うことで脳梗塞発症率と死亡率が低下する[16]．

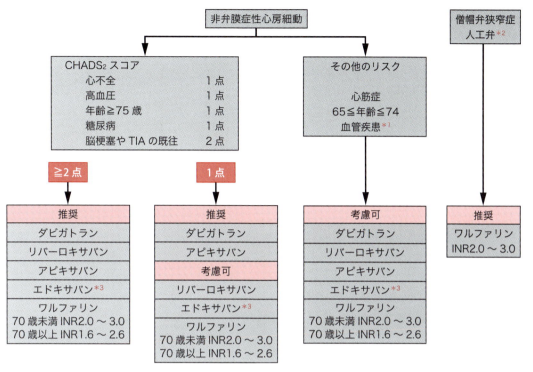

図2　心房細動における抗血栓療法
同等レベルの適応がある場合，新規経口抗凝固薬がワルファリンよりも望ましい．
＊1：血管疾患とは心筋梗塞の既往，大動脈プラーク，および末梢動脈疾患などをさす．
＊2：人工弁は機械弁，生体弁をともに含む．
＊3：2013年12月の時点では保険適応未承認．
日本循環器学会：循環器病の診断と治療に関するガイドライン（2012年度合同研究班報告）心房細動治療（薬物）ガイドライン（2013年改訂版）：http://www.j-circ.or.jp/guideline/pdf/JCS2013_inoue_h.pdf（2019年6月閲覧）

　注意が必要なのが，**急性疾患に合併した心房細動では血栓症リスクがより高くなり，抗凝固療法の効果が不明確**なことである．実際に敗血症に伴う心房細動ではリスクスコアの点数（CHA₂DS₂-VAScを使用）は血栓症リスクと関係なく，抗凝固療法を行っても血栓塞栓症頻度は変わらず，むしろ出血頻度は1.2倍に増加するとの報告がある[17]．心臓手術後あるいは非心臓手術後の患者に生じた心房細動に関しても，急性期の抗凝固療法の意義は不明確である．急性疾患に合併した心房細動は急性疾患への介入のみで自然に改善することも多く，心房細動が48時間以上持続する場合，急性疾患改善後も再発をくり返す場合にはCHADS₂スコア，あるいはCHA₂DS₂-VAScスコアによるリスク評価のうえで抗凝固療法の導入を考える必要がある．

　抗凝固薬の選択に関しては，腎機能に問題がない非弁膜症性心房細動症例やワルファリンのコントロール不良例では筆者はDOACを選択している．

4 カテーテルアブレーション

　心房細動のトリガーとなる異所性興奮は90％が肺静脈内の心筋から発生した期外収縮である[18]．発作性心房細動では，アブレーションにより肺静脈隔離を行い，左房と肺静脈の電気的連絡を遮断することで心房細動を抑制する．持続性心房細動の場合には，左房筋自体のリモデリングが進行しており，肺静脈隔離に加えて心房の不整脈基質に対してもアブレーションが行われる[19]．心

不全を合併した低心機能（左室駆出率≦35％）の心房細動患者では，アブレーションは薬物治療よりも総死亡と心不全増悪による入院の複合イベントを減らしたとの報告がある[20]．一方，死亡率を低下させなかったという報告もある[21]．ただし，日本・欧米のガイドラインともに現時点でのClass I 適応は発作性心房細動で薬物治療抵抗性の症状を認める場合であり，あくまでも症状改善が目的となっている[7〜9, 22]．

●ここがポイント

カテーテルアブレーションは，発作性心房細動で薬物治療抵抗性の症状を認める場合に考慮される．

症例1の続き

血液検査で甲状腺機能異常や電解質異常はなく，経胸壁心エコー検査では軽度の左室肥大を認める以外には異常は認めなかった．自覚症状はなく，心拍数＜110回/分であったため特にレートコントロール・リズムコントロールは行わず，$CHADS_2$スコアは2点であり，腎機能が問題ない非弁膜症性心房細動と判断してリバーロキサバン（イグザレルト®）15 mg/日を開始し外来で引き続きフォローの方針とした．

症例2の続き

ショックバイタルで生命に影響を及ぼす状態と判断し，経食道心エコーは行わずに緊急で電気的除細動を施行した．洞調律へ復帰しショックバイタルは離脱し，経過観察のため入院した．血液検査でトロポニンは正常，心電図でST-T変化は認めずACS（acute coronary syndrome：急性冠症候群）の可能性は低いと判断した．経胸壁心エコー検査では左室駆出率40％でびまん性に壁運動低下を認めた．急性期はヘパリン（ヘパリンNa®注）による抗凝固を行い，慢性腎臓病のため状態安定後はワルファリン（ワルファリンK錠）継続投与の方針とした．入院中に冠動脈造影検査を行ったが異常がなく，頻脈誘発性心筋症と考えビソプロロール1.25 mg/日を導入し，入院8日目に退院した．

Advanced Lecture

■ 頻脈誘発性心筋症

頻脈性不整脈により左室駆出率低下および左室拡大を認める心筋症で，頻脈性不整脈への治療介入により左室機能の改善を認める．頻脈性不整脈により心機能低下をきたしているのか，もともと他の心筋症のために心機能低下を有する心臓に頻脈性不整脈が合併したかの鑑別は難しく，治療経過により判断する必要がある．

おわりに

最後に心房細動にて入院したときから退院までに行うべきことを表6にまとめたので参照してもらいたい．

表6 心房細動入院診療まとめ

入院初日に評価すること	□検査：血液検査，心電図，心エコー □緊急での電気的除細動の必要性を検討 □リスク因子と誘因について検索と治療介入〔特にACSの可能性について十分評価，甲状腺機能亢進症の有無をチェックする（TSH，FT4）〕 □心拍数＜110回/分を目指してレートコントロール □血栓リスク評価（CHADS2スコアなど），必要なら抗凝固療法開始
入院翌日以降に評価すること	□治療介入可能なリスク因子と誘因がコントロールできているか（感染症，甲状腺機能亢進症，電解質異常など） □心拍数＜110回/分が達成できているか □静注薬を使用している場合には経口薬への切り替えを考える
退院までに確認すること	□心房細動による自覚症状はないか □薬剤調整が済んでいるか □導入した薬剤による副作用，合併症はないか（抗凝固薬による出血・貧血，ジゴキシン中毒など）

　心房細動は遭遇する頻度の多い不整脈であり，「リスク因子と誘因」，「緊急での電気的除細動の必要性」，「レートコントロール・リズムコントロール」，「抗凝固マネジメント」を軸に考えしっかりと対応できるようになりたい．

文献・参考文献

1) Kannel WB, et al：Prevalence, incidence, prognosis, and predisposing conditions for atrial fibrillation：population-based estimates. Am J Cardiol, 82：2N-9N, 1998

2) Walkey AJ, et al：Incident stroke and mortality associated with new-onset atrial fibrillation in patients hospitalized with severe sepsis. JAMA, 306：2248-2254, 2011

3) Steinberg BA, et al：Management of postoperative atrial fibrillation and subsequent outcomes in contemporary patients undergoing cardiac surgery：insights from the Society of Thoracic Surgeons CAPS-Care Atrial Fibrillation Registry. Clin Cardiol, 37：7-13, 2014

4) Bhave PD, et al：Incidence, predictors, and outcomes associated with postoperative atrial fibrillation after major noncardiac surgery. Am Heart J, 164：918-924, 2012

5) Nattel S & Opie LH：Controversies in atrial fibrillation. Lancet, 367：262-272, 2006

6) Inoue H, et al：Prevalence of atrial fibrillation in the general population of Japan：an analysis based on periodic health examination. Int J Cardiol, 137：102-107, 2009

7) 日本循環器学会：循環器病の診断と治療に関するガイドライン（2012年度合同研究班報告）心房細動治療（薬物）ガイドライン（2013年改訂版）：http://www.j-circ.or.jp/guideline/pdf/JCS2013_inoue_h.pdf（2019年6月閲覧）

8) American College of Cardiology/American Heart Association Task Force on Practice Guidelines.：2014 AHA/ACC/HRS guideline for the management of patients with atrial fibrillation：a report of the American College of Cardiology/American Heart Association Task Force on Practice Guidelines and the Heart Rhythm Society. J Am Coll Cardiol, 64：e1-76, 2014

9) ESC Scientific Document Group.：2016 ESC Guidelines for the management of atrial fibrillation developed in collaboration with EACTS. Eur Heart J, 37：2893-2962, 2016

10) SOAP II Investigators.：Comparison of dopamine and norepinephrine in the treatment of shock. N Engl J Med, 362：779-789, 2010

11) Atrial Fibrillation Follow-up Investigation of Rhythm Management（AFFIRM）Investigators.：A comparison of rate control and rhythm control in patients with atrial fibrillation. N Engl J Med, 347：1825-1833, 2002

12) van Gelder IC, et al：Rate control versus electrical cardioversion for atrial fibrillation：A randomised comparison of two treatment strategies concerning morbidity, mortality, quality of life and cost-benefit - the RACE study design. Neth Heart J, 10：118-124, 2002

13) RACE II Investigators.：Lenient versus strict rate control in patients with atrial fibrillation. N Engl J Med, 362：1363-1373, 2010

14) J-Land Investigators.：Urgent management of rapid heart rate in patients with atrial fibrillation/flutter and left ventricular dysfunction：comparison of the ultra-short-acting β1-selective blocker landiolol with

digoxin（J-Land Study). Circ J, 77：908-916, 2013

15) Airaksinen KE, et al：Thromboembolic complications after cardioversion of acute atrial fibrillation：the FinCV（Finnish CardioVersion）study. J Am Coll Cardiol, 62：1187-1192, 2013

16) Hart RG, et al：Meta-analysis：antithrombotic therapy to prevent stroke in patients who have nonvalvular atrial fibrillation. Ann Intern Med, 146：857-867, 2007

17) Walkey AJ, et al：Practice Patterns and Outcomes Associated With Use of Anticoagulation Among Patients With Atrial Fibrillation During Sepsis. JAMA Cardiol, 1：682-690, 2016

18) Haïssaguerre M, et al：Spontaneous initiation of atrial fibrillation by ectopic beats originating in the pulmonary veins. N Engl J Med, 339：659-666, 1998

19) Kumagai K, et al：A new approach for complete isolation of the posterior left atrium including pulmonary veins for atrial fibrillation. J Cardiovasc Electrophysiol, 18：1047-1052, 2007

20) CASTLE-AF Investigators.：Catheter Ablation for Atrial Fibrillation with Heart Failure. N Engl J Med, 378：417-427, 2018

21) CABANA Investigators.：Effect of Catheter Ablation vs Antiarrhythmic Drug Therapy on Mortality, Stroke, Bleeding, and Cardiac Arrest Among Patients With Atrial Fibrillation：The CABANA Randomized Clinical Trial. JAMA：doi：10.1001/jama.2019.0693, 2019

22) 日本循環器学会：日本循環器学会 / 日本不整脈心電学会合同ガイドライン 不整脈非薬物治療ガイドライン（2018 年改訂版）：http://www.j-circ.or.jp/guideline/pdf/JCS2018_kurita_nogami.pdf（2019 年 6 月閲覧）

プロフィール

新井順也（Junya Arai）
東京ベイ・浦安市川医療センター循環器内科
東京ベイ・浦安市川医療センター総合内科で後期研修後，同院循環器内科フェローとして勤務中．
循環器疾患は非常におもしろいと思いますので，みなさんも積極的に循環器疾患の患者さまにかかわっていきましょう！

平岡栄治（Eiji Hiraoka）
東京ベイ・浦安市川医療センター総合内科
詳細は第 1 章 -1 参照

第2章 ホスピタリストのための主要疾患マネジメント

3. 敗血症

森川大樹

● Point ●

・敗血症は内科emergencyであることを知る

・敗血症の定義，診断基準を押さえる

・敗血症診断後1時間でやることを押さえる

・敗血症性ショックでのカテコラミンやホルモン補充療法をマスターする

はじめに

　敗血症および敗血症性ショックは，世界中で1年間に数百万人が罹患し，およそ4人に1人が死亡している[1]．日本では重症敗血症患者の院内死亡率は41.5％と報告されている[2]．多発外傷，急性心筋梗塞，脳卒中などと同様に，敗血症の発症から最初の数時間での診断と適切な治療によってアウトカムが改善するために，**敗血症のマネジメントを理解すること**は重要である．敗血症は内科emergencyであり，Surviving Sepsis Campaign（SSCG）2016を中心に，そのマネジメントを解説する．

症例

病歴：83歳女性．施設に入所中で過去に何度か尿路感染症を起こしている．来院前日から発熱と倦怠感，食欲低下を認めていた．来院当日の朝には体温39℃まで上昇し，動けなくなったために救急搬送となった．

所見：意識Ⅱ-10，血圧75/40 mmHg，脈拍数134回/分，呼吸数24回/分，体温39℃．項部硬直なし，咽頭発赤なし，頸静脈怒張なし，呼吸音正常，心雑音なし，腹部圧痛なし，CVA叩打痛なし，四肢末梢は温かい．

経過：胸部X線でも異常を認めず，膿尿と細菌尿を認め，尿グラム染色ではグラム陰性桿菌を多数認めた．腎盂腎炎による敗血症性ショックの診断となった．

　入院までの処置：PIPC/TAZ（ピペラシリン/タゾバクタム）4.5 gおよび細胞外輸液による急速補液を開始した．来院後2時間で約1,500 mLを投与するも，平均動脈圧（mean arterial pressure：MAP）65 mmHg以上を得られず，中心静脈ラインを確保し，ノルアドレナリン投与を開始した．ノルアドレナリンを0.3 γまで増量するもMAP65 mmHg以上を保てないことから，ステロイドとバソプレシンを併用した．MAPで65 mmHgを保てるようになり，ICUへ入院した．

表1　SIRS criteria

	点数
体温38℃以上，もしくは36℃未満	1
脈拍90回/分以上	1
呼吸数20回/分以上，もしくはPaCO2 < 32 mmHg	1
白血球12,000/μL以上もしくは4,000/μL未満，あるいは桿状核球10％以上	1

感染疑い＋2点以上で敗血症と診断できる

1. 敗血症とは？

1 敗血症の概念

　敗血症は英語ではsepsisという．「ゼプシス」と呼んでいる人もいるが，正しい発音は「セプシス」である．敗血症は，①原因として感染症が疑われ，②全身に影響が及んで具合が悪い状態で，臨床的に診断される症候群である．感染症では，肺炎だったら肺炎による呼吸器の，尿路感染症であれば尿路系の局所症状があるが，**それ以外に全身性の徴候があるのが，感染症と違った敗血症の定義になる**．また，敗血症というと定義に血液培養の結果は含まれていない．

2 敗血症の定義

　敗血症の定義は約30年前に行われたが，その定義はいまだに大きな改訂をくり返している．その原因としては，敗血症の診断の"ゴールドスタンダード"がないという点が考えられる．世界的な敗血症の定義の変遷は，次の3段階を経ている．

① sepsis-1（1991年，ACCP/SCCM）：感染症に伴う炎症〔SIRS（**表1**）〕

② sepsis-2（2001年，SCCM/ESICM/ACCP/ATS/SIS）：感染症に伴う低血圧・臓器低灌流・臓器障害など（複数の項目のなかにSIRSの項目を含む）

③ sepsis-3（2016年，SCCM/ESICM）：感染症に対する生体反応の破綻＋生命の危険が高い臓器障害

●略語

ACCP：American College of Chest Physicians

SCCM：Society of Critical Care Medicine

SIRS：Systemic Inflammatory Response Syndrome

ESICM：European Society of Intensive Care Medicine

ATS：American Thoracic Society

SIS：Surgical Infection Society

　結果として敗血症の新定義はsepsis-3の**感染症に対する生体反応の破綻＋生命の危険が高い臓器障害**となった．**敗血症＝感染症＋局所以外の症状＋臓器障害**と言い換えることができる．診断基準はICUでは**感染症疑い＋SOFAが2点以上の増加**である．非ICUでは**感染症疑い＋quick SOFA2点以上**となる．SOFAスコアとはsequential organ failure assessment scoreのことであり，多臓器の臓器障害の重症度をスコア化したものである（**表2**）．qSOFAはquick SOFAの略で

表2 SOFAスコア（sequential organ failure assessment score）

スコア	0	1	2	3	4
呼吸					
PaO₂/FiO₂（mmHg）	≧400	＜400	＜300	＜200 呼吸補助下	＜100 呼吸補助下
凝固					
血小板（×10³/μL）	≧150	＜150	＜100	＜50	＜20
肝臓					
ビリルビン（mg/dL）	＜1.2	1.2〜1.9	2.0〜5.9	6.0〜11.9	＞12.0
循環					
（カテコラミンの基準は最低でも1時間投与，単位はμg/kg/分）	平均血圧 ≧70 mmHg	平均血圧 ＜70 mmHg	ドパミン＜5 またはドブタミン使用	ドパミン5.1〜15γまたはアドレナリン≦0.1γまたはノルアドレナリン≦0.1γ	ドパミン1.5γまたはアドレナリン0.1γまたはノルアドレナリン0.1γ
中枢神経系					
glasgow coma スケール（GCS）	15	13〜14	10〜12	6〜9	＜6
腎臓					
クレアチニン（mg/dL）	＜1.2	1.2〜1.9	2.0〜3.4	3.5〜4.9	＞5.0
尿量（mL/日）				＜500	＜200

文献3より引用

表3 qSOFA（quick SOFA）criteria

	点数
呼吸数≧22回/分	1
意識障害（GCS 14以下）	1
収縮期血圧≦100 mmHg	1

感染疑い＋2点以上で敗血症と診断

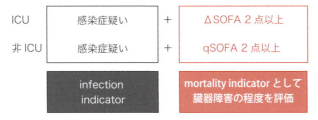

図1 敗血症の新診断基準

あり，呼吸，意識，血圧の3項目で規定される（**表3**）．新診断基準では，感染症疑いというinfection indicatorに加えて，ΔSOFAやqSOFAでmortality indicatorとして**臓器障害の程度を評価**している（**図1**）．旧定義の「敗血症（感染症＋SIRS）」は，sepsis-3の新定義では「感染症」となり，旧定義の「重症敗血症（感染症＋局所以外の症状＋臓器障害）」は，新定義では「敗血症（感染症＋局所以外の症状＋臓器障害）」となった（**図2**）．敗血症性ショックの**新定義は，①循環や細胞，代謝面での異常が強い，②死亡率が高い状態**である．診断基準は適切な輸液負荷にもかか

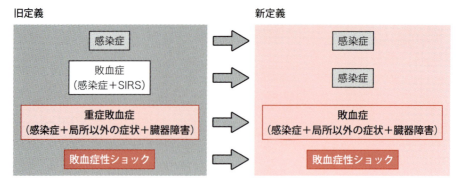

図2 旧定義と新定義

わらず①平均血圧65 mmHgを維持するために，血管作動薬が必要となる，かつ②血清乳酸値2 mmol/Lを超える，である．**敗血症性ショック＝感染症＋局所以外の症状＋臓器障害＋遷延する低血圧**とも言い換えられる．

❸ qSOFAでは見落とす症例があるので注意が必要

Moskowitzら[4]は感染を疑う症例のうち，qSOFAが2点未満の低リスク患者でも，ICUで敗血症の管理が必要な症例が13％で，死亡が3.5％であったと報告した．qSOFAが1点に限ると，ICUでの敗血症管理が必要な症例が23.5％，死亡が6.1％にも達した．この結果は，qSOFAが2点未満と分類されて，治療が遅れる可能性を示唆している．高齢患者や担癌患者は感染による死亡率は高いが，ICUに入らない傾向があり[4]，qSOFAでは見過ごされている可能性がある．qSOFAで見落とすケースがあることには留意が必要である．

有用性の検証が今後必要な段階ではあるが，米国内外の31の学会で支持されており，日本集中治療医学会や日本救急医学会を含む日本・アジアの学会でも支持されており，知らないと話が通じないので，診断基準を覚えておくことは大事である．

●ここがピットフォール
・血液培養が陽性でなくても敗血症．

●ここがポイント
・敗血症の定義が従来の「SIRS」を中心としたものから「臓器障害」を中心とした「qSOFA」へ改訂された．
・ICU外ではqSOFAを用い，ICU内ではSOFAスコアを用いて敗血症の診断を行う．
・敗血症＝感染症＋局所以外の症状＋臓器障害．
・敗血症性ショック＝感染症＋局所以外の症状＋臓器障害＋遷延する低血圧．

2. マネジメントの要点

急ぎの対応が求められる敗血症性ショックの治療は次のとおりである．

1 治療の要点

敗血症性ショックの治療の3つの柱は以下である.

① 蘇生

② 抗菌薬の投与

③ 感染巣のコントロール

マネジメントとしては上記3つの柱をすみやかに行うことが求められる. 具体的には以下のタイムマネジメントおよび方法で行う.

2 1時間以内に行うこと

sepsisは時間が命. sepsisだと思ったらemergencyとして, 時間単位で治療を行う. SSCG2018[5] では以下の項目を1時間以内に行うことが定められている.

①乳酸を測定する. 2 mmol/L以上であれば, 2〜4時間以内に再測定する.

②抗生物質投与前に血液培養を最低2セット採取.

③広域スペクトラムの静注抗生物質を投与.

④低血圧や乳酸4 mmol/L以上であれば, 30 mL/kgの晶質液をボーラスで開始し, 3時間以内で投与する. 膠質液は使用しない.

⑤蘇生での補液中または補液後に, 平均動脈圧 (MAP) が65 mmHg以上を保てるように昇圧薬を使用する.

※蘇生の完了は1時間以上かかってもよいが, 蘇生は直ちに開始する.

3 蘇生の達成目標

蘇生とは循環動態を安定させることである. SSCG2016では, 蘇生の目標は①MAP≧65 mmHg, ②乳酸の正常化となっている[1].

1) EGDT (early goal directed therapy)

EGDTとは敗血症性ショック治療の中心となる急性期循環管理プロトコールであり, 6時間以内に循環動態を改善させることを目標としている (図3). $ScvO_2$ は中心静脈血酸素飽和度であり, 酸素需給のバランスを示したもので正常値は70％前後である. 静脈血であるので全身組織から帰ってきた血液を表している. $ScvO_2$ が低下する要因は, 組織の酸素需要量が増加もしくは酸素供給量が低下したかのどちらかである. EGDTをEGDTたらしめる介入は, 輸液, 昇圧薬, 輸血およびドブタミンを用いて, $ScvO_2$ ≧70％または混合静脈血酸素飽和度 (SvO₂) ≧65％を達成することである.

2001年にRiversら[6] は単施設RCTを行い, 重症敗血症/敗血症性ショックの認知後6時間以内に達成すべきゴールを先述の $ScvO_2$ ≧70％と設定し, そのゴールを達成することで院内死亡率16％の絶対リスク減少を得たと報告した (介入群30.5％, 対照群46.5％). この研究がEGDTのもととなり, 敗血症性ショックの達成目標として使用されてきた.

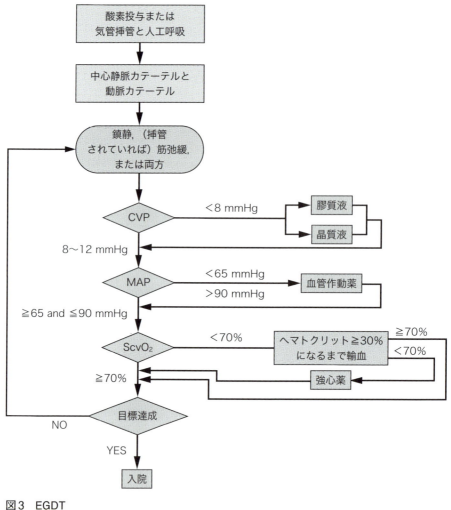

図3 EGDT
文献6より引用

● **EGDTにおいての6時間以内に達成すべき目標値**
①中心静脈圧（central venous pressure：CVP）8〜12 mmHg
②MAP ≧ 65 mmHg
③尿量 ≧ 0.5 mL/kg/時
④$ScvO_2$ ≧ 70％，またはSvO_2 ≧ 65％

2) EGDTの有用性

2014年および2015年に，EGDTの有用性を検討する3つの大規模RCTが相次いで発表された（ProCESS，ARISE，ProMISe[7〜9]，図4）．結果としては，EGDT群と主治医の判断に基づく治療を行った群で，死亡率は変わらないというものであった．これはEGDTが無効というよりも，EGDTの概念が浸透し，上記目標値①〜④にこだわらず代用できるものは代用し，治療することができるようになったからであり，EGDTは時代的役割を終えたともいえる．これらの研究を受けて，SSCG2016ではEGDTの推奨が削除された[1]．しかしSSCG2016では「（EGDTによる）有

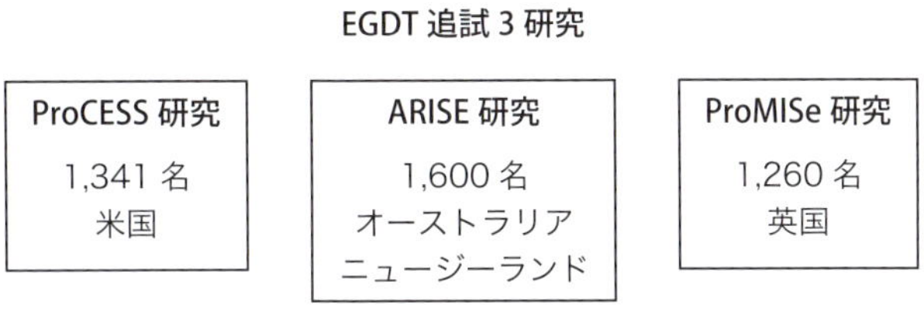

EGDT 追試 3 研究

ProCESS 研究	ARISE 研究	ProMISe 研究
1,341 名 米国	1,600 名 オーストラリア ニュージーランド	1,260 名 英国

図4　ProCESS, ARISE, ProMISe
それぞれの研究で対象となった人数と研究の行われた国名
を示す

害事象は報告されていないことから，EGDTの目標を用いることはいまだ安全であり，使用を考慮しても差し支えない」と記載されている．これは，日常的に敗血症の管理を行っていない医療者や経験が少ない医療者にとっては，EGDTがまだまだ有益だと考えうるコンセンサスがあることを示している．

●ここがポイント

・1時間以内に乳酸を測定して，血液培養などをとって抗生物質投与．必要によって補液と昇圧薬も．
・蘇生の目標はMAP ≧ 65 mmHgと乳酸値の正常化．

4 蘇生プロトコール

敗血症/敗血症性ショックでは**輸液と昇圧薬が蘇生の基本**となる．

1）輸液

敗血症/敗血症性ショック患者の初期治療において，心拍出量を増加させ，組織の低酸素（hypoxia）を改善させるために，輸液は最も重要である．

① 輸液は何を使えばいいの？

SSCG2016では，組織低灌流を伴う患者に対して，少なくとも30 mL/kgの晶質液の投与が推奨されている（強い推奨，低いエビデンスレベル）[1]．

② アルブミンは使える？

重症敗血症/敗血症性ショック患者において，血清アルブミン値3.0 g/dL以上を目標として，20 %アルブミン製剤を投与すると有効かどうかを調べたRCT[10]の結果，有効性を示さなかった．

現在のところは，敗血症においてアルブミンの有効性を示した研究はないため，その使用は慎重にならざるを得ない．

③ ヒドロキシエチルスターチ（HES）は使える？

大規模RCTにて死亡率の上昇[11]やAKIの増加[12]が指摘されており，SSCG2016でもHES（hydroxyethyl starch）を用いないよう推奨している（強い推奨，高いエビデンスレベル）[1]

2）輸液反応性の指標

輸液を行う最大の目的は，心拍出量を増加させることである．そのため，輸液反応性の指標で重要になるのは，**輸液により1回拍出量が増加するかどうかを予測できる**ということである．

輸液反応性の指標には，ある1点における圧情報または容量情報をみる**静的指標**と，おもに呼吸による圧情報または容量情報の経時的変化をみる**動的指標**がある（表4）．

表4　輸液反応性の指標

静的指標	・圧情報：中心静脈圧（CVP），肺毛細血管楔入圧（PCWP） ・容量情報：経肺熱希釈法（TPTD）による心臓拡張末期容量（GEDV） ・エコー：IVC 径，左室拡張末期容積，E/E'比
動的指標	・実際に輸液負荷をして，心拍出量をモニタリング（心拍出量のモニタリング方法としては，右心カテーテル，TPTD，心エコー） ・受動的下肢挙上（PLR） ・呼吸性変動による指標（SVV，SPV，PPV） ・エコーによる左室流出路の時間流速積分値（VTI）の呼吸性変動

＊動的指標にはEnd-Expiratory occlusion test（EEO試験）も知られるようになってきた.
PCWP（pulmonary capillary wedge pressure），TPTD（transpulmonary thermodilution technique），GEDV（global end-diastolic volume），SVV（stroke volume variation），SPV（systolic pressure variation），PPV（pulse pressure variation），VTI（velocity-time integral）EEO試験（end-expiratory occlusion test）
文献14，p144より引用

① 静的指標

　CVPは静的指標であり，輸液反応性の指標とならないという結果が出ており[13]，SSCG2016では，輸液反応性の指標として静的指標ではなく**動的指標を用いるよう推奨**されている[1]．絶対値だけで判断する**静的指標**よりも，治療前後のトレンドを含めて判断する**動的指標**の方が予測精度が高いとされており，有用である．

② 動的指標

　動的指標では，人工呼吸器管理中の1回拍出量の変化（SVV）や脈圧の変化（PPV）[15]，下肢挙上後の1回拍出量の変化（PLR，こちらは自発呼吸時も使用可能）[16] といった指標の有用性が報告されている．肺経由動脈熱希釈法（**TPTD**）を用いた管理も注目されている[17]．

　また，呼気終末で15秒間ポーズを行い心拍出量の変化を見るEEO試験も，簡便さと信頼度から，徐々に知られるようになってきた．

3）血管作動薬（カテコラミン）

① 血圧の目標とカテコラミン開始のタイミングは？

　十分な輸液を行っても血圧が上昇しない場合に血管作動薬（カテコラミン）を使用する．MAP 65 mmHgを目標として投与することが推奨されている（強い推奨，中等度のエビデンスレベル）[1]．

　敗血症性ショックの患者を対象に，MAPの目標を65〜70 mmHgにする群と，80〜85 mmHgにする群を比較したRCTのSEPSISPAMが行われた[18]．MAPが高め群と低め群の間で28日死亡率の差はなかった（36.6 % vs. 34 %，p = 0.57）．もともと高血圧の既往のある人だけをみると，高め群の方が腎代替療法を有する頻度が低くなった（31.7 % vs. 42.2 %，p = 0.046）．このことから，普段の血圧しだいでは，目標とする血圧は高めに設定した方がいい可能性がある．

　2017年11月までの成人敗血症性ショックのデータ解析[19] として，894例が抽出され，高い血圧管理（約75〜80 mmHg）は低い血圧管理（約60〜65 mmHg）と比較して28日死亡が高まる傾向が示された（OR：1.15，95 % CI：0.87〜1.52）．

　現時点では平均血圧65 mmHgをめざす血圧管理が推奨され，適時，カテコラミンを適切に減量していくことが必要である．

② ノルアドレナリン

　血管作動薬には種類があるが（表5），第一選択はノルアドレナリンが推奨されている（強い推奨，中等度のエビデンスレベル）[1]．

表5 血管作動薬のまとめ

薬	作用する受容体	治療量	BP	HR	CO	SVR
ノルアドレナリン	$\alpha > \beta_1 > \beta_2$	$0.01 \sim 1\,\gamma$	↑↑	→〜↓	→	↑↑
アドレナリン	$\beta_1 = \beta_2 > \alpha_1$	$0.01 \sim 0.3\,\gamma$	↑	↑	↑↑↑	↓
ドパミン（中等量）	$\beta_1 = \beta_2$	$2 \sim 5\,\gamma$	↑↑	↑	↑↑	→〜↓
ドパミン（高等量）	α	$5 \sim 20\,\gamma$	↑↑	↑↑	↑	↑↑
ドブタミン	$\beta_1 > \beta_2 > \alpha_1$	$2 \sim 15\,\gamma$	↓	↑	↑↑	↓
バソプレシン	V_1 受容体	$0.01 \sim 0.04\,U/分$	↑↑	→	→	↑↑
フェニレフリン	α_1	$40 \sim 60\,\mu g/分$	↑↑	↓	↓	↑

$\gamma：\mu g/kg/分$，BP：血圧，HR：脈拍，CO：心拍出量，SVR：体血管抵抗
文献22を参考に作成

③ ドパミン

心刺激作用と末梢血管収縮作用の両方が必要なときに用いられることが多いが，ノルアドレナリンと比較して催不整脈作用があることより[21, 22]，SSCG2016ではかなり限定された一部の患者（例えば頻脈性不整脈の危険性が低い患者や，絶対的または相対的徐脈の患者）に対してのみ，ノルアドレナリンの代替薬としてドパミンを投与することを提案している（弱い推奨，低いエビデンスレベル）[1]．

④ ドブタミン

強心薬であるドブタミンについては，十分な輸液負荷や昇圧薬の使用にもかかわらず，低灌流状態が持続していることが明らかな場合に考慮される（弱い推奨，低いエビデンスレベル）[1]．しかし，β_1刺激により心筋酸素需要を上げ，心筋虚血を誘発させる可能性もあり[23]，虚血リスクのある患者への使用は十分注意すべきである．

5 それでも血圧上がらなければ？

ノルアドレナリンを0.3γ以上を投与してもMAPの目標を達成できない場合には，バソプレシン，ステロイドやアドレナリンの追加を行う．

1）バソプレシン

バソプレシンは低血圧に反応するストレスホルモンであり，敗血症性ショックにおいてはバソプレシンが枯渇することが多く，低用量のバソプレシン投与によって血圧を上昇させることができ，ノルアドレナリンの使用量を減少させることができる[24, 25]．そのためノルアドレナリンに併用して，0.03 U/分を上限とする低用量バソプレシンの投与が行われる（弱い推奨，中等度のエビデンスレベル）[1]．

2）ステロイド

ショックが遷延する場合に，敗血症性ショックの患者において相対的副腎不全となる患者がいることから，ヒドロコルチゾン200 mg/日の投与を考慮する（弱い推奨，低いエビデンスレベル）[1]．

3）アドレナリン

アドレナリンは，強力なα受容体刺激とβ_1/β_2受容体刺激作用を有している．β_1受容体刺激によって心拍出量を増加させる．この作用は，他のカテコラミンと比較しても強い．そしてα_1受容体刺激によって末梢血管を収縮させる．

SSCG2016において，ノルアドレナリンに追加もしくは代用としてアドレナリンの投与を提案

表6 感染源コントロールの適応となる代表的疾患

感染源コントロールの手法	適応となる代表的疾患
感染性液体貯留のドレナージ	縦隔炎，膿胸，腹腔内膿瘍，急性胆管炎／胆嚢炎，腎膿瘍／気腫性腎盂腎炎，閉塞性腎盂腎炎，化膿性関節炎など
感染を伴う組織のデブリドマン	壊死性筋膜炎，感染性膵壊死など
感染源たるデバイスの抜去	カテーテル関連血流感染症，カテーテル関連尿路感染症など
持続的な汚染原因の除去・修復	穿孔性腹膜炎，重症 Clostridioides difficile * 感染症など

＊2016年に Clostridium difficile から変更
文献14, p146より引用

している（弱い推奨，低いエビデンス）[1].

アドレナリンの使用に際しては，その強いβ_1受容体刺激による心筋の酸素需要の増加，心室性不整脈の発症や，α_1受容体刺激による臓器虚血を考慮する必要がある．

4）フェニレフリン

純粋なα_1受容体刺激薬であり，末梢血管の収縮によって血圧を上昇させる．そのため，特に心収縮機能低下患者では，後負荷の増大により心拍出量が低下したり，その強い末梢血管収縮作用により臓器虚血を引き起こす可能性がある．敗血症におけるデータは限られるが[1]，ノルアドレナリンやアドレナリンによる頻脈性不整脈が問題となるときに考慮される[26].

6 抗菌薬

早期に適切な培養をとり，SSCG2016では1時間以内に適切な広域抗菌薬を投与することを推奨している（強い推奨，中等度のエビデンスレベル）[1, 27].

7 ソースコントロールの必要性を見極める

緊急の感染源コントロールが必要かどうかの解剖学的診断を可能な限り迅速に行い，診断がつきしだい，医学的・人的・物的な治療介入をすみやかに行う（best practice statement）[1].

閉鎖腔に感染巣があれば，ドレナージが必要なことが多い．膿瘍，総胆管結石による胆管炎，化膿性関節炎などである．感染巣がまだ液状でない場合はドレーン留置が困難で，外科的デブリドマンが必要である．中心静脈（CV）カテーテルや尿カテーテルなどの異物があれば，抜去が必要なことが多い（表6）.

8 その他の注意すべき事項

敗血症／敗血症性ショックは，感染臓器以外にも全身の管理が必要になる病態であり，血糖，栄養，予防などのマネジメントも重要となる．

1）血糖コントロール

2回の連続した血糖値＞180 mg/dLでインスリン開始（強い推奨，高いエビデンスレベル）[1].

2）栄養管理

必要最低限／低カロリー栄養か，早期の最大量経腸栄養のどちらかを行う（弱い推奨，中等度のエビデンスレベル）[1]．メタ解析では死亡率に変わりはなく，感染症は減少した（RR：0.55，CI：0.35～0.86）[28]

現時点ではSCCM/ASPEN，ESPEN，ESICMのいずれも，消化管障害がない重症症例に対して，ICU入室後血行動態が安定してから可能な限り早期（24～48時間以内）に経管栄養を開始することを推奨している[28, 29]．

3）予防

特別な禁忌がなければ，静脈血栓塞栓予防に抗凝固療法での予防を推奨する（強い推奨，中等度のエビデンスレベル）[1]．

敗血症あるいは敗血症性ショック患者が消化管出血のリスク因子をもっている場合は，ストレス潰瘍予防を推奨する（強い推奨，低いエビデンスレベル）[1]．

症例の続き

入院2日目にはノルアドレナリンが漸減できた．血液培養からはグラム陰性桿菌が2セット中2セットで陽性となった．入院3日目にはノルアドレナリンが中止でき，入院4日目にはバソプレシン，ステロイドともに中止した．ICUを退室し，入院15日目で退院となった．

●処方例

ノルアドレナリン
- 希釈例：5 mg/5 mL＋生食45 mL
- 投与量：体重50 kgであれば，2 mL/時（約0.05 γ）で開始し，0.01～1 γで調節

ドパミン
- 製剤：塩酸ドパミン注キット600（600 mg/200 mL）
- 投与量：体重50 kgであれば，1 mL/時＝1 γとなり，3～5 mL/時（3～5 γ）から開始し，1～20 γで調節

ドブタミン
- ドブトレックス®（1A：100 mg/5 mL）
- ドブトレックス®キット（200 mg/200 mL，600 mg/200 mL）
- 投与量：体重50 kgであれば，600 mg/200 mLのキットで1 mL/時＝1 γとなる．低用量（0.5～2 γ）から開始し，徐々に増量．2～15 γで調節

バソプレシン
- 希釈例：ピトレシン®1A＝1 mL＝20 U．3A＋5％グルコース47 mL．60単位/50 mLにする
- 投与量：1.5 mL/時（0.03単位/分）から開始し，0.01～0.04単位/分で調節

ヒドロコルチゾン（サクシゾン®）
- 希釈例：100 mg 2Vを生食に希釈して200 mg/50 mLとする．
- 投与量：持続静注投与（2 mL/時）．間欠的投与（50 mg/生食100 mL 6時間ごと）も可．

アドレナリン（ボスミン®）
- 希釈例：アドレナリン5 mg（5 mL）＋生食45 mL
- 投与量：0.01～0.3 γ＝0.3～9 mL/時（50 kg）で調節

フェニレフリン（ネオシネジン）
- 希釈例：フェニレフリン5 mg/mLを5％ブドウ糖に希釈して1 mg/100 mLとする．
- 投与量：2 mL/時＝0.03 γ（50 kg）より開始し，2～20 mL/時（0.03～0.3 γ）で調節

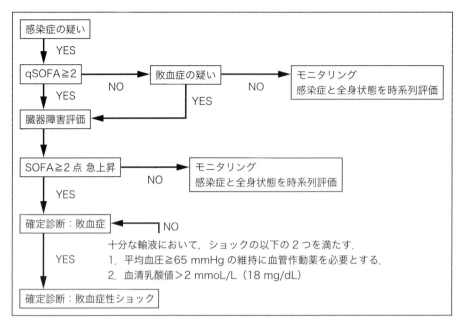

図5　敗血症と敗血症性ショックの診断の流れ
感染症の可能性がある場合，直ちにqSOFAスコアの3項目として，①意識変容，②呼吸数≧22回/分，③収縮期血圧≦100 mmHgを評価する．qSOFA≧2項目では，臓器障害の評価として血液・生化学検査，動脈血ガス分析，血液培養検査，画像検索などを追加し，SOFAスコアを評価して，総SOFAスコア≧2点の急上昇により敗血症の確定診断とする．敗血症と評価できない状況においては，感染症と全身状態の時系列評価をくり返し，qSOFAをモニタリングする．輸液や血管作動薬で平均血圧≧65 mmHgを維持し，血清乳酸値＜2 mmol/L（18 mg/dL）を目標とする．qSOFA≧2項目では，集中治療管理を念頭におく．
文献35より転載

3. 入院から退院までにいつ・何をすべきか

図5，6，表7に敗血症の入院から退院までにいつ，何をすべきかをまとめた．

おわりに

　敗血症の定義や診断基準の変遷，マネジメントについて解説した．敗血症は全身管理が求められ，マネジメントが困難な場合もあるが，commonかつcriticalな疾患であり，どの診療科に進んでもかかわる可能性がある．その診断やマネジメントへの習熟が期待される．

文献・参考文献

1) Rhodes A, et al：Surviving Sepsis Campaign：International Guidelines for Management of Sepsis and Septic Shock：2016. Intensive Care Med, 43：304-377, 2017
2) 日本救急医学会Sepsis Registry特別委員会：日本救急医学会Sepsis Registry 特別委員会報告Severe sepsis 疫学データ解析結果．日救急医会誌，24：270-277，2013
3) Singer M, et al：The Third International Consensus Definitions for Sepsis and Septic Shock（Sepsis-3）．JAMA, 315：801-810, 2016
4) Center for Resuscitation Science：Quick Sequential Organ Failure Assessment and Systemic Inflammatory

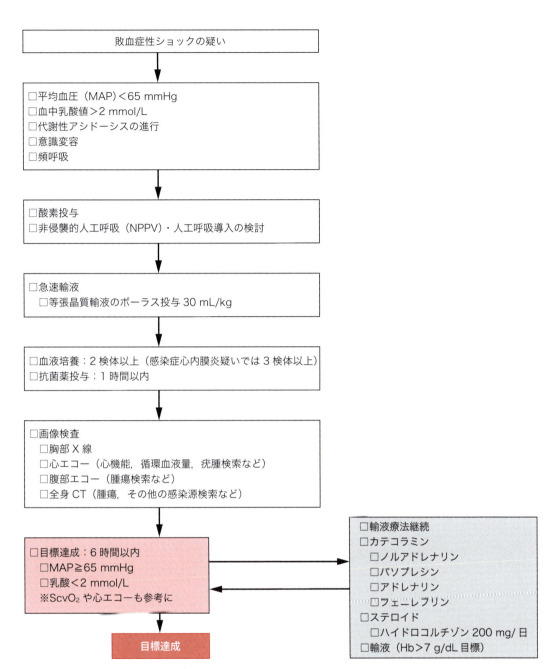

図6 敗血症性ショックのマネジメントの流れ
NPPV：non-invasive positive pressure ventilation
文献36，p188より引用

表7　敗血症入院診療まとめ

入院初日1時間以内にすること	□乳酸を測定する．2 mmol/L以上であれば，2〜4時間以内に再測定する □抗生物質投与前に血液培養を最低2セット採取 □広域スペクトラムの静注抗生物質を投与 □低血圧や乳酸4 mmol/L以上であれば，30 mL/kgの晶質液をボーラスで開始する □蘇生での補液中または補液後に，平均動脈圧が65 mmHg以上を保てるように昇圧薬を使用する
入院初日6時間以内に評価・達成すること	□画像評価 □ステロイド，バソプレシン，ドブタミンの追加検討 □ソースコントロール □達成目標はMAP≧65 mmHgと乳酸＜2 mmol/L
入院翌日以降に評価すること	□カテコラミンの漸減，終了 □ステロイド，バソプレシンの漸減，終了 □培養結果の確認および抗生物質のde-escalation □栄養開始（ICU入室後血行動態が安定した段階で） □血糖管理 □予防
退院までに確認すること	□感染源に合わせた抗生物質治療期間の完遂（例：菌血症であれば2週間） □リハビリによるADL回復（カテコラミンが減量できた段階での早期のリハビリ開始）

Response Syndrome Criteria as Predictors of Critical Care Intervention Among Patients With Suspected Infection. Crit Care Med, 45：1813-1819, 2017

5) Levy MM, et al：The Surviving Sepsis Campaign Bundle：2018 update. Intensive Care Med, 44：925-928, 2018

6) Early Goal-Directed Therapy Collaborative Group：Early goal-directed therapy in the treatment of severe sepsis and septic shock. N Engl J Med, 345：1368-1377, 2001

7) ProCESS Investigators：A randomized trial of protocol-based care for early septic shock. N Engl J Med, 370：1683-1693, 2014

8) ANZICS Clinical Trials Group：Goal-directed resuscitation for patients with early septic shock. N Engl J Med, 371：1496-1506, 2014

9) ProMISe Trial Investigators：Trial of early, goal-directed resuscitation for septic shock. N Engl J Med, 372：1301-1311, 2015

10) ALBIOS Study Investigators：Albumin replacement in patients with severe sepsis or septic shock. N Engl J Med, 370：1412-1421, 2014

11) Scandinavian Critical Care Trials Group：Hydroxyethyl starch 130/0.42 versus Ringer's acetate in severe sepsis. N Engl J Med, 367：124-134, 2012

12) Australian and New Zealand Intensive Care Society Clinical Trials Group：Hydroxyethyl starch or saline for fluid resuscitation in intensive care. N Engl J Med, 367：1901-1911, 2012

13) Marik PE & Cavallazzi R：Does the central venous pressure predict fluid responsiveness? An updated meta-analysis and a plea for some common sense. Crit Care Med, 41：1774-1781, 2013

14)「重症患者管理マニュアル」（平岡栄治，他／編）：メディカル・サイエンス・インターナショナル，2018

15) Marik PE, et al：Dynamic changes in arterial waveform derived variables and fluid responsiveness in mechanically ventilated patients：a systematic review of the literature. Crit Care Med, 37：2642-2647, 2009

16) Cavallaro F, et al：Diagnostic accuracy of passive leg raising for prediction of fluid responsiveness in adults：systematic review and meta-analysis of clinical studies. Intensive Care Med, 36：1475-1483, 2010

17) Michard F, et al：Global end-diastolic volume as an indicator of cardiac preload in patients with septic shock. Chest, 124：1900-1908, 2003

18) SEPSISPAM Investigators：High versus low blood-pressure target in patients with septic shock. N Engl J Med, 370：1583-1593, 2014

19) Lamontagne F, et al：Pooled analysis of higher versus lower blood pressure targets for vasopressor therapy septic and vasodilatory shock. Intensive Care Med, 44：12-21, 2018

20) De Backer D, et al：Effects of dopamine, norepinephrine, and epinephrine on the splanchnic circulation in septic shock：which is best? Crit Care Med, 31：1659-1667, 2003

21) De Backer D, et al：Dopamine versus norepinephrine in the treatment of septic shock：a meta-analysis＊.

Crit Care Med, 40：725-730, 2012

22) Nativi-Nicolau J, et al：Pharmacologic therapies for acute cardiogenic shock. Curr Opin Cardiol, 29：250-257, 2014

23) Vincent JL & De Backer D：Circulatory shock. N Engl J Med, 369：1726-1734, 2013

24) Russell JA：Bench-to-bedside review：Vasopressin in the management of septic shock. Crit Care, 15：226, 2011

25) VASST Investigators：Vasopressin versus norepinephrine infusion in patients with septic shock. N Engl J Med, 358：877-887, 2008

26) Dellinger RP, et al：A users' guide to the 2016 Surviving Sepsis Guidelines. Intensive Care Med, 43：299-303, 2017

27) Kumar A, et al：Duration of hypotension before initiation of effective antimicrobial therapy is the critical determinant of survival in human septic shock. Crit Care Med, 34：1589-1596, 2006

28) ESICM Working Group on Gastrointestinal Function：Early enteral nutrition in critically ill patients：ESICM clinical practice guidelines. Intensive Care Med, 43：380-398, 2017

29) Society of Critical Care Medicine：Guidelines for the Provision and Assessment of Nutrition Support Therapy in the Adult Critically Ill Patient：Society of Critical Care Medicine（SCCM）and American Society for Parenteral and Enteral Nutrition（A.S.P.E.N.）. JPEN J Parenter Enteral Nutr, 33：277-316, 2009

30) Bersin RM & Arieff AI：Primary lactic alkalosis. Am J Med, 85：867-871, 1988

31) Campbell CH：The severe lacticacidosis of thiamine deficiency：acute pernicious or fulminating beriberi. Lancet, 2：446-449, 1984

32) Fink MP：Cytopathic hypoxia. Mitochondrial dysfunction as mechanism contributing to organ dysfunction in sepsis. Crit Care Clin, 17：219-237, 2001

33) Curtis SE & Cain SM：Regional and systemic oxygen delivery/uptake relations and lactate flux in hyperdynamic, endotoxin-treated dogs. Am Rev Respir Dis, 145：348-354, 1992

34) ATHOS-3 Investigators：Angiotensin II for the Treatment of Vasodilatory Shock. N Engl J Med, 377：419-430, 2017

35) 西田 修, 他：日本版敗血症診療ガイドライン 2016 The Japanese Clinical Practice Guidelines for Management of Sepsis and Septic Shock 2016（J-SSCG2016）CQ1：定義と診断. 日救急医会誌, 28／日集中医誌, 24：S13-S25, 2017

36)「ER・ICU 100 のスタンダード」（志馬伸朗/編著）, 中外医学社, 2017

37) Churpek MM, et al：Incidence and Prognostic Value of the Systemic Inflammatory Response Syndrome and Organ Dysfunctions in Ward Patients. Am J Respir Crit Care Med, 192：958-964, 2015

38) Kaukonen KM, et al：Systemic inflammatory response syndrome criteria in defining severe sepsis. N Engl J Med, 372：1629-1638, 2015

39) Weiss M, et al：Different patient case mix by applying the 2003 SCCM/ESICM/ACCP/ATS/SIS sepsis definitions Instead of the 1992 ACCP/SCCM sepsis definitions in surgical patients：a retrospective observational study. BMC Med Inform Decis Mak, 9：25, 2009

40) PRISM Investigators：Early, Goal-Directed Therapy for Septic Shock - A Patient-Level Meta-Analysis. N Engl J Med, 376：2223-2234, 2017

プロフィール

森川大樹（Daiki Morikawa）
聖マリアンナ医科大学病院救急集中治療部
総合内科の後期研修, フェロー後に, 大学病院での三次を含めた救急診療および集中治療を行っています. また, 救急, 総合内科, 集中治療と総合的な患者管理も行っています. 敗血症はどの分野でもかかわる病態なので, どの診療科に進むにしろ, しっかり理解することが求められ, 本項がその一助になればと思います.

第2章 ホスピタリストのための主要疾患マネジメント

4. 市中肺炎

堀内正夫

Point

- 患者背景，重症度，グラム染色も含めた所見から初期治療と disposition
- 肺炎に特異的な初見（下気道症状，呼吸数，酸素化，グラム染色）に基づき経過観察し，de-escalation を行う
- 退院前にアルコール，禁煙，歯科受診を指導し，アドバンス・ケア・プランニングを話し合う

はじめに

本項では市中肺炎（community-acquired pneumonia：CAP）の入院診療の流れを示す（図1）．示すにあたり Infectious Diseases Society of America/American Thoracic Society の CAP ガイドライン（IDSA/ATS-GL2007）を参照した[2]．

1. 市中肺炎（IDSA/ATS ガイドライン）

2005年のHAP/VAP/HCAPガイドラインでは，院内肺炎（hospital-acquired pneumonia：HAP），人工呼吸器関連肺炎（ventilator-associated pneumonia：VAP），医療関連肺炎（healthcare-associated pneumonia：HCAP）でない肺炎をCAPとする[3]（表1）．2016年のHAP/VAPのガイドライン（IDSA/ATS-GL2016）[4]ではHCAPが含まれず，今後に定義が変わる可能性がある[3]．HCAPの治療では場合によりMRSA，緑膿菌をカバーするのでHCAPかどうか吟味が必要である．

2. CAPの原因菌

CAPの原因菌は，定型肺炎で*Streptococcus pneumoniae*, *Haemophilus influenzae*, *Moraxella catarrhalis* となる[5]．非定型肺炎では主に *Mycoplasma pneumoniae*（マイコプラズマ肺炎）と *Chlamydophila pneumoniae*（クラミドフィラ肺炎）がある[5]．*Legionella pneumophila*（レジオネラ肺炎）は非定型肺炎と別に扱う．

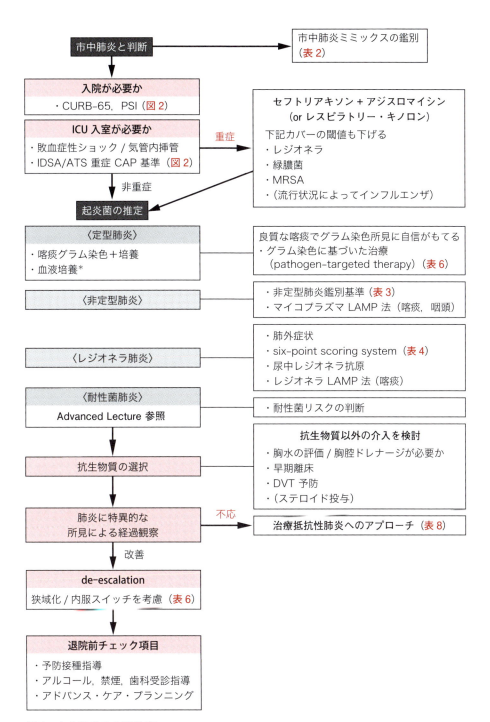

図1 市中肺炎の入院診療

MRSA：methicillin-resistant Staphylococcus aureus（メチシリン耐性黄色ブドウ球菌），LAMP：loop-mediated isothermal amplification，DVT：deep venous thrombosis（深部静脈血栓症），PSI：pneumonia severity index.
＊免疫正常者の非重症市中肺炎で血液培養が必要かは議論がある[1]

表1　HAP，VAP，HCAP，CAPの定義（ATS/IDSA-GL2005）

HAP	入院後48時間以上経ってから発症した肺炎
VAP	気管内挿管から48時間以上経ってから発症した肺炎
HCAP	下記のいずれかがあてはまる肺炎 ・発症前90日以内に急性期病院での2日以上の入院歴がある ・介護施設や長期療養施設に居住している ・発症前30日以内に静注抗生物質・化学療法・創部処置を受けている ・血液透析患者
CAP	上記を満たさない市中発症の肺炎

文献3を参考に作成

表2　CAPミミックスの分類

胸部X線で異常あり	感染性 ・膿胸 ・感染性肺塞栓 ・敗血症によるARDS ・肺結核，結核性胸膜炎 ・ニューモシスチス肺炎*
	非感染性 ・心不全 ・誤嚥性肺臓炎 ・特発性肺線維症の増悪（感染合併もありうる） ・急性や慢性好酸球性肺炎 ・過敏性肺臓炎 ・薬剤性肺障害 ・血管炎や膠原病による肺病変，肺胞出血 ・肺胞蛋白症 ・放射線性肺臓炎 ・原発性および転移性肺癌（閉塞性肺炎による感染も含む）
胸部X線で異常なし	感染性 ・急性気管支炎 ・インフルエンザ ・百日咳
	非感染性 ・COPD増悪（感染合併もありうる） ・喘息発作（感染合併もありうる） ・肺塞栓

ARDS：acute respiratory distress syndrome（急性呼吸促迫症候群），COPD：chronic obstructive pulmonary disease（慢性閉塞性肺疾患）
＊ HIV未診断患者が日和見感染で受診する「いきなりAIDS」のニューモシスチス肺炎（pneumocystis pneumonia：PCP）を忘れない．HIV患者のPCPは胸部X線陰性だがCT陽性のパターンがあり，X線のみで否定しない[10]．
文献6～9を参考に作成

3. CAPミミックスの鑑別

鑑別診断（CAPミミックス）を検討する[6~9]（表2）．その際，結核は必ず考慮する．

表3 レジオネラ肺炎を除く非定型肺炎の鑑別項目，呼吸音，診断方法

鑑別項目[20]	呼吸音の特徴[21]
・年齢60歳未満	・定型肺炎：pan-inspiratory crackles
・基礎疾患がない，あるいは軽微	・非定型肺炎：late-inspiratory crackles
・頑固な咳がある	血清抗体
・胸部聴診上所見が乏しい	・ペア血清：急性期に結果出ず[23]
・痰がない，もしくは迅速診断法で原因菌不明	・シングル血清：偽陽性，偽陰性多い[24,25]
・白血球数＜10,000/μL	マイコプラズマLAMP法
上記6項目中4つを満たせば感度77.0％，特異度93.0％[24]	・小児CAP：感度78.4％，特異度97.3％[26]（咽頭より喀痰検体がよい[27]）

表4 レジオネラ肺炎のsix-point scoring system，肺外症状，検査

six-point scoring system[31]	レジオネラらしい肺外症状[28]
・乾性咳嗽	・比較的徐脈
・体温＞39.4℃	・下痢（マイコプラズマでもあり）
・血小板数＜17.1万/μL	・頭痛，意識障害
・血清Na＜133 mEq/L	・低ナトリウム血症
・LDH＞225 U/L	・低リン血症
・CRP＞18.7 mg/dL	・軽度肝逸脱酵素上昇
各項目1点として合計し，レジオネラ肺炎の確率を推測	・CK上昇
・0～1点：3％	・フェリチン2倍以上の上昇
・＞4点：66％	・顕微鏡的血尿
尿中レジオネラ抗原（血清型1のみ検出）[29]	レジオネラらしくない肺外症状[28]
・感度74％，特異度99.1％	・上気道症状
喀痰レジオネラLAMP法[30]	・皮疹
・感度91％，特異度100％	・塞栓症状

4. 重症度判定とdisposition（入院先）

30日間死亡率を予測したCURB-65[11]（表3）やPSIにより入院を考慮する[2]．重症CAP基準（表4）からICU入室を検討する[2]（図2）．

5. 画像検査

呼吸困難，頻呼吸，頻脈，呼吸音減弱，cracklesなどから肺炎が疑われれば，胸部X線を撮影する[12]．高齢者では症状が出にくく，「いつもと違う，元気がない，食欲がない」と非特異的なことがある．胸部X線結果が明確でないなら単純CTを考慮するが[14]，CTを撮らずに肺炎として治療を開始し2～3日後の胸部X線フォローも場合によっては検討される[2]．

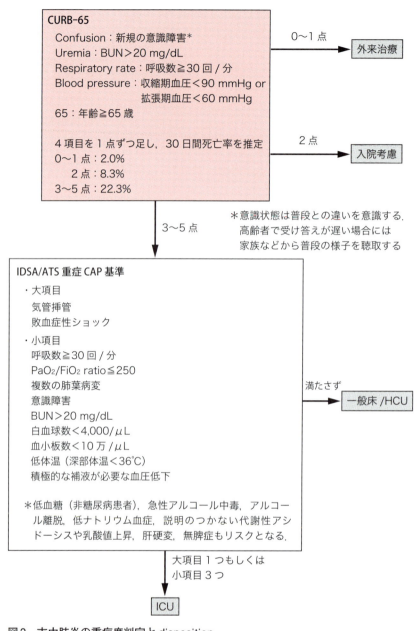

図2 市中肺炎の重症度判定と disposition
文献2, 11を参考に作成

6. 原因菌の推定と治療

1 喀痰グラム染色・培養

培養は抗生物質投与前に採取する[2]．質の高い膿性の喀痰を得る努力をし，できる限り早く培養を開始する[2]．質の高い喀痰〔上皮細胞＜10/低倍率視野（low power field）かつ多核好中球＞10/油浸した高倍率視野（oil immersion filed）〕であればグラム染色は原因菌同定に有用である（感度60〜70％，特異度90％以上）[15]．培養結果が真に原因菌かはグラム染色も含めて判断する[2]．

表5　入院する CAP のエンピリック治療

		抗生物質（腎機能正常としての用量）
非ICU症例		セフトリアキソン（ロセフィン®）1〜2 g 24 時間ごと 点滴
	非定型肺炎疑い	① or ②にセフトリアキソン併用を考慮 ①アジスロマイシン（ジスロマック®） 　1回 500 mg 1日1回 内服 3 日間 or 点滴 ②ミノサイクリン（ミノマイシン®） 　1回 100 mg 12 時間ごと 点滴
ICU症例		①＋②を併用* ①セフトリアキソン（ロセフィン®） 　1〜2 g 24 時間毎 点滴 ②アジスロマイシン（ジスロマック®） 　1回 500 mg 1日1回 内服 or 点滴 　＊レジオネラ肺炎や耐性菌カバーの閾値も下げる
		レジオネラ肺炎疑い①＋③ or ④を併用 ③シプロフロキサシン（シプロキサン®） 　400 mg 12 時間ごと 点滴 ④レボフロキサシン（クラビット®） 　500〜750 mg 24 時間ごと 点滴 　（アジスロマイシンも代替薬）

❷ 血液培養について

　IDS/ATS-GL2007 は ICU 入室，アルコール依存，慢性肝疾患，無脾症，白血球減少，胸水のある症例，尿中肺炎球菌抗原陽性例では血液培養が必要としている[2]．British Thoracic Society（BTS）ガイドラインでは中等症以上の全例で提出する[16]．

❸ 尿中肺炎球菌抗原検査

　重症例や複雑な背景の症例では尿中肺炎球菌抗原を提出する[2]．

❹ 非定形肺炎の診断

　非定型肺炎は軽症例が多く，自然治癒（self-limiting）な場合がある[17]．緩徐な発症で家族内発症歴や乾性咳嗽を認め，画像所見に比して呼吸音の異常が少ない[17〜19]．耳痛や咽頭痛，頭痛や皮疹，下痢といった肺外症状がある[19]．また，日本呼吸器学会（JRS）による鑑別項目がある[20]（表3）．検査としては LAMP 法が有用かもしれない[2]．

❺ レジオネラ肺炎の診断

　レジオネラ肺炎は死亡率の高い重症 CAP になりやすい[28]．重症肺炎のエンピリック治療（empiric therapy）にはレジオネラ肺炎も対象に入れる．**診断には肺外症状が参考になり，比較的徐脈が最重要と報告される**（表5）[19]．尿中レジオネラ抗原は特に重症例で推奨されるが[2]，血清型1以外の *Legionella pneumophila* は検出せず，ルールアウトには使えない．喀痰 LAMP 法はより網羅的に *Legionella* spp. を対象とする[30]．臨床所見からのレジオネラ肺炎の予測法として six-point scoring system があり，国内外で高い診断能を報告されている[31〜33]（表4）．しかし，血清型1以外の *Legionella* spp. では感度が下がる報告もある[34]．特に重症肺炎の場合，尿中抗原が陰性でも six-point score が低くても，レジオネラ肺炎を治療の対象から外さない．

●**ここがポイント**

重症肺炎の場合，尿中抗原が陰性でも，肺炎双球菌とレジオネラははずしてはいけない．

6 インフルエンザに関連した肺炎

　1次性（ウイルス），2次性（細菌），混合性（ウイルスおよび細菌），限局性（ウイルス）に分類する[35]．MRSAも含めた *Staphylococcus aureus* が起炎菌となる場合がある．

7. 抗生物質の選択と適切な経過観察

1 エンピリック治療

　IDSA/ATS–GL2007では非ICU症例にレスピラトリー・キノロン（FQ）単剤やβラクタム（βL）とマクロライド（ML）併用，ICU症例であればβL＋ML or FQ併用が推奨される[2]（**表5**）．欧州のガイドラインでは非ICU症例でのML併用はオプショナルで[36]，必須ではないと筆者も考える[37]．重症CAPにおける併用療法の予後改善効果（つまりレジオネラ肺炎）を示すRCTもあり[38]，重症度から判断する．ICU症例や不安定な状態の患者では，*Legionella pneumophila* や，少しでも可能性があればHCAPの原因菌（MRSA，緑膿菌など）カバーの閾値も下げる．初回抗生物質は救急外来にいる間に投与する[2]．敗血症では1時間以内に投与する[39]．

●**ここがポイント**

重症肺炎の場合，死亡率低下のために
1. 尿中抗原が陰性でも，肺炎双球菌とレジオネラははずしてはいけない
2. HCAPの可能性が少しでもあれば，緑膿菌とMRSAをカバーする．
3. 1時間以内に抗菌薬を開始．

2 グラム染色に基づいた治療

　国内の研究では，良質な喀痰のグラム染色結果に基づいた治療（**表6**）とエンピリック治療を比較し，前者のアウトカムは劣らず，薬剤副作用や入院期間に優れていた[15]．海外でも似た報告がある[40]．

●**ここがピットフォール**

グラム染色は抗菌薬選定に重要！ただし，これに時間がかかりすぎ初回抗菌薬が遅れてはならない．

3 肺炎に特異的な項目による適切な経過観察

　治療から3〜7日で安定する．2日間で心拍数≦100回/分となり，3日間で呼吸数≦24回/分，経皮的酸素飽和度（SpO_2）≧90％，体温≦37.2℃となる[43]．咳，痰の量や回数，呼吸数，酸素化，血液ガス，食事量，喀痰グラム染色での菌体や白血球数をフォローし，体温，末梢血白血球数，CRPのみで評価しない[41]．治療から2週後も患者の胸部X線の異常陰影が残ることがあるが，

表6 グラム染色に基づいた治療とde-escalation/内服スイッチの処方

喀痰グラム染色	解釈	抗生物質（腎機能正常としての用量）
ランセット状の グラム陽性双球菌	*S. pneumoniae* *	**グラム染色に基づいた治療** ①ベンジルペニシリン（ペニシリンG） 　200万単位 4時間ごと 点滴 ②アンピシリン（ビクシリン®）1〜2g 6時間ごと 点滴 **de-escalation/内服スイッチ** アモキシシリン（サワシリン®）1回 500〜1,000mg 1日3〜4回
小さめの グラム陰性球桿菌	*H. influenzae* **	**グラム染色に基づいた治療** セフトリアキソン（ロセフィン®）1〜2g 24時間ごと 点滴 **de-escalation/内服スイッチ** BLNAS（βラクタマーゼ陰性アンピシリン感受性） 　①アンピシリン（ビクシリン®）1〜2g 6時間ごと 点滴 　②アモキシシリン（サワシリン®）1回 500〜1,000mg 1日3〜4回 BLPAR（βラクタマーゼ陽性アンピシリン耐性） 　①アンピシリン・スルバクタム（ユナシン®）1.5〜3.0g 6時間ごと 　　点滴 　②アモキシリリン・クラブラン酸（オーグメンチン1錠＋サワシリン®1 　　錠）1回 500mg/125mg 1日3回 内服 BLNAR（βラクタマーゼ陰性アンピシリン耐性） 　①セフトリアキソン（ロセフィン®）1〜2g 24時間ごと 点滴 　②レボフロサシン（クラビット®）1回 500mg 1日1回 内服 　③ドキシサイクリン（ビブラマイシン®）1回 100mg 1日2回 内服
グラム陰性双球菌	*M. catarrhalis*	**グラム染色に基づいた治療** アンピシリン・スルバクタム（ユナシン®）1.5〜3.0g 6時間ごと 点滴 **de-escalation/内服スイッチ** アモキシリリン・クラブラン酸（オーグメンチン1錠＋サワシリン®1 錠）1回 500mg/125mg 1日3回
良質な喀痰に かかわらず 菌体がいない	非定型肺炎や レジオネラ肺炎, ウイルス	エンピリック治療
喀痰の質が悪く 判断困難や, グラム染色が すぐに行えない		エンピリック治療

＊ *S.pneumoniae*：PSSP（ペニシリン感受性：MIC ≦ 2 μg/mL）として.
　2017年の国内の外来検体の集計では，髄液検体以外の肺炎球菌でPRSP（ペニシリン耐性：MIC ≧ 8 μg/mL）は0.2％
　のみ，PISP も 1.0％のみ.
　メロペネムは4％耐性[42].
＊＊ *H.influenzae*：2017年にはアンピシリン・スルバクタム耐性が36.2％[42]
文献15，41を参考に作成

経過良好なら急性期の画像フォローは不要である[44].

4 de-escalation（狭域化/内服スイッチ）と治療期間

　状態安定（表7）があればde-escalation する（表6）.治療期間は最低5日間，安定から48〜
72時間までとする[2].初期治療が原因菌に有効でない場合や[2]，経過や原因菌（ブドウ糖非発酵
菌や黄色ブドウ球菌）によっては延長を考慮する[2].レジオネラ肺炎は10〜14日間だが，経過
で延長する[41].

第2章 ホスピタリストのための主要疾患マネジメント

表7 市中肺炎の状態安定の基準

- 体温＜37.8℃
- 心拍数≦100回/分
- 呼吸数≦24回/分
- 収縮期血圧≧90 mmHg
- 動脈中酸素飽和度≧90%（室内気），またはPaO₂≧60 mmHg（室内気）
- 経口摂取良好
- 意識清明

文献2より引用

表8 治療抵抗性肺炎の鑑別とアプローチ

鑑別	アプローチ
経過観察に関連した問題 胸部X線やCRPがすぐに改善しない	肺炎に特異的な項目を見直す
抗生物質に関連した問題 ①カバーが不十分 ②用量が不十分 ③薬剤熱	①培養結果を見直す ②十分量を使う ③抗生物質の変更もしくは終了
病巣の問題 ①ドレナージが必要な胸水（膿胸も含む） ②肺炎の膿瘍化 ③腫瘍などによる閉塞性肺炎	①画像再評価および胸腔穿刺 ②，③画像再評価（造影CT）
診断の問題 CAPではなかった	表2参照
その他の問題 ① *Clostridioides difficile* 感染症，偽痛風， 　ライン感染，褥瘡感染，カテーテル関連UTI ②肺塞栓の発症，心不全の増悪	適宜対応

UTI：urinary tract infection（尿路感染症）.
文献43を参考に作成

●ここがポイント

原因菌が不明の場合，広域抗生物質を開始しても，特に良質な喀痰で耐性菌が培養されなければCAPのエンピリック治療へのde-escalationを考慮できる[2, 45].

8. 治療抵抗性肺炎へのアプローチ

経過不良ならば**治療抵抗性肺炎**として捉え直す（表8）.

9. 退院までにすべきこと

65歳以上ではインフルエンザ，肺炎球菌（PCV13，PPSV23）[2] ワクチンと，60歳以上では帯

表9　市中肺炎入院診療まとめ

入院初日に評価すること	□入院が必要か（CURB-65） □ICU入室が必要か（IDSA/ATS重症CAP基準） □CAPミミックスの鑑別（特に肺結核） □喀痰培養，グラム染色 □血液培養（全例では必要ないかもしれない） □レジオネラ肺炎の鑑別（肺外症状，重症度，six-point scoring system） □尿中レジオネラ抗原 □喀痰レジオネラLAMP法（疑い時） □非定型肺炎の鑑別（肺外症状，接触歴，JRS鑑別項目） □喀痰/咽頭マイコプラズマLAMP法（疑い時） □耐性菌リスクの推定 □インフルエンザ迅速検査（流行期）
抗生物質の選択肢	□喀痰グラム染色結果が確定的でない 　→エンピリック治療（例：セフトリアキソン） □喀痰グラム染色結果に自信あり 　→グラム染色に基づいた治療 □レジオネラ尿中抗原が陽性 or 陰性でもレジオネラ肺炎疑い 　→FQ投与 □非定型肺炎を疑う→アジスロマイシン投与 □耐性菌リスクが高い→緑膿菌 and/or MRSAカバー □重症例→βL＋ML併用療法 　（レジオネラや耐性菌カバーの閾値を下げる）
抗生物質以外の治療介入	□ドレナージが必要な胸水はあるか？[49] □最初の24時間で20分以上離床する早期離床（BTS：推奨A⁻）[16, 50] □全例で深部静脈血栓症予防を検討[51] □重症ならばステロイド投与も検討（JRS：弱い推奨）[20, 52]
治療開始後に評価すること	□適切な経過観察（呼吸困難，呼吸数，咳，痰の量や回数， 　酸素化，血液ガス，喀痰グラム染色での菌体や白血球数，食事量）
経過良好であれば行うこと	□原因菌同定後にde-escalation（狭域化/内服スイッチ）
経過不良であれば評価すること	□抗生物質治療は適切か？ □CAPミミックスは考慮できるか？ □ドレナージは必要か？ □肺炎以外の病態合併か？
退院までに確認すること	□予防接種指導（インフルエンザ，肺炎球菌，帯状疱疹） □アルコール，禁煙，歯科受診指導 □約6週後の胸部X線フォロー（50歳以上，喫煙歴） □アドバンス・ケア・プランニング（退院後外来でも可）

状疱疹予防[46]の水痘ワクチンを勧める（組換えワクチンも発売予定[47]）．さらに，禁煙[2]，アルコール，定期的歯科受診[48]も指導する．特に高齢患者では退院前に経過を振り返りつつアドバンス・ケア・プランニングを話し合う．約6週後に胸部X線を考慮する（喫煙歴や50歳以上など肺癌高リスク患者）[16]．

10. 入院から退院までにいつ・何をすべきか

入院から退院の流れを表9に示した．

Advanced Lecture

■ 耐性菌リスクの推定とHCAPの概念の今後

　従来のHCAPの定義を満たす肺炎への広域抗生物質の過剰使用が指摘され[6]，最新のHAP/VAPガイドラインであるIDSA/ATS-GL2016ではHCAPの扱いが外された[4]．次のCAPガイドライン改定で耐性菌リスクの高いCAPについて新たな推奨がされるかもしれない[4]．耐性グラム陰性桿菌は免疫不全，臥床生活，最近の入院歴，複数回の抗生物質投与歴，経管栄養，胃酸抑制薬といった因子が複数そろうと高リスクとなる[6]．慢性肺疾患や好中球減少もリスクである[6, 53]．MRSAでは過去の培養歴，維持血液透析，心不全も特異的リスク因子となる[53]．実際はリスク，重症度を考慮し，グラム染色を参考とする．

文献・参考文献

1) Campbell SG, et al：The contribution of blood cultures to the clinical management of adult patients admitted to the hospital with community-acquired pneumonia：a prospective observational study. Chest, 123：1142-1150, 2003

2) American Thoracic Society：Infectious Diseases Society of America/American Thoracic Society consensus guidelines on the management of community-acquired pneumonia in adults. Clin Infect Dis, 44 Suppl 2：S27-S72, 2007

3) Infectious Diseases Society of America：Guidelines for the management of adults with hospital-acquired, ventilator-associated, and healthcare-associated pneumonia. Am J Respir Crit Care Med, 171：388-416, 2005

4) Kalil AC, et al：Management of Adults With Hospital-acquired and Ventilator-associated Pneumonia：2016 Clinical Practice Guidelines by the Infectious Diseases Society of America and the American Thoracic Society. Clin Infect Dis, 63：e61-e111, 2016

5) Cillóniz C, et al：Microbial aetiology of community-acquired pneumonia and its relation to severity. Thorax, 66：340-346, 2011

6) Wunderink RG & Waterer GW：Clinical practice. Community-acquired pneumonia. N Engl J Med, 370：543-551, 2014

7) Prina E, et al：Community-acquired pneumonia. Lancet, 386：1097-1108, 2015

8) Black AD：Non-infectious mimics of community-acquired pneumonia. Pneumonia（Nathan）, 8：2, 2016

9) Bartlett JG, et al：Community-acquired pneumonia in adults：guidelines for management. The Infectious Diseases Society of America. Clin Infect Dis, 26：811-838, 1998

10) Gruden JF, et al：High-resolution CT in the evaluation of clinically suspected Pneumocystis carinii pneumonia in AIDS patients with normal, equivocal, or nonspecific radiographic findings. AJR Am J Roentgenol, 169：967-975, 1997

11) Chalmers JD, et al：Severity assessment tools for predicting mortality in hospitalised patients with community-acquired pneumonia. Systematic review and meta-analysis. Thorax, 65：878-883, 2010

12) Metlay JP & Fine MJ：Testing strategies in the initial management of patients with community-acquired pneumonia. Ann Intern Med, 138：109-118, 2003

13) Diehr P, et al：Prediction of pneumonia in outpatients with acute cough--a statistical approach. J Chronic Dis, 37：215-225, 1984

14) Expert Panel on Thoracic Imaging：ACR Appropriateness Criteria® Acute Respiratory Illness in Immunocompetent Patients. J Am Coll Radiol, 15：S240-S251, 2018

15) Fukuyama H, et al：Validation of sputum Gram stain for treatment of community-acquired pneumonia and healthcare-associated pneumonia：a prospective observational study. BMC Infect Dis, 14：534, 2014

16) Pneumonia Guidelines Committee of the BTS Standards of Care Committee：BTS guidelines for the management of community acquired pneumonia in adults：update 2009. Thorax, 64 Suppl 3：iii1-ii55, 2009

17) Sharma L, et al：Atypical Pneumonia：Updates on Legionella, Chlamydophila, and Mycoplasma Pneumonia. Clin Chest Med, 38：45-58, 2017

18) Holzman RS, et al：Mycoplasma pneumoniae and Atypical Pneumonia.「Mandell, Douglas, and Bennett's Principles and Practices of Infectious Diseases, 8th edition」（Bennett J, et al）, Saunders, 2014

19) Cunha BA：The atypical pneumonias：clinical diagnosis and importance. Clin Microbiol Infect, 12 Suppl 3：12-24, 2006

20) 「成人肺炎診療ガイドライン2017」（日本呼吸器学会成人肺炎診療ガイドライン2017作成委員会/編），日本呼吸器学会，2017

21) Norisue Y, et al：Phasic characteristics of inspiratory crackles of bacterial and atypical pneumonia. Postgrad Med J, 84：432-436, 2008

22) Ishida T, et al：Clinical differentiation of atypical pneumonia using Japanese guidelines. Respirology, 12：104-110, 2007

23) Daxboeck F, et al：Laboratory diagnosis of Mycoplasma pneumoniae infection. Clin Microbiol Infect, 9：263-273, 2003

24) Beijing Network for Adult Community-Acquired Pneumonia（BNACAP）：Accuracy of IgM antibody testing, FQ-PCR and culture in laboratory diagnosis of acute infection by Mycoplasma pneumoniae in adults and adolescents with community-acquired pneumonia. BMC Infect Dis, 13：172, 2013

25) Nir-Paz R, et al：Evaluation of eight commercial tests for Mycoplasma pneumoniae antibodies in the absence of acute infection. Clin Microbiol Infect, 12：685-688, 2006

26) Gotoh K, et al：Detection of Mycoplasma pneumoniae by loop-mediated isothermal amplification（LAMP）assay and serology in pediatric community-acquired pneumonia. J Infect Chemother, 18：662-667, 2012

27) Räty R, et al：Sample type is crucial to the diagnosis of Mycoplasma pneumoniae pneumonia by PCR. J Med Microbiol, 54：287-291, 2005

28) Cunha BA：Legionnaires' disease：clinical differentiation from typical and other atypical pneumonias. Infect Dis Clin North Am, 24：73-105, 2010

29) Shimada T, et al：Systematic review and metaanalysis：urinary antigen tests for Legionellosis. Chest, 136：1576-1585, 2009

30) Lu X, et al：LAMP-based method for a rapid identification of Legionella spp. and Legionella pneumophila. Appl Microbiol Biotechnol, 92：179-187, 2011

31) Fiumefreddo R, et al：Clinical predictors for Legionella in patients presenting with community-acquired pneumonia to the emergency department. BMC Pulm Med, 9：4, 2009

32) Haubitz S, et al：Ruling out Legionella in community-acquired pneumonia. Am J Med, 127：1010.e11-1010.e19, 2014

33) Miyashita N, et al：Clinical presentation of Legionella pneumonia：Evaluation of clinical scoring systems and therapeutic efficacy. J Infect Chemother, 23：727-732, 2017

34) Ito A, et al：Legionella pneumonia due to non-Legionella pneumophila serogroup 1：usefulness of the six-point scoring system. BMC Pulm Med, 17：211, 2017

35) Treanor JJ：Influenza（Including Avian Influenza and Swine Influenza）.「Mandell, Douglas, and Bennett's Principles and Practices of Infectious Diseases, 8th edition」（Bennett J, et al），Saunders, 2014

36) Joint Taskforce of the European Respiratory Society and European Society for Clinical Microbiology and Infectious Diseases：Guidelines for the management of adult lower respiratory tract infections--summary. Clin Microbiol Infect, 17 Suppl 6：1-24, 2011

37) CAP-START Study Group：Antibiotic treatment strategies for community-acquired pneumonia in adults. N Engl J Med, 372：1312-1323, 2015

38) Garin N, et al：β-Lactam monotherapy vs β-lactam-macrolide combination treatment in moderately severe community-acquired pneumonia：a randomized noninferiority trial. JAMA Intern Med, 174：1894-1901, 2014

39) Levy MM, et al：The Surviving Sepsis Campaign Bundle：2018 update. Intensive Care Med, 44：925-928, 2018

40) van der Eerden MM, et al：Comparison between pathogen directed antibiotic treatment and empirical broad spectrum antibiotic treatment in patients with community acquired pneumonia：a prospective randomised study. Thorax, 60：672-678, 2005

41) 金城紀与史：呼吸器感染症.「レジデントのための感染症診療マニュアル 第3版」（青木 眞/著），医学書院，2015

42) 厚生労働省院内感染対策サーベイランス事業：院内感染対策サーベイランス 検査部門【外来検体 試行版】：https://janis.mhlw.go.jp/report/open_report/2017/3/1/ken_Open_Report_201700_Outpatient.pdf（2019年6月閲覧）

43) Overview of Pneumonias.「Pneumonia Essentials 3rd edition」（Cunha BA），Jones and Bartlett, 2010

44) Mittl RL Jr, et al：Radiographic resolution of community-acquired pneumonia. Am J Respir Crit Care Med, 149：630-635, 1994

45) Joung MK, et al：Impact of de-escalation therapy on clinical outcomes for intensive care unit-acquired pneumonia. Crit Care, 15：R79, 2011

46) Dooling KL, et al：Recommendations of the Advisory Committee on Immunization Practices for Use of Herpes Zoster Vaccines. MMWR Morb Mortal Wkly Rep, 67：103-108, 2018

47) GSK：帯状疱疹ワクチン「シングリックス®筋注用」承認取得のお知らせ．2018：https://jp.gsk.com/jp/media/press-releases/2018/20180323_shingrix-approval/（2019年6月閲覧）

48) Yoneyama T, et al：Oral care and pneumonia. Oral Care Working Group. Lancet, 354：515, 1999

49) Sahn SA & Light RW：The sun should never set on a parapneumonic effusion. Chest, 95：945-947, 1989

50) Carratalà J, et al：Effect of a 3-step critical pathway to reduce duration of intravenous antibiotic therapy and length of stay in community-acquired pneumonia：a randomized controlled trial. Arch Intern Med, 172：922-928, 2012

51) Kahn SR, et al：Prevention of VTE in nonsurgical patients：Antithrombotic Therapy and Prevention of Thrombosis, 9th ed：American College of Chest Physicians Evidence-Based Clinical Practice Guidelines. Chest, 141：e195S-e226S, 2012

52) Siemieniuk RA, et al：Corticosteroid Therapy for Patients Hospitalized With Community-Acquired Pneumonia：A Systematic Review and Meta-analysis. Ann Intern Med, 163：519-528, 2015

53) Shindo Y, et al：Risk factors for drug-resistant pathogens in community-acquired and healthcare-associated pneumonia. Am J Respir Crit Care Med, 188：985-995, 2013

プロフィール

堀内正夫（Masao Horiuchi）

がん・感染症センター都立駒込病院感染制御科・臨床検査科

東京ベイ・浦安市川医療センターで総合内科として研修後，院内感染症コンサルトのトレーニング中です．明日の日本の医療をよくするためにはホスピタリストの育成が必須になりますので，質の高い病棟マネジメントを学ぶ研修をめざしてください．

第2章 ホスピタリストのための主要疾患マネジメント

5. 蜂窩織炎・軟部組織感染症

北薗英隆

● Point ●

- ・皮膚・軟部組織感染症は化膿性か非化膿性かでマネジメントが大きく異なる

- ・化膿性の軟部組織感染症においてはドレナージが最も重要な治療であり，補助的に抗菌薬を使用する．その際に膿のグラム染色・培養を行う

- ・非化膿性の蜂窩織炎・丹毒において局所の培養・ドレナージは不要であり，溶連菌をターゲットにした経験的抗菌薬で治療する

- ・非化膿性の蜂窩織炎をみた際には，壊死性筋膜炎の可能性を常に検討し，臨床的に疑いがあれば積極的に外科コンサルテーションを行う．確定診断は試験的筋膜切開によるマクロ所見でする

はじめに

皮膚・軟部組織感染症（skin and soft tissue infection：SSTI）は非常に頻度が多い疾患であり，ホスピタリストとしてはマネジメントを熟知しておくべき疾患の一つである．本邦では蜂窩織炎という名称は皮膚・軟部組織感染症を総称して使われることが多い．2014年のIDSA（米国感染症学会）のガイドライン[1]では，蜂窩織炎は厳密には皮膚および皮下組織の**非化膿性**（non-purulent，膿がたまっていない）の病変であり皮膚膿瘍や化膿性滑膜炎などの化膿性病変（purulent，膿がたまっている）を「化膿性の蜂窩織炎」と呼ぶのは不適切であるとしている．膿の周囲は炎症を伴っているが，それは蜂窩織炎と呼ぶべきではない．本項では蜂窩織炎はこの狭義の蜂窩織炎を意味して使用する．

皮膚膿瘍はドレナージが最も重要な治療であり，軽症例の多くは抗菌薬を必要としない．抗菌薬を使用する際には黄色ブドウ球菌が主なターゲットである．一方で蜂窩織炎の治療はメインの起因菌の溶連菌をターゲットとする．さらに蜂窩織炎の重要な鑑別の壊死性筋膜炎は積極的な切開デブリドメントが必要であり，一口に皮膚・軟部組織感染症といってもバリエーションが多くマネジメントも異なる．

本項では，皮膚・軟部組織感染症として頻度の高い病変である皮膚膿瘍，蜂窩織炎および丹毒，そして最も重症化しやすい壊死性筋膜炎にターゲットを絞って述べる．本項では術後創部感染や糖尿病足壊疽感染などは含めない．

1. 初期スクリーニング

皮膚・軟部組織感染に限らずすべての病態にいえることだが，まずは**重症度を把握**する．

重要なのはバイタルサインおよび意識で，SIRSまたはqSOFAのクライテリアを満たす場合には，敗血症を強く疑い早急にマネジメントを進める必要がある．具体的にはすみやかに全身診察，血液培養最低2セット採取，細胞外液の大量輸液およびすみやかな広域抗菌薬投薬を開始するべきである（**第2章3参照**）．そしてドレナージのための外科コンサルテーションの必要性を早急に判断する．

2. 病歴聴取のポイント

病歴聴取で気をつけることは**局所病変の時間経過**である．時間単位の急激な進行は壊死性筋膜炎の疑いを強める．皮膚・軟部組織感染症のリスク因子，増悪因子として，糖尿病や肝硬変を含む免疫不全状態，最近の外傷や手術，リンパ浮腫などの病歴を確認する．また最近の入院歴，抗菌薬治療歴などMRSAを含めた薬剤耐性菌のリスクを確認する．

最後に一部の特殊な軟部組織感染症を疑う場合は特別な疫学的な病歴もとるべきである．例えば猫咬傷に関連した *Pasterurella Maltocida* 軟部組織感染症，肝硬変患者の海水曝露や生の海産物摂取に伴う *Vibrio vulnificus* 軟部組織感染症などがあげられる．

3. 診察のポイント

1 皮膚・軟部組織感染症の徴候

皮膚・軟部組織感染症に共通する臨床徴候は局所の疼痛・発赤・腫脹・熱感であり，きちんと全身を診察していれば見逃すことは少ない．しかし高齢者で認知症や意識障害があり，自分から痛みの局在を訴えることができない場合には，初診医により見逃されている症例も過去には何例か経験した．またもともと皮膚の色が黒い人や，発赤が軽度である場合，左右比べてみてはじめて所見があることに気づくこともある．

2 蜂窩織炎の徴候

また時に蜂窩織炎の患者で，発熱，倦怠，意識障害といった全身症状の出現が局所病変の出現に先行することもある．フォーカス不明の感染症を疑う際には全身の皮膚の診察をくり返すべきである．

局所病変は通常一カ所から連続して拡大していく．下肢や上肢では片側であり，両側対称性の場合は別の病態の可能性が高い．蜂窩織炎として入院依頼され，実際はただの慢性下肢浮腫によるうっ滞性皮膚炎であることはよく経験する．この場合発赤はあるものの疼痛や全身性症状に乏しい．

3 蜂窩織炎と間違えやすい徴候

他にも痛風発作，偽痛風など足関節の急性関節炎の徴候は，発熱・疼痛などもあるので，時に蜂窩織炎と，間違われることもある．これら良性の疾患と間違えることは悪いアウトカムにつな

表1　化膿性と非化膿性の区別

	診断	感染部位，深部	特徴
化膿性	皮膚膿瘍	真皮，皮下組織	排膿，膿疱の存在，丘疹状または皮下腫瘤の触知し，その周囲にドーナツ状に発赤が広がる．排膿は通常，丘疹または腫瘤の中心部からみられる 初期は硬結（induration）であるが，進行すると内部の液体を波動感（fluctuance）として触知可能
	癤・癰	毛嚢周囲の皮膚および皮下組織	毛嚢を中心に丘疹，皮下腫瘤が存在している以外は皮膚膿瘍と同様の所見
非化膿性	蜂窩織炎	真皮，皮下組織	排膿なし．平坦な紅斑，腫脹，硬結，熱感
	丹毒	表皮	上記蜂窩織炎の所見だが，辺縁の境界は鮮明
	壊死性筋膜炎	表層筋膜	本文の壊死性筋膜炎を参照

がることは少ないが，時により重篤な疾患が隠れていることもある．皮下組織よりも深い化膿性滑膜炎や化膿性腱炎などより深い部位の感染であることもある．関節，滑膜，腱に一致する部分は筋骨格系の注意深い診察を行う．そしてエコー，造影CT，MRIなどの画像診断が役に立つ．また皮膚病変が全身性菌血症の播種徴候の一部であることもあり，その場合，通常複数の非連続性の皮膚炎症病変を認める．例えば黄色ブドウ球菌，緑膿菌，髄膜炎菌，淋菌感染症，感染性心内膜炎などがあげられる．これらは通常敗血症の徴候があり，抗菌薬開始前の血液培養が診断につながる．

　最後に診察で特に重要な点は，**局所病変を化膿性か非化膿性か区別すること**であるが，**表1**を参考にしてほしい．この区別は次に述べるマネジメントにおいて非常に重要となる．

4. マネジメント・治療

1 化膿性，非化膿性の区別

　2014年のIDSA（米国感染症学会）ガイドラインにおける皮膚・軟部組織感染症のマネジメントの最重要点を以下と**図**に示す．
・皮膚・軟部組織感染症が化膿性か，非化膿性かで大きくマネジメントが異なる．
・化膿性の場合は，外科的ドレナージが最も重要な治療である．抗菌薬は補助的なものであり，軽症例では不要である．
・非化膿性のSSTI，すなわち蜂窩織炎，丹毒は抗菌薬が治療となる．
・非化膿性のSSTIにおいて，壊死性筋膜炎は常に念頭におくべき疾患であり，疑われる場合には緊急の外科コンサルト，デブリドメントが必要となる．

2 化膿性軟部組織感染症

1）化膿性軟部組織感染症の所見

　化膿性軟部組織感染症は皮膚・皮下膿瘍・癤（せつ）・癰（よう）などの化膿性毛嚢炎があげられる．進行すると皮下のより深い組織，筋肉（化膿性筋炎），滑膜（化膿性滑膜炎），腱（化膿性腱炎）などまで炎症が至ることもある．膿瘍の所見は局所の疼痛，圧痛，波動性，発赤性丘疹である．進行すると中心部が破裂して排膿を伴うようになるが，初期の時点では排膿はみられない．

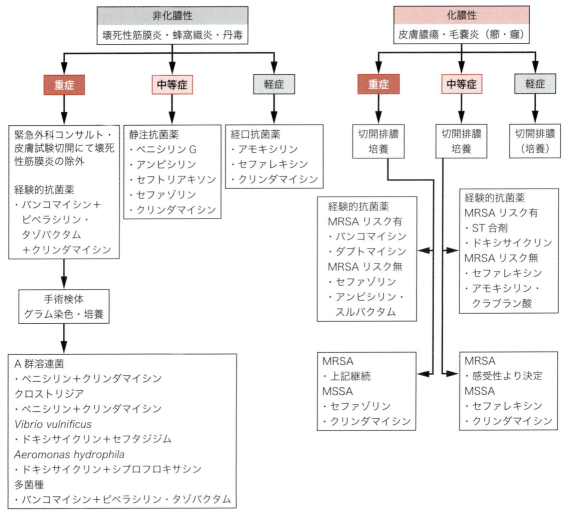

図　IDSAガイドラインに基づいた診療方針のアルゴリズム
文献1を参考に日本で使用できる薬剤に変更して作成

2）ドレナージによる治療

　最も重要な治療は膿のすみやかなドレナージである．ここでドレナージとは外科的に切開，排膿，洗浄を意味し，穿刺による排膿は治療としては不十分である．ある研究では穿刺排膿での治癒成功は25％にすぎず，特にMRSA感染の場合は10％未満であった[2]．十分な外科的切開・排膿が行われれば，多くの場合に抗菌薬は不要である．近年の2つの前向きランダム化試験において，軽症の皮膚膿瘍に切開排膿を行い抗菌薬を加えることは治癒率の向上につながらなかった[3,4]．市中発症MRSAによる皮膚膿瘍でも同様の結果であった[5]．したがって軽症の皮膚膿瘍の患者にはドレナージがしっかり行われれば，起因菌にかかわらず抗菌薬は不要である．しかし全身性の感染症状を伴う患者，免疫不全のある患者には投薬されるべきであり，実際のところ入院が必要な患者の多くはそうである．また病変が複数または広範囲である場合や切開排膿後も反応が乏しい場合にも抗菌薬投薬すべきである．

3）抗菌薬による治療

　入院患者においては，初期は静脈注射の抗菌薬を投薬するのが通常である．米国においては市中発症MRSAの頻度が高い[6]ことから皮膚膿瘍に抗菌薬を使用する際には通常MRSAをカバーする．日本では市中発症MRSAの頻度は確実なデータがない．局所的な集積の報告はされている[7,8]ものの，日米で臨床経験のある筆者の感覚では，市中発症MRSAは現時点では米国よりは，はるかに少ないようである．最近の入院歴，抗菌薬使用歴，過去のMRSA検出歴といったMRSAのリスクがない患者であるならば，敗血症ショックなどの超重症例を除いてはMRSAに対するカバーは慎重にすべきであると考える．ただ今後特に都市部で市中発症MRSAは増えていく可能性は十分あるだろう．

　入院初期は静注抗菌薬で開始し，全身・局所症状の改善がみられれば退院時に経口薬への変更を検討する．その際には培養検査結果を参考に，感受性のある抗菌薬を選択する．

　治療期間に関しては，全身症状，膿瘍のデブリドメントがどれだけしっかりできたか，免疫状態などによって変わるが，菌血症の合併がない限りは数日〜7日間ほどが適当であると考える．

●入院時経験的抗菌薬処方例

〈MRSAのリスクあり〉

・バンコマイシン　10 mg/kg　1日2回静注

・ダプトマイシン（キュビシン®）　4 mg/kg　1日1回静注

〈MRSAのリスクなし〉

・アンピシリン（ビクシリン®）　1回1〜2 g　1日4回静注

・セファゾリン　1回1〜2 g　1日3〜4回静注

・アンピシリン・スルバクタム　1回1.5〜3 g　1日4回静注
　（クリンダマイシン　1回600〜900 mg　1日3回）

●退院時経口抗菌薬処方例

〈培養にてMRSAなし〉

・セファレキシン　1回500 mg　1日3〜4回

・アモキシシリン・クラブラン酸（オーグメンチン配合錠）　1回250/125 mg　1日3〜4回

〈培養にてMRSAあり（感受性をみて決定）〉

・スルファメトキサゾール・トリメトプリム（ST合剤）　1回800/160 mg　1日2回

・ドキシサイクリン　1回100 mg　1日2回

・クリンダマイシン　1回300 mg　1日3〜4回

---

❸ 非化膿性皮膚・軟部組織感染症（蜂窩織炎・丹毒）

1）非化膿性皮膚・軟部組織感染症の所見

　蜂窩織炎・丹毒では局所の発赤・腫脹・疼痛・圧痛・熱感を伴う．化膿性病変のような丘疹はみられず，なだらかで平面的な病変であるが，時に浸出液を含んだ水疱を伴うこともある．その領域から体中心に向かうリンパ管炎，リンパ節炎を伴うこともある．丹毒は表皮に限局した病変であり，発赤・腫脹病変の辺縁は線を引いたように明瞭である．一方で蜂窩織炎は真皮，皮下脂

肪に炎症が波及しており病変の辺縁は不明瞭である．病変はほとんどの場合は片側性であり，両側性の場合には鬱滞性皮膚炎などの他の病態も検討すべきである．

2）抗菌薬による治療

　過去の多くの研究で蜂窩織炎・丹毒の病原菌の大半は溶連菌によるものである[9~12]と証明されており，第一選択薬はペニシリンであるとされる[1]．皮膚感染症をペニシリンで治療する際に黄色ブドウ球菌が起因菌でないかは大きな問題である．黄色ブドウ球菌の大半は化膿性病変の起因菌であり，蜂窩織炎・丹毒などの非化膿性病変の起因菌となることは少ない．その理由は，黄色ブドウ球菌の大半がペニシリナーゼを産生するのでペニシリン耐性であるからだ．最も近年の非化膿性の蜂窩織炎または単独の患者における216例の後ろ向き研究[13]でも，大半の起因菌が β 溶連菌（主にC群，G群，A群）であった．皮膚のスワブ培養で黄色ブドウ球菌は11％の患者で検出されたものの，その64％は血清検査で溶連菌感染が原因であると考えられた．また市中発症MRSAの頻度が高い米国での研究で，非化膿性の蜂窩織炎の治療に対してMRSAをカバーしない β ラクタム系抗菌薬で96％もの高確率で治療成功した[14]．したがって蜂窩織炎・丹毒の治療は溶連菌をターゲットにした**ペニシリン系抗菌薬または第一世代セフェム系を選択**する．MRSAのカバーは通常不要である．重症例においては壊死性筋膜炎の可能性を考えてマネジメントを行う．その詳細は後述する．

　皮膚膿瘍と同様に，全身状態，局所の改善がみられれば，経口薬での退院を検討する．皮膚膿瘍と異なり，局所の培養は参考にできないため，使用していた静注と同系統の経口抗菌薬を選択するのがよい．

　治療期間に関しては，合併症のない蜂窩織炎で抗菌薬治療開始5日以内に改善がみられていれば，5日間と10日間で治癒率は変わらなかったとする前向き研究がある[15]．したがって，単純な蜂窩織炎であり，初期治療で改善がみられれば，5日間の抗菌薬治療で十分である．ただしこの研究では重症の敗血症，菌血症，ドレナージを要した患者，深部感染が疑われた患者は除外されている点は注意したい．

●入院時処方例

〈薬剤の処方〉

・アンピシリン（ビクシリン®）　1回1～2g　1日4回静注　5～7日間

・セファゾリン　1回1～2g　1日3～4回静注　5～7日間

・アンピシリン・スルバクタム　1回1.5～3g　1日4回静注　5～7日間

・クリンダマイシン　1回600～900mg　1日3回　5～7日間

●退院時処方例

〈薬剤の処方〉

・アモキシシリン　1回500mg　1日3～4回内服　計5～7日間

・セファレキシン　1回500mg　1日3～4回内服　計5～7日間

・クリンダマイシン　1回300mg　1日3～4回内服　計5～7日間

Advanced Lecture

■ 化膿性か非化膿性かの判断に迷う場合

ほとんどの場合には，局所に膿が貯留して起伏を伴う皮膚膿瘍と平坦でなだらかな膨隆を起こす蜂窩織炎は丁寧な診察で区別できる．しかし皮膚表面からは膿の排出がないが，実際には深部に平たく膿が貯留している場合もあり，この場合は非化膿性の蜂窩織炎との鑑別が困難であることも実臨床では遭遇する．その場合にはエコー検査または造影CTなどの画像検査が膿貯留の確認には有用である．初期には膿が液状化していない場合もあり，くり返しエコー検査が必要なこともある．また，この場合には経験的抗菌薬は皮膚膿瘍を想定して黄色ブドウ球菌をカバーしたものを投薬するべきである．

■ 4 壊死性筋膜炎・壊死性軟部組織感染症

> ### 症例
>
> 30歳女性，救急外来を2日間の右下肢の発赤・腫脹・疼痛にて受診．疼痛は下腿前面外側下部中心で，その後右大腿部まで広がり，受診当日には悪寒・発熱・倦怠感も伴うようになる．疼痛の程度は安静時7/10，動作で増悪．既往はなく，飲酒は週1～2回，喫煙なし．家族歴は特記なし．
>
> バイタルサイン：体温38.5℃，血圧92/40 mmHg，脈拍110回/分，呼吸数22回/分，意識清明
>
> 身体所見：倦怠感著明，意識は受け答え正常であるが，緩慢．右下腿前面外側の平坦な発赤と腫脹を認める．発赤部および大腿前面部に圧痛あり．排膿や開放創なし．
>
> 検査所見：白血球18,500/μL，CRP 8.5 mg/dL
>
> 生理食塩水2L全開静注，血液培養2セット採取後にピペラシリン・タゾバクタムおよびバンコマイシンが開始されるものの血圧は80 mmHg台となり，昇圧薬開始．下肢CTを撮影され，下肢・大腿部の軟部組織浮腫を認めるもガス産生や膿瘍を認めず．ICUに入室し，治療継続されるも意識・呼吸状態増悪し挿管される．外科コンサルテーションが行われ，右下腿切開されたところ，筋膜は灰色の外観で褐色の浸出液がみられ，壊死性筋膜炎に合致する所見であった．浸出液のグラム染色では連鎖状グラム陽性球菌を認め，後日A群溶連菌と確定された．その後追加で3回の拡大デブリドメントを必要とし，救命はされたものの，最終的に右下肢切断を要した．

1）壊死性筋膜炎の鑑別

先述した非化膿性皮膚・軟部組織感染症において，最も問題となるのは**壊死性筋膜炎と蜂窩織炎の鑑別**である．壊死性筋膜炎の症状，所見は蜂窩織炎と似ており，特に早期には鑑別が非常に難しい．壊死性筋膜炎の研究のレビューでは7割近くの患者で初見の診断が間違っていた[16]．壊死性筋膜炎は稀な疾患で，早急な筋膜切開と壊死組織のデブリドメントが必要となり，外科的介入が遅れれば致死的になりうる．壊死性筋膜炎はtype Iとtype IIの2つのタイプがあることを知っておくべきであり，それぞれ病像，リスク起因菌や好発部位が異なる（表2）．

type Iは複数菌感染であり，Fournier壊疽もこれに含まれる．糖尿病や免疫不全患者など基礎疾患のある患者に起こるのが通常である．コントロール不良の糖尿病患者の会陰部付近の蜂窩織

表2　壊死性軟部組織感染症のタイプ

	起因菌	好発部位	リスク因子
壊死性筋膜炎 type Ⅰ	嫌気性菌，腸内細菌科を含む複数菌	体幹，会陰部	糖尿病，免疫不全
壊死性筋膜炎 type Ⅱ	A群溶連菌	下肢	基礎疾患，年齢に関係なく起こる
	Vibrio vulnificus	下肢	肝硬変，海水曝露，海産物の生食
ガス壊疽	ウエルシュ菌（*Clostridium perfringens*），または他のClostridia	体幹，四肢	局所の外傷，手術

炎をみたら真っ先に壊死性筋膜炎を想定しなければならない．type Ⅱに比べると進行は緩やかである．

　type Ⅱは単一菌で起こるが，ほとんどはA群溶連菌による．これは "flesh-eating bacteria" と呼ばれ（Fleshというのは人肉を意味する），急激に時間単位で進行することがあり，致死率も30％近くにのぼる[16]．マイナーな傷，虫刺され，水痘病変などがエントリーされるが全くその病歴がないことも多い．*Vibrio vulnificus* も頻度は非常に少ないが，肝硬変患者の海水曝露または海産物の生食に関連して壊死性筋膜炎を起こすことが知られている．

　また厳密には壊死性筋膜炎とは分類されないが，ウエルシュ菌によるガス壊疽も局所の外傷・手術後の数日以内に起こる壊死性軟部組織感染で，緊急の切開，デブリドメントが必要となる疾患であり，覚えておくべきなのでここに記した．

2）壊死性筋膜炎の診断

　蜂窩織炎の患者をみる際には常に壊死性筋膜炎の徴候がないか，初診，フォローアップ含めて常に念頭におかなければならない．さもなければ診断の遅れ，死亡率の上昇につながる．壊死性筋膜炎を疑う病歴は以下の通りである．

●壊死性筋膜炎を疑う病歴

- ・急速に進行する蜂窩織炎
- ・リスク因子：糖尿病，アルコール多飲，末梢動脈疾患，悪性腫瘍，最近の手術など．
- ・発熱，バイタル不安定，意識障害などの敗血症的様相
- ・皮膚病変の外見に，不相応な（out of proportion）激しい痛み（72％）
- ・抗菌薬で改善がみられない

身体所見においては，以下のような特徴がある．

●壊死性筋膜炎を疑う身体所見

- ・局所の発赤（80％），腫脹（66％），圧痛（54％）[16]：これらは初期にはごく軽度であったり，時に全くないこともある．これは壊死性筋膜炎の病巣が表層筋膜から始まるため で，皮膚表面は軽度に見えて，感染は皮下の表層筋膜に沿って広がっている．
- ・発赤の範囲を超えて疼痛を認める（75％）：上記の通り，皮膚表面に見えている所見は氷山の一角である．

　進行した病変においては以下のより重症の所見を認めるが，感度は10〜20％台で低く[16]，こ

の時点ではかなり壊死が広がっており，広範なデブリが必要となる．

●壊死性筋膜炎の重症所見

・時に表皮の黒色壊死，水疱
・皮下組織のwooden-hard feelといわれる木の表面の硬さ
・触診での捻髪音
・病変部の無感覚

壊死性筋膜炎の診断の難しさは，病歴，診察，非侵襲的検査で確実に診断または除外することができず，確定診断には外科的に試験的筋膜切開が必要なことにある．また，病歴・身体所見・検査結果などを総合したスコアリングも検討された．LRINECスコアは初期に後ろ向き研究のデータから提唱された際には陽性的中率92％，陰性的中率96％と非常に期待されるものであった[17]．しかし別の後ろ向き研究では感度は不十分であった[18]．

壊死性筋膜炎は，筋膜切開時のマクロ所見，細菌学的検査および病理所見により診断はつけられる．時に画像検査で軟部組織内のガスを認めることもあり，陽性であれば診断的ではある．しかしその感度は低く（あるレビューでは24％）[16] 所見がないからといって除外できるものではない．そのため，**試験的筋膜切開の際の筋膜のマクロ所見が最も重要**である．典型的な所見は筋膜の腫脹，くすんだ灰色の外観，さらさらとした茶色の浸出液であり，膿を認めることは通常ない．病変部の筋膜は周囲の組織から容易に鈍的に剥離される．病変部組織および浸出液をすぐにグラム染色し，細菌の存在を認めれば診断は確定的であり，かつ起因菌もある程度同定される．

3）壊死性筋膜炎の治療

早期の外科的デブリドメントが最重要で，唯一の死亡率を改善する治療である．壊死はその後もいくらか進行するので，最初の手術から24〜36時間後にsecond lookの手術も含めて複数回のデブリドメントが必要になることが通常である．

抗菌薬治療も外科的治療と同様に早期から開始されるべきである．明らかにtype Iの壊死性筋膜炎が疑われる基礎疾患のある患者においては，嫌気性菌，陰性桿菌に加えMRSAもカバーするべきである．経験的抗菌薬としてはメロペネム＋バンコマイシンまたはピペラシリン・タゾバクタム＋バンコマイシンなどが適当であり，培養結果により調整する．

type IIのA群溶連菌による壊死性筋膜炎の治療において，クリンダマイシンは溶連菌による毒素およびサイトカインの産生を抑制し，βラクタム系抗菌薬に比べてより効果が高いということが2つの観察研究で示された[19, 20]．数少ないが，クリンダマイシン耐性の溶連菌も存在するために，クリンダマイシンに加えてβラクタム系抗菌薬がしばしばエンピリカルな治療に加えられる．

●壊死性筋膜炎に対する入院時経験的抗菌薬処方例

〈type Iが疑われる場合〉

・メロペネム 1回1gを1日3回静注　または　ピペラシリン・タゾバクタム（ゾシン®）　3.375gを1日4回静注
　＋　バンコマイシン 1回10 mg/kg　1日2回静注　またはダプトマイシン（キュビシン®）1回4 mg/kg　1日1回静注

〈type IIが疑われる場合〉

・クリンダマイシン 1回900 mg　1日3回静注
　＋アンピシリン　1回2g　1日4回静注

第2章　ホスピタリストのための主要疾患マネジメント

表3　蜂窩織炎・軟部組織感染症入院診療まとめ

入院初日に評価すること	☐ 外科コンサルテーションおよびドレナージの必要性の評価 ☐ 可能であれば適切な局所の培養の採取 ☐ 適切な経験的抗菌薬の開始 ☐ 発赤の範囲のマーキング（フォローアップの際の比較のため）
入院翌日以降に評価すること	☐ 局所病変のフォローアップ ☐ 培養結果のフォロー，および結果に応じた適切な抗菌薬の変更，調整 ☐ 引き続きドレナージ，デブリドメントの必要性を評価
退院までに確認すること	☐ 退院時の適切な経口抗菌薬へのスイッチ ☐ 退院後のフォローアップの設定，通常は数日後 ☐ 開放創があれば，創部ケアの指導

おわりに

　最後に蜂窩織炎・軟部組織感染症にて入院したときから退院までに行うことを表3にまとめたので参考にしてもらいたい．

　皮膚・軟部組織感染症は非常にバリエーションが多い疾患である．抗菌薬はもちろん投薬するが，それ以上に重要なことはドレナージ・デブリドメントが必要な疾患である深部膿瘍や壊死性軟部組織感染症を見逃さず，早期に外科コンサルテーションを行うことを覚えていてほしい．

文献・参考文献

1) Infectious Diseases Society of America：Practice guidelines for the diagnosis and management of skin and soft tissue infections：2014 update by the Infectious Diseases Society of America. Clin Infect Dis, 59：e10-e52, 2014

　↑本文でも出てきたIDSAのガイドラインはクリアカットな説明で勧められる．残念ながら日本語訳はでていない．

2) Gaspari RJ, et al：A randomized controlled trial of incision and drainage versus ultrasonographically guided needle aspiration for skin abscesses and the effect of methicillin-resistant Staphylococcus aureus. Ann Emerg Med, 57：483-91.e1, 2011

3) Schmitz GR, et al：Randomized controlled trial of trimethoprim-sulfamethoxazole for uncomplicated skin abscesses in patients at risk for community-associated methicillin-resistant Staphylococcus aureus infection. Ann Emerg Med, 56：283-287, 2010

4) Duong M, et al：Randomized, controlled trial of antibiotics in the management of community-acquired skin abscesses in the pediatric patient. Ann Emerg Med, 55：401-407, 2010

5) Rajendran PM, et al：Randomized, double-blind, placebo-controlled trial of cephalexin for treatment of uncomplicated skin abscesses in a population at risk for community-acquired methicillin-resistant Staphylococcus aureus infection. Antimicrob Agents Chemother, 51：4044-4048, 2007

6) EMERGEncy ID Net Study Group：Methicillin-resistant S. aureus infections among patients in the emergency department. N Engl J Med, 355：666-674, 2006

7) Sasai N, et al：Clonal change of methicillin-resistant Staphylococcus aureus isolated from patients with impetigo in Kagawa, Japan. J Dermatol, 46：301-307, 2019

8) Uehara Y, et al：Regional outbreak of community-associated methicillin-resistant Staphylococcus aureus ST834 in Japanese children. BMC Infect Dis, 19：35, 2019

9) Leppard BJ, et al：The value of bacteriology and serology in the diagnosis of cellulitis and erysipelas. Br J Dermatol, 112：559-567, 1985

10) Chartier C & Grosshans E：Erysipelas. Int J Dermatol, 29：459-467, 1990

11) Eriksson B, et al：Erysipelas：clinical and bacteriologic spectrum and serological aspects. Clin Infect Dis, 23：1091-1098, 1996

12) Bernard P, et al：Streptococcal cause of erysipelas and cellulitis in adults. A microbiologic study using a direct immunofluorescence technique. Arch Dermatol, 125：779-782, 1989

13) Perl B, et al：Cost-effectiveness of blood cultures for adult patients with cellulitis. Clin Infect Dis, 29：1483-1488, 1999

14) Jeng A, et al：The role of beta-hemolytic streptococci in causing diffuse, nonculturable cellulitis：a prospective investigation. Medicine（Baltimore）, 89：217-226, 2010

15) Hepburn MJ, et al：Comparison of short-course（5 days）and standard（10 days）treatment for uncomplicated cellulitis. Arch Intern Med, 164：1669-1674, 2004

16) Goh T, et al：Early diagnosis of necrotizing fasciitis. Br J Surg, 101：e119-e125, 2014

17) Wong CH, et al：The LRINEC（Laboratory Risk Indicator for Necrotizing Fasciitis）score：a tool for distinguishing necrotizing fasciitis from other soft tissue infections. Crit Care Med, 32：1535-1541, 2004

18) Neeki MM, et al：Evaluating the Laboratory Risk Indicator to Differentiate Cellulitis from Necrotizing Fasciitis in the Emergency Department. West J Emerg Med, 18：684-689, 2017

19) Zimbelman J, et al：Improved outcome of clindamycin compared with beta-lactam antibiotic treatment for invasive Streptococcus pyogenes infection. Pediatr Infect Dis J, 18：1096-1100, 1999

19) Perl B, et al：Cost-effectiveness of blood cultures for adult patients with cellulitis. Clin Infect Dis, 29：1483-1488, 1999

20) Mulla ZD, et al：Invasive group A streptococcal infections in Florida. South Med J, 96：968-973, 2003

プロフィール

北薗英隆（Hidetaka Kitazono）

Apogee Physicians at Springfield Regional Medical Center, Ohio

専門：ホスピタリスト，内科専門医，感染症専門医．

米国で内科・感染症トレーニング終了後に，日本で総合内科・感染症科として4年間勤務，3年前から再渡米し，市中病院のホスピタリストとして勤務しています．感染症専門知識を活かしたホスピタリストのキャリアをどのように展開できるかを模索中です．

| 第2章 | ホスピタリストのための主要疾患マネジメント |

6. COPD増悪

磯本晃佑

● Point ●

- ・COPD増悪にanchoring（固着）しない
- ・酸素投与はSpO$_2$モニターを見ながら90％前後で管理
- ・治療の基本はABCアプローチ
- ・NPPVの適応と初期設定を知る
- ・入院中に患者教育を行う

はじめに

　日本の疫学調査であるNICE試験では40歳以上の8.6％（530万人）が慢性閉塞性肺疾患（chronic obstructive pulmonary disease：COPD）に罹患していると推定されているが，2014年の厚生労働省の調査ではCOPDと診断された患者はわずか26万人であり，潜在的な患者数が非常に多い疾患である．それゆえ，診断がなされていないCOPD患者が増悪をきたし救急受診することもしばしば経験され，ホスピタリストにとって遭遇頻度の高い疾患であるといえる．ここではCOPD増悪の初期対応，入院中のマネジメントについて概説する．

1. COPD増悪の診断

症例

　特記すべき既往のない痩せ型の78歳男性，20歳から20本/日の現喫煙者．数年前から駅の階段や坂道を登るときなどに息切れを自覚していたが，歳のせいと思い特に医療機関は受診されていなかった．来院3日前に37℃台の発熱，咽頭痛を自覚したが，風邪だと思い市販薬で経過をみていた．来院前日より**頻回の咳嗽と黄色の喀痰を認め**，来院当日の朝には安静時においても**呼吸困難感が強く，横にもなれず動けない状態**となったため，家族に連れられ救急外来を受診された．
来院時バイタルサイン：意識清明，体温37.5℃，脈拍120回/分，血圧142/80 mmHg，呼吸回数20回/分，SpO$_2$ 86％（室内気）．

表1 急性増悪の定義

日本呼吸器学会ガイドライン（第5版）		息切れの増加，咳や痰の増加，胸部不快感・違和感の出現あるいは増強などを認め，安定期の治療の変更が必要となる状態をいう．ただし，他疾患（心不全，気胸，肺血栓塞栓症など）の先行の場合を除く．症状の出現は急激のみならず緩徐の場合もある
GOLD ガイドライン 2019		患者の呼吸器症状が日常の変動を超えて悪化し，治療の変更を必要とする状態
Anthonisen 分類	1型	呼吸困難感，喀痰量の増加，喀痰の膿性化をすべて満たすもの
	2型	呼吸困難感，喀痰量の増加，喀痰の膿性化のうち2つを満たす
	3型	呼吸困難感，喀痰量の増加，喀痰の膿性化のうち1つを満たし，かつ以下のうち1つ以上を満たすもの ・咳嗽 ・喘鳴 ・発熱（他に原因がないもの） ・5日以内の上気道感染 ・ベースラインの20％を超える呼吸数増加 ・ベースラインの20％を超える心拍数増加

文献1，3，4を参考に作成

> 身体所見：両側肺野広範に吸気呼気ともに喘鳴（wheeze）を聴取した．心尖拍動は第5肋間左鎖骨中線よりやや内側に触知し，下腿浮腫は認めなかった．頸静脈怒張は胸鎖乳突筋の緊張で十分に評価できなかった．

1 そもそもCOPD増悪とは

上記症例はCOPD増悪を強く疑わせる病歴および所見である．COPD増悪とは日本呼吸器内科学会のガイドラインでは"息切れの増加，咳や痰の増加，胸部不快感・違和感の出現あるいは増強などを認め，安定期の治療の変更が必要となる状態"としている[1]．ここまでの文面だけをみれば，いろいろな鑑別疾患があがるのではないだろうか．そこでガイドラインは"他疾患（心不全，気胸，肺血栓塞栓症など）の先行の場合を除く"と続いている．COPDの既往歴があれば，ついCOPD増悪にanchoringをしてしまいたくなるが，COPD増悪の診断で入院し，24時間以内に死亡した患者の死因を評価したところ，心不全37％，肺炎28％，肺血栓塞栓症21％，COPD自体14％[2]であったという報告もあるため，やはり**基本に立ち返って丁寧な鑑別疾患の除外**が必須である．なおCOPD増悪の定義には諸説あるが，押さえておきたいのはGlobal Initiative for Chronic Obstructive Lung Disease（GOLD）ガイドライン[3]とAnthonisenの定義である[4]（表1）．後者は抗菌薬投与の目安やCOPD増悪関連の論文でもしばしば使用される．

●ここがピットフォール

喘鳴があった場合，COPD増悪のみにanchoringせず，心不全，肺血栓塞栓症などの除外が重要！

2 COPD増悪の原因とリスク

COPDは気管支拡張症と同様に菌がコロナイゼーションしやすく，増悪の原因として多いのはやはり呼吸器感染症である．COPD急性増悪の原因となる起炎菌としてはインフルエンザ桿菌，モラクセラ・カタラーリス，肺炎球菌が多く，重症例では緑膿菌の頻度が増えるとされる[5]．も

ちろん細菌だけではなくインフルエンザウイルスをはじめとするウイルス感染も急性増悪の原因となりうる[6]. 過去の観察研究からCOPDの病期が進行している患者ほど増悪を起こしやすいとされているが, さらにECLIPSE studyの結果, 病期にかかわらず増悪出現のリスクとして前年度の増悪の経験もあげられている[7]. 次の増悪のリスクは, 2回目の増悪では3倍, 10回目の増悪では24倍にもなると報告されており[8], **いかに増悪をきたさないように安定期の管理を行うかが重要である**.

●ここがポイント

COPD増悪のリスクは, 増悪歴があることと, COPD自体が重症であることの2つである.

2. 初期対応

症例の続き

胸部X線所見では気胸像は認めず, ベッドサイド心エコー図の所見から心不全は否定的であった. 血液検査ではDダイマーはカットオフ未満であり白血球数と好中球分画の上昇を認めた. 血液ガス分析の結果はpH 7.364, $PaCO_2$ 55.3 Torr, PaO_2 64.0 Torr, HCO_3^- 30.1 mmol/L であった.

上記症例は主要な鑑別疾患が除外され, COPD増悪の診断となった. 外来でCOPD増悪患者に出合ったときには酸素投与, ABCアプローチ, dispositionの判断(外来で管理できるか, 入院か, それともICU入室か)を迅速に行う.

1 酸素投与

モニターのSpO_2は80%前後であるにもかかわらず, 「CO_2ナルコーシス怖いし, COPD増悪は酸素絞っておこう, とりあえずこのまま2 L/分ぐらいで」なんていうことは賢明な本書の読者に限ってはないだろうが, 当然ながらCOPD増悪だからといって低酸素状態を看過してよいというわけではない. **酸素療法の目的は生命を脅かす低酸素血症を是正し, 組織の酸素化を維持することである**. しかしながらCOPD増悪患者にSpO_2やPaO_2が低いからといってやみくもに高濃度酸素療法を行うと低酸素性血管攣縮の解除によるV/Qミスマッチの悪化や, 低酸素由来の換気ドライブが抑制されることにより高二酸化炭素血症を助長されてしまう.

ではどちらを優先したらよいのかということになるが, 結論からいえば, **"SpO_2 88〜92%を目標に低酸素血症の是正を行い, 高濃度酸素療法においても酸素化が維持できないもしくはCO_2ナルコーシスの懸念がある場合は換気補助療法を行う"** になるだろうか. COPD増悪患者の救急搬送時にSpO_2 88〜92%管理群と酸素8〜10 L/分投与群を比較したランダム化比較試験では, SpO_2管理群で有意に死亡率が低かったという報告があり(2 vs 9%, 95% CI 0.20〜0.89, p＝0.02)[9], GOLDガイドラインにおいてもCOPD増悪に対しては, SpO_2 88〜92%, PaO_2 60〜70 Torrを目標にSpO_2をモニタリングしながら酸素投与を行うことが推奨されている[3, 10].

●ここがポイント

SpO$_2$のモニタリングが重要，90％前後を目標に！

2 ABCアプローチ

　続いての初期対応は，antibiotics（抗菌薬），bronchodilators（気管支拡張薬），corticosteroids（全身ステロイド投与）の頭文字をとって**ABCアプローチ**と呼ばれている．

1) bronchodilators（気管支拡張薬）

　気管支拡張薬の第一選択は短時間作用型 β_2 刺激薬（SABA：short-acting β_2 agonist）の吸入である[11]．患者の手持ちのMDI（metered dose inhaler）を使用してもよいが，**入院が必要なほどのCOPD増悪の場合は吸入後の息止めができず，有効に使用できないことが多いため，超音波ネブライザーでの吸入が望ましい**．SABA単剤で効果が不十分な場合は短時間作用型抗コリン薬（SAMA：short-acting muscarinic agent）を検討してよいが[3]，SABA単独とSABA＋SAMA併用の有効性を比較したシステマティックレビューでは90分以内のFEV1値に有意差は認めなかった[12]．

> ●処方例
>
> 　サルブタモール（ベネトリン®）吸入液0.3〜0.5 mL＋生理食塩水5〜8 mL超音波ネブライザー吸入　入院後1日4〜6回（4〜6時間ごと）．4回の場合は朝，昼，晩，眠前＋呼吸苦が強いとき．
>
> 　＊回数は目安であり，呼吸困難を改善させるのに必要な回数を見極める．通常は4回くらいで開始することが多い

2) antibiotics（抗菌薬）

　前述の通りCOPD増悪の原因として呼吸器感染症が多いとされ，抗菌薬投与は治療の重要な位置を占めるが，全例に必須というわけではないようである．実際1987年のAnthonisenらの報告では喀痰の膿性化のある1型，2型（表1）の増悪では抗菌薬の有効性が示されたが，3型では示されなかった[4]．システマティックレビューでは抗菌薬の使用は外来，入院管理ともに治療失敗のリスクを低減するという結果ではあったが，組み入れられた研究がやや古く現在使用できない抗菌薬を用いた研究も含まれているためエビデンスの使用には注意が必要である[13]．

　なお人工呼吸器管理を必要とし，ICUに入室しそうな重症COPD増悪患者を対象とした検討では抗菌薬投与群で入院中死亡率を下げ，人工呼吸器管理期間，入院期間を有意に短縮したとしている[14]．議論のあるところではあるが現行のGOLDガイドラインと日本呼吸器学会のガイドラインともに，**喀痰の膿性化のある症例，換気補助療法使用例では抗菌薬の投与を推奨している**[1, 3]．

> ●処方例
>
> 　アンピシリン/スルバクタム1回3.0 g　6時間ごと　1日4回　静脈投与
>
> 　セフトリアキソン（ロセフィン®）1回1 g　24時間ごと　1日1回　静脈投与

3) corticosteroids（全身ステロイド投与）

　喘息と同様にCOPD増悪においてもステロイド全身投与は呼吸機能（FEV1）や低酸素血症（PaO$_2$）を早く改善させ，回復までの期間を短縮する．経口投与と経静脈投与では有効性に差はないとされており[15]，用量と治療期間については**結論からいえば30〜40 mgの5日間投与が推奨**

表2　入院とICU入室の適応

入院の適応
・安静時呼吸困難の増加，頻呼吸，低酸素血症の悪化，錯乱，傾眠などの著明な症状
・急性呼吸不全
・チアノーゼ，浮腫などの新規徴候の出現
・初期治療に反応しない場合
・重篤な併存症（左・右心不全，肺塞栓症，肺炎，気胸，胸水，治療を要する不整脈など）の存在*
・不十分な在宅サポート
・高齢者*
・安定期の病期がⅢ期（高度の気流閉塞）以上*

ICU入室の適応
・初期治療に対して不応性の重症の呼吸困難
・錯乱，傾眠，昏睡などの不安定な精神状態
・酸素投与やNPPVにより低酸素血症が改善しない場合（$PaO_2 < 40$ Torr）または/かつ呼吸性アシドーシス（pH＜7.25）
・IPPVが必要な場合
・血行動態が不安定で昇圧薬が必要な場合

文献1，3を参考に作成（＊は文献1にのみ記載）

されている．その根拠となる**REDUCE試験**に関しては押さえておきたい．以前よりCOPD増悪に対するプレドニゾロン30〜40 mgの10〜14日間投与の有効性が示されていたが[16, 17]，本研究で5日間の全身ステロイド投与が14日間投与に非劣勢であることが示された[18]．これを受けて日本呼吸器学会のガイドライン（5〜7日間）[1]，GOLDガイドライン（5日間）[3]も短期間の投与を推奨している．

> ●処方例
> ・プレドニゾロン（プレドニン®）1回5 mg 8錠　1日1回　内服
> ・プレドニゾロン（水溶性プレドニン®）1回40 mg＋生理食塩水100 mL　1日1回　静脈投与
> ・メチルプレドニゾロン（ソル・メドロール®）1回40〜80 mg＋生理食塩水100 mL　1日3〜4回　静脈投与（こちらの処方は，重症，NPPV使用，気管挿管例）

❸ dispositionの判断

来院した時点で非侵襲的陽圧換気（noninvasive positive pressure ventilation：NPPV）や侵襲的陽圧換気（invasive positive pressure ventilation：IPPV）などの補助換気療法が必要な状態であれば入院もしくはICU入室となるが，基本的には救急外来におけるABCアプローチへの反応を見ながら各種検査所見と患者背景を鑑みて入院が必要かを判断する．日本呼吸器学会のガイドラインとGOLDガイドラインからそれぞれ入院の適応およびICU入室の適応について（**表2**）のように記載されている．

表3 NPPVの適応と除外基準

NPPVの適応
以下の1項目以上
・呼吸性アシドーシスを伴う高二酸化炭素血症（pH ≦ 7.35 かつ $PaCO_2$ ≧ 45 Torr）
・呼吸補助筋の使用，腹部の奇異性動作，肋間筋の陥没などの呼吸筋疲労 and/or 呼吸仕事量増加を示唆する重度の呼吸困難
・酸素療法で改善しない持続性の低酸素血症
NPPVの除外基準＝IPPVの適応
・NPPVが忍容できない，またはNPPVに失敗
・呼吸停止・心停止
・意識レベル低下，鎮静薬によるコントロール困難な不穏
・大量の誤嚥，持続する嘔吐
・気道分泌物を持続的に除去不能
・血行動態が不安定で，輸液と血管作動薬に反応不良
・重度の不整脈
・NPPVが忍容できない患者で，生命を脅かす低酸素血症を認める

文献1，3を参考に作成

3. 補助換気療法の適応について

症例の続き

　SpO₂モニターをこまめに観察しながらSpO₂ 88〜92％を目標に酸素療法を行い，ABCアプローチで初期対応を行ったが，努力呼吸は改善せず入院の方針となった．フォローの血液ガス所見はpH 7.300，$PaCO_2$：66.8 Torr，PaO_2：70.5 Torr，HCO_3^-：31.9 mmol/L であった．

　上記症例は高二酸化炭素血症，アシデミアが来院時より悪化しており，日本呼吸器学会，GOLDガイドラインで推奨されているNPPV導入基準（表3）に該当する．NPPVの使用はNPPVを用いない治療と比較して死亡率や挿管率を半減させる効果が示されており[19]，導入の簡便さや患者への負担の少なさからも補助換気療法の第一選択はNPPVである．NPPVの除外基準に該当する場合（表3），IPPVの導入を検討する．特に重要なのはエアウェイに問題がないこと（喀痰量が多すぎず，喀出できるなど），重症度が高すぎないこと（ショックバイタルであればもちろんIPPV）である．NPPVの適応のフローチャートを（図1）に示す．COPD増悪患者は呼吸筋疲労に加え，肺胞および血管床が破壊されており，気管支も狭小化しているため換気，酸素化の両方を補助するS/T（spontaneous/timed）モードのよい適応である．初期設定について（表4）に示す．

4. 安定後のマネジメント

1 禁煙指導

　禁煙はCOPDのあらゆる病期で意義のあることであり，呼吸機能の低下を抑制し，死亡率を減少させることが大規模研究で示されている[20]．しかしながら大人の行動変容は大変難しいもので，さらに本書の読者のような若手医師に"タバコは百害あって一利なし"と正論を振りかざされても，すぐに禁煙につなげるのは困難だろう．ニコチンは依存性物質であるため，自分の意志だけ

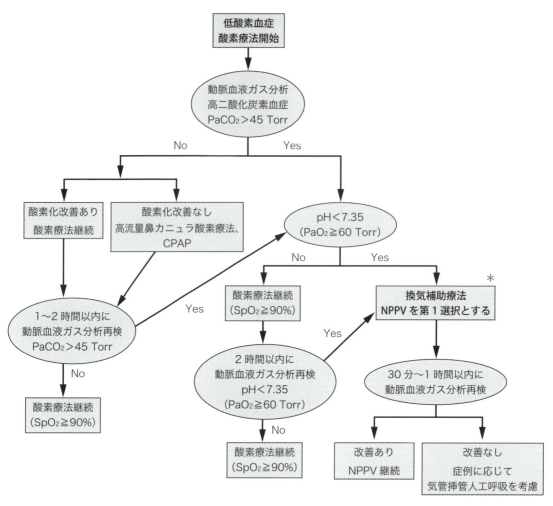

図1 COPD増悪時における呼吸管理
＊NPPVの除外基準に該当する場合は気管挿管人工呼吸を考慮．文献1より転載

表4 NPPVの適応と除外基準

S/Tモードの一般的な初期設定
① 患者の状態に応じて酸素濃度は50〜100％，IPAP 8 cmH$_2$O，EPAP 4 cmH$_2$Oで開始
② 患者の呼吸パターンがNPPVと同調しているか，忍容できているか，腹部膨満がないかなどを確認しながら，IPAPを2〜3 cmH$_2$Oずつ，10〜20 cmH$_2$Oまで上昇させる＊
③ auto PEEPによりうまくトリガーが入らないときはEPAPを2 cmH$_2$Oずつ上昇させる
④ 30分〜1時間で血液ガス分析を再検し，効果を判定する

＊気腫型COPDの多い本邦においては，IPAPを上げすぎると気胸のリスクがあるため15〜20 cmH$_2$Oを上限としている施設が多い
IPAP：inspiratory positive airway pressure：吸気気道陽圧

で禁煙することは往々にして難しい．薬物を使用して結果として成功率を高めることが重要であり，実際禁煙外来でのカウンセリングに加え，バレニクリン（チャンピックス®），ニコチン代替療法など薬物療法の併用が最も禁煙率が高かったという報告がある[21]．それゆえ，禁煙の重要性だけでなく禁煙外来の存在を共有する必要がある．最初はとり付く島もなかった患者が外来でラ

ポールを形成していくなかで，禁煙に前向きになることはしばしば経験され，**根気強く提案していくことが肝要**である．

2 予防

入院中は次のCOPD増悪の予防のための対策を講じるよい機会である．退院までに行っておきたい予防策について概説する．

1）吸入指導

入院を要するCOPD増悪患者はGOLDガイドラインではグループC，Dに該当し，LAMA（long-acting muscarinic antagonist：長時間作用性抗コリン薬）もしくはLABA（long-acting β_2 agonist：長時間作用性β_2刺激薬）/LAMA吸入の適応となる[3]．吸入薬には多くのデバイスがあり，その特徴も一長一短である．コンプライアンス，吸入力などを勘案して最適な吸入デバイスを検討することが重要であるが，それについては今回は割愛する．結論としては薬剤が毎日適切に気管支に届けばよいので，デバイスごとの設定通りに吸入できるように薬剤師に吸入指導を依頼する．

2）呼吸器リハビリテーション

呼吸器リハビリテーションは呼吸困難感の軽減，運動耐用能の改善，健康関連QOLの改善に有効であるとされている[1]．しかしながらCOPD増悪で入院した患者の早期のリハビリテーションの効果に関していまだ一定の結論が出ていない．ACCP/CTSガイドラインでは4週間以内に急性増悪があった中等症以上のCOPD患者において，呼吸器リハビリテーションは再入院を減らした（odds ratio 0.24, 95 % CI 0.07〜0.88）ことから早期の介入が推奨されている[22]一方で，12カ月時点において再入院の抑制や身体機能回復の促進はみられず，リハビリテーション群で死亡率が高かったとの報告もある[23]．急性期は積極的なリハビリテーションではなく，口すぼめ呼吸や腹式呼吸の指導，ADL維持に努め，落ち着いた段階で外来リハビリテーションにつなげていくのが無難だろうか．

3）ワクチン接種

インフルエンザワクチンはCOPD増悪予防に有効であり，インフルエンザ流行期の死亡率が有意に減少したとされている[1, 24]．また肺炎球菌ワクチンについては65歳以上のすべてのCOPD患者にはPPSV23（ニューモバックス）とPPSV13（プレベナー）の両方の接種が推奨されており，65歳未満の重症COPD患者にはPPSV23接種が推奨されている[1]．

3 在宅酸素療法の検討

在宅酸素療法（long-term oxygen therapy：LTOT）は慢性呼吸不全患者の生存期間を延長し，呼吸困難感を軽減する．日本におけるLTOTの適応基準は"十分な内科的治療と呼吸器リハビリテーションを行って1カ月以上安定した状態において安静時$PaO_2 \leqq 55$ Torr，および$PaO_2 \leqq 60$ Torrで，かつ睡眠時または運動負荷時に著しい低酸素血症をきたすものであって，医師が必要であると認めた患者"とされている[1]．しかしながらCOPD増悪で入院した場合，低酸素由来で退院に支障があれば導入を検討するのが実際だと思われる．

4 アドバンス・ケア・プランニングについて

もともとCOPDの診断がついている患者もCOPD増悪により飛び込みで来院された患者もアドバンス・ケア・プランニング（advanced care planning：ACP）（**第3章1参照**）がなされてい

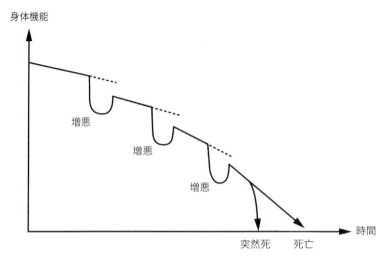

図2　COPDの illness trajectory curve
文献25, 26を参考に作成

ないことが多い．これは忙しい外来のなかでゆっくり話ができない時間的制約や患者の病識が乏しいことも一因であると思われる．

一方，COPD増悪から回復した状況というのは入院中であれば比較的時間がとることができ，また病識が芽生えるタイミングであるためACP導入に非常に適している．その際にはCOPDのillness trajectory curveを用いながら説明することをお勧めしたい（図2）．増悪により身体機能は低下し，治療後改善はするが，増悪前より改善することはない．そして増悪をくり返せばくり返すほど，肺機能は低下し，前述の通り増悪のリスクも上昇する．増悪を予防する重要性を伝えることで安定期の治療に対するコンプライアンスの向上が期待され，また終末期ケアについての導入もスムーズに行うことができる．

おわりに

最後にCOPDにて来院したときから退院までに行うことを表5にまとめたので参考にしてもらいたい．

COPD増悪の初期対応，入院マネジメントについて概説した．COPD増悪は初期対応のダイナミックさに始まり，入院中の教育やアドバンス・ケア・プランニング，退院後の外来フォローとホスピタリストにとって非常にやりがいのある病態である．いつも一定以上のケアが提供できるように心がけてほしい．

文献・参考文献

1) 「COPD（慢性閉塞性肺疾患）診断と治療のためのガイドライン（第5版）」（日本呼吸器学会COPDガイドライン第5版作成委員会/編），メディカルレビュー社，2018
2) Zvezdin B, et al：A postmortem analysis of major causes of early death in patients hospitalized with COPD exacerbation. Chest, 136：376-380, 2009
3) Singh D, et al：Global Strategy for the Diagnosis, Management, and Prevention of Chronic Obstructive Lung

表5 COPD増悪入院診療まとめ

来院時から入院まで	☐ 鑑別疾患の除外 　☐ 血液検査（血算，生化学，Dダイマー，血清BNP） 　☐ 血液ガス分析（pH, $PaCO_2$ チェック→換気補助の必要性の判断） 　☐ 胸部X線（肺炎，気胸，心不全の除外） 　☐ 心電図，経胸壁心エコー（ACS，肺血栓症の除外）
初期治療	☐ 酸素投与（SpO_2 90%前後を目標に） ☐ ABCアプローチ 　☐ SABA吸入 　☐ 抗菌薬 　☐ 全身ステロイド投与 ☐ フォローの血液ガス分析 　→呼吸性アシドーシスを伴う高二酸化炭素血症（pH ≦7.35かつ$PaCO_2$ ≧45 Torr）がないか
入院翌日以降に評価すること	☐ 換気補助を行っている患者では定期的な血液ガス分析でpH，$PaCO_2$フォロー ☐ 呼吸数，換気量，胸部聴診所見のフォロー
安定から退院まで	☐ 禁煙指導 ☐ 吸入薬手技指導 ☐ 呼吸器リハビリテーションの導入 ☐ 肺炎球菌ワクチン，インフルエンザワクチンの接種もしくは予定を立てる ☐ アドバンス・ケア・プランニング（必要に応じて）

BNP：brain natriuretic peptide（脳性ナトリウム利尿ペプチド），ACS：acute coronary syndrome（急性冠症候群）

Disease：The GOLD Science Committee Report 2019. Eur Respir J：doi：10.1183/13993003.00164-2019, 2019

4) Anthonisen NR, et al：Antibiotic therapy in exacerbations of chronic obstructive pulmonary disease. Ann Intern Med, 106：196-204, 1987

5) Soler N, et al：Bronchial microbial patterns in severe exacerbations of chronic obstructive pulmonary disease（COPD）requiring mechanical ventilation. Am J Respir Crit Care Med, 157：1498-1505, 1998

6) Suissa S, et al：Long-term natural history of chronic obstructive pulmonary disease：severe exacerbations and mortality. Thorax, 67：957-963, 2012

7) Evaluation of COPD Longitudinally to Identify Predictive Surrogate Endpoints（ECLIPSE）Investigators.：Susceptibility to exacerbation in chronic obstructive pulmonary disease. N Engl J Med, 363：1128-1138, 2010

8) Suissa S, et al：Long-term natural history of chronic obstructive pulmonary disease：severe exacerbations and mortality. Thorax, 67：957-963, 2012

9) Austin MA, et al：Effect of high flow oxygen on mortality in chronic obstructive pulmonary disease patients in prehospital setting：randomised controlled trial. BMJ, 341：c5462, 2010

10) ATS/ERS Task Force.：Standards for the diagnosis and treatment of patients with COPD：a summary of the ATS/ERS position paper. Eur Respir J, 23：932-946, 2004

11) Joint Expert Panel on Chronic Obstructive Pulmonary Disease of the American College of Chest Physicians and the American College of Physicians-American Society of Internal Medicine.：Evidence base for management of acute exacerbations of chronic obstructive pulmonary disease. Ann Intern Med, 134：595-599, 2001

12) McCrory DC & Brown CD：Anti-cholinergic bronchodilators versus beta2-sympathomimetic agents for acute exacerbations of chronic obstructive pulmonary disease. Cochrane Database Syst Rev：CD003900, 2002

13) Vollenweider DJ, et al：Antibiotics for exacerbations of chronic obstructive pulmonary disease. Cochrane Database Syst Rev, 12：CD010257, 2012

14) Nouira S, et al：Once daily oral ofloxacin in chronic obstructive pulmonary disease exacerbation requiring mechanical ventilation：a randomised placebo-controlled trial. Lancet, 358：2020-2025, 2001

15) de Jong YP, et al：Oral or IV prednisolone in the treatment of COPD exacerbations：a randomized, controlled, double-blind study. Chest, 132：1741-1747, 2007

16) Davies L, et al：Oral corticosteroids in patients admitted to hospital with exacerbations of chronic obstructive pulmonary disease：a prospective randomised controlled trial. Lancet, 354：456-460, 1999

17) Aaron SD, et al：Outpatient oral prednisone after emergency treatment of chronic obstructive pulmonary dis-

ease. N Engl J Med, 348：2618-2625, 2003

18) Leuppi JD, et al：Short-term vs conventional glucocorticoid therapy in acute exacerbations of chronic obstructive pulmonary disease：the REDUCE randomized clinical trial. JAMA, 309：2223-2231, 2013

19) Ram FS, et al：Non-invasive positive pressure ventilation for treatment of respiratory failure due to exacerbations of chronic obstructive pulmonary disease. Cochrane Database Syst Rev：CD004104, 2004

20) Anthonisen NR, et al：Smoking and lung function of Lung Health Study participants after 11 years. Am J Respir Crit Care Med, 166：675-679, 2002

21) Warnier MJ, et al：Smoking cessation strategies in patients with COPD. Eur Respir J, 41：727-734, 2013

22) Criner GJ, et al：Prevention of acute exacerbations of COPD：American College of Chest Physicians and Canadian Thoracic Society Guideline. Chest, 147：894-942, 2015

23) Greening NJ, et al：An early rehabilitation intervention to enhance recovery during hospital admission for an exacerbation of chronic respiratory disease：randomised controlled trial. BMJ, 349：g4315, 2014

24) Poole PJ, et al：Influenza vaccine for patients with chronic obstructive pulmonary disease. Cochrane Database Syst Rev：CD002733, 2006

25) Landers A, et al：Severe COPD and the transition to a palliative approach. Breathe (Sheff), 13：310-316, 2017

26) Lynn J & Adamson DM：Living well at the end of life. Adapting health care to serious chronic illness in old age. Washington, Rand Health, 2003

プロフィール

磯本晃佑（Kohsuke Isomoto）
近畿大学医学部内科学腫瘍内科部門
3月まで神奈川県立循環器呼吸器病センター呼吸器内科に所属，4月より現所属．総合内科平岡道場に入門希望の方は東京ベイへ！

第2章 ホスピタリストのための主要疾患マネジメント

7. 上部消化管出血

宮﨑岳大

● Point ●

・上部消化管出血の初期治療は，①バイタルサイン安定化，②緊急内視鏡を行うための準備と必要性の判断，③内視鏡治療後のマネジメントの3つである

・バイタルサインが安定化した後では，Hb 7 g/dL 以上を目標に輸血しよう

・出血の原因検索（ピロリ感染，NSAIDs，癌など）も忘れないようにしよう

はじめに

上部消化管出血は，日常診療で遭遇する機会が非常に多い疾患である．死亡率はここ数年減少傾向であるが，適切な処置を行わないと出血に伴うショックから致死的な病態に発展することがあるため，**救急外来での迅速な初期対応が重要**となる．本項では，上部消化管出血の初期対応を中心に述べる．

> **症例**
>
> 定期的な病院受診歴がなく，アルコール多飲歴がある60歳の男性．
> 普段のようにアルコールを飲んでいたところ，気分不良を認め，トイレに行こうとした際に新鮮血の吐血をして意識を失った．倒れているのに気が付いた家族が救急車要請した．
> バイタルサインは，JCS I -3，血圧 70/40 mmHg，脈拍数 120回／分，呼吸数 20回／分，SpO₂ 92 %（室内気）
> 内視鏡検査までの初期対応がイメージできるだろうか？

上部消化管出血に対する初期治療として，①**バイタルサイン安定化**，②**緊急内視鏡を行うための準備と緊急内視鏡の必要性の判断**，③**内視鏡治療後のマネジメント**の3つが大切である．

1. バイタルサインの安定化

1 意識と ABC の確認

上部消化管出血の初期対応としてまず意識と ABC（airway，breathing，circulation：気道，呼吸，循環）の確認である．つまりバイタルサインをチェックし，酸素，モニター（血圧，心電図，SpO₂），静脈ラインの確保（18 G で2ルート）を行う．静脈ライン確保の際に，血液検査

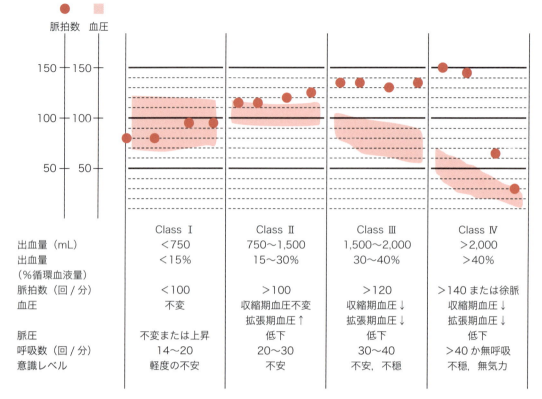

図1 出血性ショックの重症度分類と出血量，バイタルサイン・症状（文献2より引用・改変）
体重70 kgを想定．文献3より転載

（血算，生化学，凝固，血液ガス，血液型）を提出する．血行動態の安定化がマネジメントの第一段階である．

> ● ここがポイント
> ①上部消化管出血に対する緊急内視鏡検査は，急変する可能性が高い検査であること認識しよう．
> ②呼吸不全（例：マスク酸素が必要），意識障害がある，吐血が続いて窒息のリスクが高い，ショック状態などでは，挿管し人工呼吸管理を検討する必要がある．
> ③また呼吸状態が安定している場合でも，内視鏡時に，誤嚥やバイタルサインが不安定化する場合があり，気道確保や気管挿管がすみやかに行うことができる状況で内視鏡検査を行おう[1]．

2 体液量を評価する

　第二段階として，気道確保や呼吸状態の安定化とともに，血圧や脈拍，出血量から体液量を臨床的に評価する．出血性ショックを早期に認識し介入するためには，バイタルサインや身体所見から重症度評価する（図1）．

　図1にあるように，Class Iの時点では，バイタルサインに変動はなく，Class IIになると，脈圧が低下し，脈拍数が増加する．代償機構が強く作動するため，大部分の出血患者で，血液量の30％以上が失われるまで血圧は低下しない．Class IIIになってはじめて収縮期血圧が低下する．ショックを認識した場合は，静脈ライン確保（18 Gで2ルート）のうえ，細胞外液の全開投与を行う．

表1 上部消化管出血の用語の整理〜血便，下血，黒色便など適切な用語を用いよう

上部消化管出血	下血＝黒色便（タール便）
	・広義には，下血は，胃などの上部消化管だけでなく小腸や大腸などの下部消化管も含めた全消化管領域から出血した血液が肛門から排出されることを意味する ・狭義の意味では，下血は，血便と区別して上部消化管出血による黒色便を意味する．つまり，下血＝黒色便である
下部消化管出血	血便
	下部消化管出血からの出血を血便と言う

❸ 出血源の検索

また初期治療と同時に，出血源の検索も行おう．出血源を表現する方法には，下血，血便，黒色便などがあるが適切な表現を用いよう（表1）．

●ここがピットフォール

・ショック＝血圧低下ではない！
・血圧が低下する前に，早期（Class ⅠやⅡ）にショックを認識すること．ショックの臨床サインは，不安，頻呼吸，弱い末梢脈拍，四肢冷感，蒼白ないし斑紋状の皮膚である．
・血液ガス検査で乳酸をチェックするのも有用である．

2. 輸血を含めた緊急内視鏡を行うための準備

上部消化管出血治療の3原則は，①入れる，②薬剤投与，③止めるである（図2）．

❶ 入れる（細胞外液，輸血）

上部消化管出血では，まず18 Gで静脈ラインを確保し細胞外液投与を行うが，細胞外液投与は，血管内容量を回復させるものの，輸液が大量に投与されると，呼吸不全，凝固障害などの合併症のリスクが増大する．そのため，輸血の開始のタイミングを早く判断しよう[4]．

1）赤血球輸血

① 細胞外液投与による初期輸液（細胞外液1〜2 L）で，バイタルサインが安定化しない．
② ヘモグロビン（Hb）7 g/dL以下の貧血を認める．

上記の場合は，緊急輸血の適応と考える．

●ここがピットフォール

急性の消化管出血では，初期にヘモグロビンの低下が認められない場合がある．ヘモグロビン値は濃度なので，出血が生じた初期にはヘモグロビン濃度は低下しない．時間が経過して，間質からの水分や細胞外液投与により，本来のヘモグロビン値になる（図3）．

バイタルサインが安定化した後では，心疾患などの合併症がない場合は，Hb 7 g/dL以上を目標に輸血する．心疾患（不安定狭心症や心筋梗塞など）がある場合は，定まった目標値はないがHb 9 g/dL以上を目標に輸血する[5]．

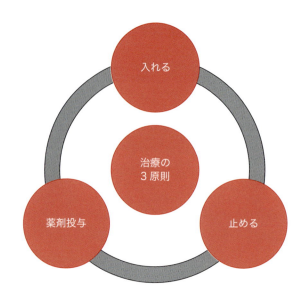

図2　上部消化管出血治療の3原則
上部消化管出血治療の3原則は，①入れる，②薬剤投与，③止めるである．

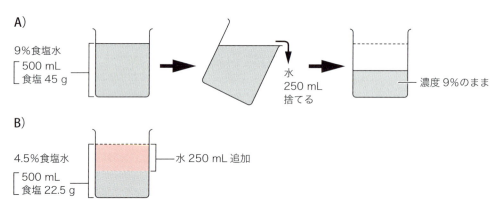

図3　急性の消化管出血では，初期にヘモグロビンの低下は認められない
例えば，ビーカーに入った500 mLの9％食塩水を250 mL捨てても，濃度は同じである（A）．しかし500 mLになるように，250 mL水分を足すと，濃度4.5％の食塩水となる（B）ことを考えると理解しやすい．つまり間質からの水分や細胞外液を投与した後に，本来のヘモグロビン値が現れることになる

2）血小板輸血

消化管出血では，「血小板（Plt）＜5万/μL」で血小板輸血を考慮する．

オーダーする血小板輸血の量は，体重50 kgの場合血小板輸血5単位でPlt 2万/μL増加，血小板輸血10単位でPlt 4万/μL単位増加することを念頭に考える[6]．

3）新鮮凍結血漿（fresh frozen plasma：FFP）

多量に消化管出血をしている場合やワルファリン内服をしている場合は，凝固障害が生じている場合がある．そこでプロトロンビン時間（PT-INR：prothrombin time-international normalized ratio）を確認する．

① PT-INR ＞2であれば新鮮凍結血漿の適応と考えてよい．

② PT-INR ＜2.5なら緊急内視鏡検査は可能であるが，PT-INR ≧2.5なら新鮮凍結血漿を投与しPT-INR ＜2.5になってから緊急内視鏡検査を施行する[7]．

●ここがポイント

大量輸血時の注意点

大量に赤血球を輸血する場合には，赤血球輸血に凝固因子が含まれていないために，新鮮凍結血漿が必要となる．目安としてRBC（red blood cells）6単位につきFFP 2単位を投与する[8]．

2 薬剤投与

1）プロトンポンプインヒビター（proton pump inhibitor：PPI）

PPIは急性期の胃潰瘍に対して，再出血率や手術や死亡リスクを減らすため有効な薬剤である．H_2受容体拮抗薬は，急性期の胃・十二指腸潰瘍に使用した臨床試験では，再出血率や死亡率を下げなかったとの報告があり，急性期の胃・十二指腸潰瘍では，PPI投与が推奨される[9]．

> ●処方例
> オメプラゾール（オメプラール®）1A ＋生食 20 mL　静注

2）エリスロマイシン

緊急内視鏡前のエリスロマイシン投与は，エリスロマイシンのモチリン作用（胃の蠕動運動を促す）により，胃内容物のクリアランスを促し，緊急内視鏡検査時の視認性を改善，内視鏡時間の短縮，second look（後述）の必要性を減少させる効果がある[10]．しかし，入院期間，死亡率，輸血量は減少しないため，日本や米国でのガイドラインでは，**ルーチンでの投与は推奨していない**．また日本では保険適用がないため，おのおのの施設で緊急内視鏡前にエリスロマイシン投与を行うか話し合う必要がある．

> ●処方例
> エリスロマイシン（エリスロシン®500 mg）3 mg/kg　内視鏡検査30～90分前に，30分かけて点滴静注

●ここがポイント

経鼻胃管挿入は活動性の出血があるか確認するために必要なのか？

緊急内視鏡のタイミングを早めるが予後は変わらないなど経鼻胃管挿入に否定的な研究が多く，経鼻胃管を挿入するかどうかについては議論が分かれることが多い[11]．

実臨床では，循環動態不安定など上部消化管出血が否定できないケース，例えば，黒色便を認めるが吐血がない場合などでは経鼻胃管を挿入し，新鮮血が引けたら活動性出血があるなど，経鼻胃管挿入が有用な場面もある．しかし，経鼻胃管からでは，十二指腸潰瘍出血や出血後に時間経過した場合に，胃内に血液がない場合があり，血液が引けなくても，上部消化管出血は除外できないので注意が必要である．

表2　緊急内視鏡検査の適応

| ①新鮮血の吐血 |
| ②バイタルサインが不安定な場合 |
| ③経鼻胃管から新鮮血を認める場合 |
| ④食道静脈瘤が疑われる場合 |

3) 予防的抗生物質の投与

　肝硬変患者は上部消化管出血での入院後に特発性細菌性腹膜炎や尿路感染症などのグラム陰性桿菌感染症を合併するリスクが高く，予防的抗生物質投与は，死亡率・感染率・食道静脈瘤の再出血率を減らす効果がある[12]．したがって，肝硬変患者が上部消化管出血で入院する場合は，セフトリアキソンまたはシプロフロキサシンの予防投与を行う．

●処方例
- セフトリアキソン（セフトリアキソンナトリウム静注用1 g）1A＋生食100 mL　点滴静注　1日1回　7日間
- シプロフロキサシン（シプロキサン®）400 mg　点滴静注　1日2回　7日間

❸ 止める

　内視鏡検査は，**上部消化管出血の出血源を確認し，必要に応じて止血術を行うことができる**．内視鏡のタイミングに関しては，コーヒー残渣様の吐血などでバイタルサインが安定している場合は待機的内視鏡（24時間以内）を行えばよい[13]．

　緊急内視鏡検査の適応として，American Journal of Gastroenterologyに，頻脈，血圧低下，新鮮血吐血，経鼻胃管からの新鮮血を認めるなどの基準が記載されている[14]．

　筆者の施設での緊急内視鏡を行う基準を**表2**に示す．**表2**のような場合に緊急内視鏡検査を夜間でも内視鏡医に相談をする基準としている．

　内視鏡的止血術が困難な症例も存在する．内視鏡的に止血を2回以上試みても止血ができない場合，止血が困難でバイタルサインが安定しない場合，大動脈消化管瘻が疑われるなどの場合は，すみやかに外科，放射線科へコンサルトを行う[15]．

3. 内視鏡治療後のマネジメント

　緊急内視鏡で止血後，消化器内科に以下のことを確認する．

❶ Forrest分類（表3）

　Forrest分類[16]とは，1974年にJohn Forrestが発表した潰瘍の出血状態による分類である．現在ではHeldweinらが1989年に改変[17]したものが広く用いられている．この分類は内視鏡止血術の適応や再出血率などを予測するうえで重要である．必ず内視鏡レポートでForrest分類，出血の場所，病変の大きさ，止血術の有無，止血術の内容について確認する．

表3　Forrest分類

I	活動性出血	
	a	噴出性出血（A内○で示す）
	b	湧出性出血（B内○で示す．露出血管から湧出性出血している）
II	出血の痕跡を認める潰瘍	
	a	非出血性露出血管（C内○で示す）
	b	血餅付着（D内○で示す）
	c	黒色潰瘍底（E）
III	きれいな潰瘍底（E内○で示す）	

A) Forrest Ia

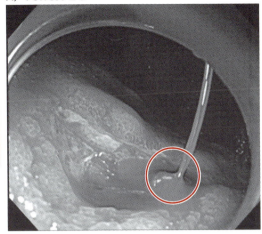

B) Forrest Ib

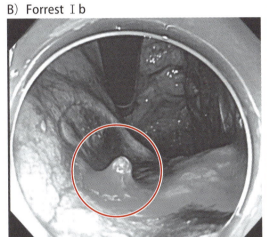

C) Forrest IIa

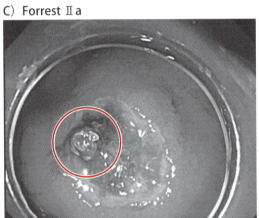

D) Forrest IIb

E) Forrest III

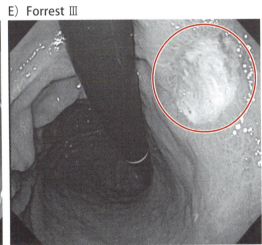

Color Atlas①参照

2 second lookの予定

second lookとは内視鏡的止血術後16〜48時間以内に再度内視鏡検査で高リスクの所見が残存していないか確認することである．second lookを行うことで，再出血リスクがある外科的治療を要する例が減少するとされているが，最近のガイドラインでは，再出血のおそれがある症例に対して行うことが推奨されている．

3 食事再開

食事再開のタイミングについては，再出血リスクが低くなってから考慮する．出血の原因病変，再出血リスク，院内コンセンサスにより再開時期が異なるため，内視鏡所見で低リスクな場合は翌日から，高リスクな場合はsecond lookで止血が得られていて出血のおそれが低いと判断されてから，が一般的であるが内視鏡医とも十分相談して決めることが望ましい．

4 潰瘍の場合は，原因検索（ピロリ・NSAIDs・癌）も忘れないようにしよう

胃十二指腸潰瘍の原因は，①ピロリ菌感染，②NSAIDs使用歴，③癌，④その他の4つに分けて考えよう．

①と②で原因の80％以上を占めるため，まずはこの2つがないか確認する．

1）ピロリ菌感染症

各種検査（血清ピロリ抗体，迅速ウレアーゼ試験，便中ピロリ抗体検査，尿素呼気試験など）の長所・短所を理解することが大切である．各種検査の詳細については成書などを参照すること．

ピロリ菌陽性の場合の，除菌のタイミングについては定まったものはないが，退院後に外来を受診した際に除菌治療を開始することが多い．

2）NSAIDs使用歴

アスピリン，ロキソプロフェン（ロキソニン®），セレコキシブ（セレコックス®），市販薬を含めた詳細な病歴聴取を行う．

3）癌

胃癌の鑑別のため，胃潰瘍の場合は2〜3カ月後に内視鏡を再検し必要があれば生検を行うことが一般的である．十二指腸潰瘍の場合は癌のリスクは低いため内視鏡再検は必須ではない．

4）その他の原因

ピロリ感染や，NSAIDsの服用がない場合は，特にサイトメガロウイルスや結核などの感染，IgA血管炎，NSAIDs以外の薬物，Zollinger-Ellison症候群など鑑別は非常に多く，しっかり鑑別していく．

5 抗血栓薬の薬剤再開の時期

抗血栓薬（抗血小板薬，抗凝固薬）の内服再開の時期については，血栓症のリスクと再出血のリスク（表4）を考慮し，消化器内科医と話し合う必要がある．一般的には，止血術日以降で出血がコントロールできたと判断できしだいすみやかに再開する[18]．

4. 入院から退院までにいつ・何をすべきか

最後に上部消化管出血にて入院したときから退院後までに行うことを表5にまとめた．

表4 再出血の危険性が高い患者の定義

止血前の状態で，収縮期血圧が100 mmHg未満の低血圧
Hb値10 g/dL以内未満
胃内に新鮮血を認める場合
活動性出血・巨大潰瘍（2 cm以上）
Forrest分類（Ⅰa，Ⅰb，Ⅱa）
食道胃静脈瘤
巨大潰瘍（胃角部小彎など）の症例など

表5 上部消化管出血入院診療まとめ

入院〜退院まで	□second lookの必要性と時期
	□食事再開の時期について
	□抗血栓薬の再開時期
	□肝硬変患者であれば，抗菌薬投与
	□再出血時の対応
	□食道静脈瘤破裂予防のβ遮断薬
退院後	□ピロリ菌除菌と効果判定
	□生検の結果の確認
	□次回の内視鏡検査の予定
	□PPIの投与期間の決定

●ここがポイント

食道静脈瘤出血の再出血予防にβ遮断薬を投与しよう！

食道静脈瘤出血を止血し安定した後は，β遮断薬を投与しよう（2次予防）[19]．β遮断薬は，食道静脈瘤の再出血率や死亡率を低下させる効果がある．また肝硬変患者で食道静脈瘤がある場合も，予防のためにβ遮断薬を投与しよう（1次予防）[20]．

しかし，胃静脈瘤への予防効果はなく，腹水コントロールが難しい症例や特発性細菌性腹膜炎を発症した症例では，β遮断薬で悪影響を生じるために投与は避けることが望ましい．

Advanced Lecture

・肝硬変の既往または疑いがある患者で，バイタルサインが安定化せず，食道胃静脈瘤からの出血が疑われる場合は，緊急内視鏡行うまでの間に，S–Bチューブの挿入を考えよう（図4）．

・食道静脈瘤の患者では過剰な輸血で再出血のリスクが増加するため，Hb 10 g/dL以上にしないように注意して輸血しよう[18]．

・血液製剤には抗凝固薬であるクエン酸塩が含まれている．出血性ショックで大量輸血をすると，低カルシウム血症を生じる場合がある．大量輸血の際には，血液ガス検査でCaイオンの測定行おう[4]．

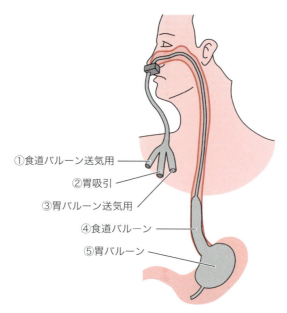

図4 S-Bチューブの挿入方法
①鼻からチューブを胃内に挿入する．胃内にバルーンがあることを確認後，空気（200〜250 mL）を注入し，胃バルーンを膨らませる．
②チューブを上方に引っ張り，胃バルーンが胃食道接合部に接したところで，鼻から出たチューブを引っ張り固定する．
③食道バルーン側マノメーター接続端子にマノメーターを接続し，クランプを開放して，食道バルーンに4〜5kPa（30〜40 mmHg）の空気圧をかける

おわりに

　上部消化管出血の，初期の治療に自信が付いただろうか．上部消化管出血の初期診療では，バイタルサインを常に意識し，緊急内視鏡検査が行うことができるように，輸血，PPI，必要に応じてエリスロマイシンや抗生物質の投与を行おう．

引用文献

1) 小原 勝敏，他：内視鏡診療における鎮静に関するガイドライン．Gastroenterol Endosc, 55：3822-3847, 2013
2) American College of Surgeons Committee on Trauma：Trauma Evaluation and Management（TEAM）：Program for Medical Students Instructor Teaching Guide. American College of Surgeons, Chicago, 1999
3) 改訂第5版外傷初期診療ガイドラインJATEC（一般社団法人日本外傷学会，一般社団法人日本救急医学会/監，日本外傷学会外傷初期診療ガイドライン改訂第5版編集委員会/編），へるす出版，2016
4) Cannon JW：Hemorrhagic Shock. N Engl J Med, 378：370-379, 2018
5) Villanueva C, et al：Transfusion strategies for acute upper gastrointestinal bleeding. N Engl J Med, 368：11-21, 2013
6) 日本赤十字社：医薬品情報 血小板輸血時の血小板増加数予測値：http://www.jrc.or.jp/mr/blood_product/about/platelet/（2019年6月閲覧）
7) ASGE Standards of Practice Committee：The management of antithrombotic agents for patients undergoing GI endoscopy. Gastrointest Endosc, 83：3-16, 2016
8) Maltz GS, et al：Hematologic management of gastrointestinal bleeding. Gastroenterol Clin North Am, 29：169-87, vii, 2000
9) Gisbert JP, et al：Proton pump inhibitors versus H2-antagonists：a meta-analysis of their efficacy in treating

bleeding peptic ulcer. Aliment Pharmacol Ther, 15：917-926, 2001

10) Barkun AN, et al：Prokinetics in acute upper GI bleeding：a meta-analysis. Gastrointest Endosc, 72：1138-1145, 2010

11) Rockey DC, et al：Randomized pragmatic trial of nasogastric tube placement in patients with upper gastrointestinal tract bleeding. J Investig Med, 65：759-764, 2017

12) Bernard B, et al：Antibiotic prophylaxis for the prevention of bacterial infections in cirrhotic patients with gastrointestinal bleeding：a meta-analysis. Hepatology, 29：1655-1661, 1999

13) Kumar NL, et al：Timing of upper endoscopy influences outcomes in patients with acute nonvariceal upper GI bleeding. Gastrointest Endosc, 85：945-952.e1, 2017

14) Laine L & Jensen DM：Management of patients with ulcer bleeding. Am J Gastroenterol, 107：345-360；quiz 361, 2012

15) 「消化性潰瘍診療ガイドライン（改訂第2版）」（日本消化器病学会/編），p22, pp168-169, 南江堂, 2015

16) Forrest JA, et al：Endoscopy in gastrointestinal bleeding. Lancet, 2：394-397, 1974

17) Heldwein W, et al：Is the Forrest classification a useful tool for planning endoscopic therapy of bleeding peptic ulcers? Endoscopy, 21：258-262, 1989

18) International Consensus Upper Gastrointestinal Bleeding Conference Group：International consensus recommendations on the management of patients with nonvariceal upper gastrointestinal bleeding. Ann Intern Med, 152：101-113, 2010

19) Funakoshi N, et al：Meta-analysis：beta-blockers versus banding ligation for primary prophylaxis of esophageal variceal bleeding. Ann Hepatol, 11：369-383, 2012

20) Gonzalez R, et al：Meta-analysis：Combination endoscopic and drug therapy to prevent variceal rebleeding in cirrhosis. Ann Intern Med, 149：109-122, 2008

参考文献・もっと学びたい人のために

1) 「Hospitalist 特集：消化管疾患」（篠浦丞，他/責任編集），3：695-708, 749-767, 2014
↑消化管出血の初期対応やピロリ菌の検査方法など，わかりやすく書かれている．

プロフィール

宮﨑岳大（Takehiro Miyazaki）
山内診療所　院長/五島中央病院総合内科・消化器内科
「離島でも世界最先端のエビデンスに基づいた医療を提供する」をモットーに日々診療を行っている．医療や研修医の教育だけでなく，牛や馬で田畑を耕し，無農薬で米や野菜を栽培，ニホンミツバチの飼育などの農業も行っている．

第2章 ホスピタリストのための主要疾患マネジメント

8. 急性膵炎

佐々木昭典

● Point ●

・急性膵炎は軽症と重症で全く予後のことなる疾患である．診断時および治療経過中に必ず重症度判定を行う

・急性膵炎において，診断後の初期治療が最も重要である．適切な補液投与とモニタリングを行う

・診断時に軽症急性膵炎に分類しても，その後重症化することやAKI，ARDSなどの重篤な合併症をきたすことがあり，注意が必要である

はじめに

　急性膵炎とはさまざまな原因で膵臓の急性炎症をきたし，それによって強い疼痛や循環不全をきたす疾患である．比較的commonな疾患であるため，初期研修医であってもすでに症例を経験している方も少なくないと思われる．初期治療として補液と鎮痛薬投与を行うことも知っている方が多いと思うが，では補液を行う意義とは何だろうか．また，重症度判定をくり返し行う意義は何であろうか．本項では，急性膵炎を治療するうえでのエッセンスを中心に話をしていきたい．

症例

50歳男性．

既往歴：急性膵炎

現病歴：アルコール性急性膵炎の既往がある．受診前日の午後6時頃からビールや日本酒を大量飲酒した．午前1時頃より心窩部の強い痛みを自覚，以前の急性膵炎の痛みと似ていたために，すぐに救急外来を受診した．対応した当直医は，血液検査での膵酵素の上昇，腹部CTにおける膵腫大とその周囲の脂肪織濃度上昇より急性膵炎と診断した．予後因子は該当する項目はなく，CTでも軽症膵炎に該当した．乳酸リンゲル液を100 mL/時で開始し，疼痛に対してオピオイドの持続点滴を始めた．翌日の午前10時頃，再度血液検査を行ったところ，ヘマトクリットおよびBUNの数値が著明に上昇をきたしていた．また，入院してから一度も排尿を認めていないことが判明した．

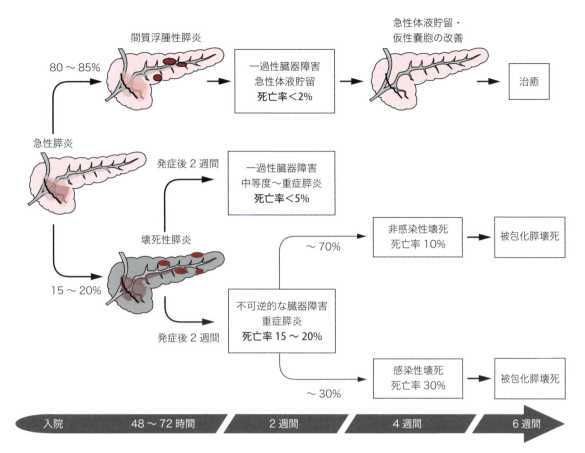

図　急性膵炎のタイムコース
文献2を参考に作成

1. 膵炎の診断基準：軽症〜重症で大きく異なる

　先述の症例であるが，対応として何が問題であったのだろうか．今回，最も伝えたいことは急性膵炎の適切な初期対応である．急性膵炎の病態であるが，まずさまざまな原因で膵臓に炎症が生じ膵酵素やサイトカインが放出される．これらの物質の影響により血管上皮障害が生じ血管透過性が亢進され，いわゆる全身性炎症反応症候群（systemic inflammatory response syndrome：SIRS）に至る．発症後の経過を図に記載しているが，軽症では膵臓の炎症性浮腫が生じているのに対して，中等症〜重症では膵臓の壊死をきたしている．そして，**軽症膵炎の死亡率が2％未満に対して，重症になると死亡率は15％以上となってくる**．そのため，重症度をアセスメントすることは非常に重要な事項である．本項では，膵炎の診断，原因，そして重症度について述べていく．

1 診断のポイント

　急性膵炎の診断はそれほど難しくはない．次の3つのうち2つ以上を満たせばよい．①心窩部痛，②リパーゼもしくはアミラーゼの上昇，③CTもしくはMRIで膵炎に矛盾しない所見である．以下にそれぞれの診断基準について述べる．

表1　急性膵炎の原因

原因	頻度	診断の手がかり	備考
アルコール	30％	慢性膵炎の所見あり	病歴聴取から診断に至る，CAGE スコアを取っておく
胆石	40％	胆石・胆泥の存在，肝酵素の異常	EUS で微小の胆嚢/胆管結石を検出できる場合がある
ERCP 後	5％		NSAIDs 坐剤や膵管ステント留置によって症状を軽減できうる
術後	5％		膵虚血が原因として考えられている
高トリグリセリド血症	2〜5％	血清トリグリセリド値＞1,000 mg/dL	
薬剤性	＜5％	他のアレルギー症状（例：皮疹など）を伴う	症状は軽症なことが多い
自己免疫性膵炎	＜1％	血清IgG4値の上昇，ステロイドが奏効する	膵臓以外にも唾液腺や腎臓にも異常をきたすことがある
腹部外傷	＜1％	鈍的や貫通性外傷に多い	
胆管閉塞	稀	セリアック病，Crohn病，膵胆管合流異常（controversial），Oddi 括約筋機能不全（very controversial）	稀であるが，胆管癌や乳頭部癌による閉塞も原因となる

EUS：endoscopic ultrasonography（超音波内視鏡），ERCP：endoscopic retrograde cholangiopancreatography（内視鏡的逆行性胆管膵菅造影検査）．文献1を参考に作成

1）心窩部痛

　膵臓の解剖学的な位置と一致して心窩部に圧痛を認めるが，重症膵炎の場合では炎症が広範囲に広がるため，腹部全体を痛がる場合がある．

2）膵酵素

　膵炎が生じると，膵酵素であるアミラーゼやリパーゼが漏出し血液循環に入るために，これらの血中濃度が上昇する．ただ，血清アミラーゼは発症後6時間，血清リパーゼは発症後4時間程度で上昇をするため，偽陰性に注意が必要である．また，これらの膵酵素は診断に用いるが重症度には関与しない．

3）画像検査

　本邦の急性膵炎ガイドラインにおいて，エコー，CTまたはMRIで急性膵炎に伴う異常所見を認める場合を，急性膵炎の診断基準としている．そのため急性膵炎の診断では必ずしも造影CTが必要なわけではないが，膵炎の重症度では造影CT Grade が用いられている．

2 急性膵炎の原因

　表1に急性膵炎の原因を記載する．原因としては**アルコールと胆石**が多くを占める．主要な原因について以下に示す．

1）アルコール

　長期間の飲酒歴が原因となるため，**一度の大量飲酒でアルコール性と決め付けてはいけない**．具体的には**1日の50 g以上のアルコール摂取（ビール1.5 L程度）を5年以上がリスク**となる．よって，普段飲酒をしない人が飲み会で大量飲酒をしたぐらいでは急性膵炎は発症しないため，安易にアルコール性急性膵炎と診断することは危険である．

　アルコールが急性膵炎を起こす理由は，アルコールによる膵の直接障害だけではなく遺伝子や環境因子がかかわっているといわれている[2]．実際に，大酒家においても障害で急性膵炎になる割合は2〜5％程度である[1]．また，アルコール性急性膵炎患者の約半数は再発をきたすといわ

れており，再発防止のためには禁酒が最も有用である．

2）胆石

発症機序は胆管の閉塞による胆汁の膵管への逆流が関与しているといわれている[1]．また，**胆石が小さいほど急性膵炎になるリスクが上がり，特に胆泥の場合は見逃されることがあるため注意が必要**である[3]．胆石性急性膵炎の大部分において胆石・胆泥は腸管へ自然落下するため，通常の膵炎治療のみでよい場合が多い．しかし，胆石が胆管に嵌頓し閉塞をきたした場合や胆管炎を合併した場合はERCPの適応となる[4]．また，胆石性急性炎を起こした患者は再発予防のため胆嚢摘出術の適応となるため，退院までに一度外科にコンサルトを行う．

3）高トリグリセリド血症による急性膵炎

急性膵炎の原因の5％程度を占め，**特に妊婦の急性膵炎の原因として多い**[5]．血清トリグリセリド値≧1,000 mg/dLが発症のリスクとされており，数値が高いほど発症率が上がる[6]．トリグリセリド値が上昇する原因としては，**原発性**と**二次性**に分類される．二次性の原因としては，糖尿病，薬剤（タモキシフェンなどのホルモン補充薬），妊娠，そして飲酒があげられる．飲酒によって遺伝性高脂血症が増悪することもあるため，アルコール性急性膵炎を疑ってもトリグリセリド値の評価を行った方がよい[7]．

4）薬剤性

急性膵炎において薬剤性が占める割合は数％程度と少数であるが，その被疑薬は100種類以上に上る[2]．代表的な被疑薬として，アザチオプリン，バルプロ酸，ACE阻害薬などがあげられる．多くは被疑薬の開始後数週間以内に膵炎を発症するケースが多く皮疹や好酸球増多を伴うことがあるため，これらの所見は診断上有用である．また，薬剤性急性膵炎は軽症であることが多い．

3 重症度判定

1）なぜ重症度をつけるのか？

急性膵炎と診断した場合，必ず重症度判定をしなければならない．重症度の分類として，膵臓の炎症性浮腫のみであり臓器障害（膵壊死）をきたしていなければ軽症，臓器障害をきたしていても48時間以内に改善すれば中等症，臓器障害が48時間以上遷延する場合は重症となる[8]．そして図にあるように軽症と重症では死亡率に大きな隔たりが存在する．また，重症例においては膵臓が完全に治癒はせず，壊死した膵臓より感染をきたす場合がある．その一方で，初回で重症に分類しても適切な治療を行うことで臓器障害を改善させることができる．そのため迅速かつ適切な重症度判定が不可欠なのである．本邦のガイドラインでは，予後因子と造影CT Grade にて重症度判定を行っている[9]．下記におのおのの説明をしていく．

2）予後因子はなぜ重要なのか？

表2Aの予後因子は非常に重要であるが項目を覚えるだけでなく，なぜこれらの因子が重要なのかを理解してもらいたい．急性膵炎をきたすと，敗血症と同様にサイトカインストームが生じ，循環血漿量の低下や臓器不全をきたすといわれている[11]．これらを反映しているのが，血圧低下，呼吸不全，尿量低下，BUN，LDH，SIRSの項目である．よって，これらの項目を診断時に評価して，早急に正常化させるかが重要となってくる．本邦のガイドライン[9]では48時間以内に再度予後因子を評価することを推奨しているが，これは48時間は評価しなくもよいというわけではない．常にモニタリングを行い，改善傾向に乏しければ治療方針を変更するべきである．特に，BUNにおいては　診断後24時間の数値上昇が，死亡率と相関することがわかっている[1]．続いてCRPであるが，これは前述のサイトカインストームによるインターロイキン1，6の放出を反

表2 急性膵炎の重症度判定基準（厚生労働省難治性膵疾患に対する調査研究班 2008）

A．予後因子（予後因子は各1点とする）

1． Base Excess ≦－3 mEq/L，またはショック（収縮期血圧≦80 mmHg）	
2． PaO_2 ≦60 Torr（室内気），または呼吸不全（人工呼吸管理が必要）	
3． BUN ≧40 mg/dL（or Cr≧2 mg/dL），または乏尿（輸液後も1日尿量が400 mL以下）	
4． LDH≧基準値上限の2倍	
5． 血小板数≦10万/μL	
6． 総Ca≦7.5 mg/dL	
7． CRP≧15 mg/dL	
8． SIRS診断基準※における陽性項目数≧3	
9． 年齢≧70歳	

※SIRS診断基準項目：
（1）体温＞38℃または＜36℃
（2）脈拍＞90回/分
（3）呼吸数＞20回/分または $PaCO_2$＜32 Torr
（4）白血球数＞12,000/μL か＜4,000/μL または10％幼若球出現

B．造影CT Grade

1．炎症の膵外進展度	
前腎傍腔	0点
結腸間膜根部	1点
腎下極以遠	2点
2．膵の造影不良域 　膵を便宜的に3つの区域（膵頭部，膵体部，膵尾部）に分け判定する．	
各区域に限局している場合，または膵の周辺のみの場合	0点
2つの区域にかかる場合	1点
2つの区域全体を占める，またはそれ以上の場合	2点

1.と2.のスコア合計	1点以下：Grade 1 2点　　：Grade 2 3点以上：Grade 3

重症の判定

A 予後因子が3点以上 B 造影CT Grade 2以上の場合は重症とする

文献10より引用

映している．CRP ≧ 15 mg/dLで軽症と重症と区別されるが，緩徐に上昇をするため，発症後48時間における数値が有用となってくる[12]．

　年齢も急性膵炎の予後を規定するうえで重要な因子である．本邦のガイドライン[9]では70歳以上としているが，ある研究では75歳以上の急性膵炎患者の死亡率は若年者と比較し15倍以上であるという結果が出ている[13]．高齢者の急性膵炎ではより慎重な治療が必要である．

3）造影CTの立ち位置

　本邦のガイドラインにおいては，診断時の造影CTで重症度をつけることを推奨している（表2B）．実際に予後因子のみでは膵炎関連死は7.5％であるが，これに造影CT Gradeで重症にも該当する場合は25.9％まで死亡率が上昇する．ただ，海外のガイドラインでは造影CT画像を早期の予後因子として用いないことが多い[4]．理由として予後因子（表2A）の方が俊敏に評価をできる点や診断時の造影CTでは重症度を過小評価してしまう点があげられる．実際，膵壊死が出現するまでは発症後24～48時間かかるといわれている[14]．初回CTで軽症と診断してもフォローのCT

表4　Pancreatitis Bundles 2015 チェックリスト

急性膵炎診断時

☐ 厚生労働省重症度判定基準の予後因子を用いて重症度をくり返し評価する

☐ （〜48時間以内）十分な輸液とモニタリングを行い，平均血圧※65 mmHg以上，尿量0.5 mL/kg/時以上を維持する

☐ （〜適切な時間）急性膵炎では，疼痛のコントロールを行う

診断から3時間以内

☐ 病歴，血液検査，画像検査などにより，膵炎の成因を鑑別する

☐ 重症急性膵炎では，適切な施設への転送を検討する

☐ 重症急性膵炎の治療を行う施設では，造影可能な重症急性膵炎症例では，造影CTを行い，膵造影不良域や病変の拡がりなどを検討し，CT Gradeによる重症度判定を行う

診断から24時間以内

☐ 厚生労働省重症度判定基準の予後因子スコアを用いて重症度を評価する

☐ 胆石性膵炎のうち，胆管炎合併例，黄疸の出現または増悪などの胆道通過障害の遷延を疑う症例には，早期のERCP＋ESの施行を検討する

☐ 重症急性膵炎では，発症後72時間以内に広域スペクトラム抗菌薬の予防投与の可否を検討する

診断から48時間以内

☐ 腸蠕動がなくても診断後48時間以内に経腸栄養（経空腸が望ましい）を少量から開始する

診断後24〜48時間以内

☐ 厚生労働省重症度判定基準の予後因子スコアを用いて重症度を評価する

急性膵炎鎮静後

☐ 胆石性膵炎で胆嚢結石を有する場合には，胆嚢摘出術を行う

※平均血圧＝拡張期血圧＋（収縮期血圧−拡張期血圧）/3
ES：endoscopic sphincterotomy（内視鏡的乳頭括約筋切開術）
文献9より転載

で重症に該当することがあり，マネジメントが疎かにならないように気を付ける必要がある．

2. 初期治療：大量補液，鎮痛　など

　続いて初期治療に関して述べる．初期治療において補液と鎮痛を行うことは多くの方が理解されていると思われる．では，何を目標にどのくらい補液を行えばよいか，明確に説明はできるだろうか．ここでは，補液の意義および投与目標を中心に治療の概要について述べていく．また，本邦のガイドライン[9]に「Pancreatitis Bundles 2015」（表4）が記載されており，こちらも急性膵炎治療時にぜひ活用していただきたい．

1 補液：迅速かつ適切な補液を

1）発症後24時間がゴールデンタイムである

　前述したように急性膵炎による死亡原因で最も多いのは多臓器不全によるものである．その臓器不全は循環血漿量低下による血管内脱水から生じている．そのために，循環血漿量を適切に補正するために細胞外液の投与が不可欠である．本邦のガイドライン[9]によると「短時間の急速輸液（150〜600 mL/時）を行うことは有用」としている．また，海外のガイドラインにおいても「蘇生目標を満たすまで補液（5〜10 mL/kg/時）を行う」としている[4]．この蘇生目標というのが，①脈拍＜120回/分，平均血圧65〜85 mmHg，尿量＞0.1〜1 mL/kg/時，②Hct 35〜44％となっている．つまり，循環血漿量を適切にして臓器還流を保てということである．これは

敗血症の際に行う補液の目標と同等である（膵炎はいわゆる感染ではないSIRSなのである）．なので，ガイドラインの補液量だけにとらわれるのではなく，**なぜその量の補液が必要なのか考えて投与を行ってもらいたい**．そして，治療開始後はその投与量が適切であるかを先述のモニタリングで逐一チェックを行う（**1.** **3** **2）予後因子はなぜ重要なのか？**参照）．ちなみに**補液投与は発症後12〜24時間が最も重要**であり，24時間以後の補液はほとんど意味をもたない[4]．膵炎発症後24時間における補液が不十分であった場合，膵壊死の合併や死亡率が上がることがいわれており，このことからもいかに初期対応が重要であるかがわかる．輸液は重要だが，過剰な輸液は後述するうっ血による臓器障害（肺うっ血，うっ血腎によるAKI，腹部コンパートメント症候群）の原因となりうる．輸液のゴールは，心拍出量が最大になることである．特に乏尿時は，輸液が不足しているのか，血管内ボリュームは適正化されているかの判断が必要である．エコーなどで輸液をしてもCO（心拍出量）がこれ以上増加しないと判断すれば，漫然と大量輸液をしない．

2）補液は生理食塩水or乳酸リンゲル液，どちらを使う？

これは，国内外どちらのガイドラインも乳酸リンゲル液を推奨している．これは両者を比較したRCTにおいて，乳酸リンゲル液の方が24時間後のSIRS改善率が高く，かつCRPが有意に低かったからである[2]．そのため，通常は乳酸リンゲル液の投与が第一選択となる．

2 鎮痛

急性膵炎に伴う疼痛はかなりの強さであるため，オピオイドの持続点滴が勧められる．特に腎障害においても使用できるフェンタニルは，急性膵炎の疼痛コントロールによく用いられる[15]．また，痛みの原因として不十分な補液による臓器虚血によるものもあるため，やはり補液は適切に行わなければならない．

3 膵酵素阻害薬は必要？

急性膵炎における膵酵素阻害薬の使用はコントラバーシャルである．まず海外のガイドラインであるが，急性膵炎における膵酵素阻害薬の有効性がRCTやメタアナリシスで有効性が示されず，使用は推奨されていない．また本邦のガイドライン[9]においても最新版では「現時点で明確な推奨度は決定できない」としている．膵酵素阻害薬の使用を禁止しているわけではないが，まずは上記の補液・鎮痛を適切に行うことが重要であることを忘れてはいけない．

4 モニタリングは必要？

モニタリングは必須である．診断時に軽症と判断してもその後悪化する可能性は十分にある．循環動態を評価するための血圧や尿量はもちろんであるが，過剰な補液によってうっ血になっていないか評価するために呼吸数やSpO_2のモニタリングも忘れてはいけない．また，電解質異常や高血糖も比較的みられやすい合併症であるため，定期的にフォローを行う．

5 食事はいつから？

食事摂取開始に関しては軽症と重症で区別される．軽症においては早期に経口摂取開始が可能である．本邦のガイドライン[9]においては「腹痛の消失，膵酵素値などを指標する」とされている．ただ，たとえ腹痛や膵酵素上昇が残存していても食事摂取の再開は安全であるという結果がシステマティックレビューで証明されており，厳格に腹痛消失や膵酵素の正常化を待つ必要性は低い[2]．一方，重症においては炎症による腸管浮腫や膵嚢胞などで腸管が圧迫されることにより，

表5　ARDSの診断基準と重症度分類

重症度分類	Mild 軽症	Moderate 中等症	Severe 重症
PaO_2/F_IO_2（酸素化能，Torr)	$200 < PaO_2/F_IO_2 \leqq 300$（PEEP，CPAP $\geqq 5$ cmH$_2$O)	$100 < PaO_2/F_IO_2 \leqq 200$（PEEP $\geqq 5$ cmH$_2$O)	$PaO_2/F_IO_2 < 100$（PEEP $\geqq 5$ cmH$_2$O)
発症時期	侵襲や呼吸器症状から（急性／増悪）から1週間以内		
胸部画像	胸水，肺虚脱（肺葉／肺全体），結節ではすべてを説明できない両側性陰影		
肺水腫の原因（心不全，溢水の除外）	心不全，輸液過剰ではすべて説明できない呼吸不全：危険因子がない場合，静脈圧性肺水腫除外のため心エコーなどによる客観的評価が必要		

PEEP：positive end-expiratory pressure ventilation（呼気終末陽圧換気），CPAP：continuous positive airway pressure（持続陽圧気道圧）.
文献16を参考に作成

すぐに食事が開始できない場合が多い．では絶食を続けるべきかというとそうではなく，**重症例では早期（48時間以内）に経腸栄養の開始を検討しなければならない**．これは早期の経腸栄養を開始することで，経静脈栄養と比較し死亡率，感染症罹患率を下げるというデータが出ているからである[4]．

3. 最初に遭遇する合併症：ARDS，腹部コンパートメント症候群，AKI

ここでは，急性膵炎の合併症のなかで特に重症なものについて述べていく．下記にARDS（急性呼吸窮迫症候群），腹部コンパートメント症候群（ACS），AKI（急性腎障害）についてそれぞれ記載しているが，これらも急性膵炎による血管透過性亢進および臓器障害によって生じている．これらの予防としてはやはり初期対応が重要である．

1 ARDS

急性膵炎に特に重症例において急性呼吸窮迫症候群（acute respiratory distress syndrome：ARDS）を合併することがあり，合併した場合の予後は不良である．なぜ急性膵炎にARDSを併発するかであるが，これも膵炎によるサイトカインストームによって，血管透過性亢進や血管内皮障害をきたすからである[16]．

ARDSの治療の基本は，酸素投与などの補助治療と原疾患の治療がメインである．ただ，ARDS患者の多くは人工呼吸器での管理が必要となるため，早期にICUへの転棟を考慮すべきである．ARDSの診断基準を表5に記載しておくので，呼吸状態悪化時には必ず評価をすべきである．ARDS以外にも補液過剰によるうっ血をきたすこともあり，急性膵炎の管理においては呼吸状態のモニタリングを怠ってはいけない．

2 腹部コンパートメント症候群

腹部コンパートメント症候群（abdominal compartment syndrome：ACS）は，腹腔内圧が20 mmHgかつ新たな臓器不全を発症した病態のことをさす．ACSの発生機序であるが，膵炎の炎症によって血管透過性亢進からの血漿成分の血管外漏出や消化管のイレウス（腸管麻痺）により腹腔内容量が増加する．さらに，浮腫による腹壁コンプライアンスの低下が加わり発症するといわれている．症状は，腹腔内圧上昇による臓器への環流障害（腎障害，腸虚血など），胸腔圧迫による呼吸不全などである．**呼吸状態が悪い，尿量減少などがあれば膀胱内圧測定をすることが重要**である．ただ，患者の全身状態や意識状態が悪く症状を訴えられないことがある．ACSを発

症した場合，半数近くの症例が亡くなるといわれており非常に予後不良である[17]．そのため，重症膵炎で大量補液を行った場合や腹腔内に液体貯留を認めるなどのリスクがある患者においては，継時的に膀胱内圧を測定し予防に務めるべきである[18]．

3 AKI

急性腎障害（acute kidney injury：AKI）の定義は，

① 48時間以内に血清Cr上昇≧0.3 mg/dLまたはベースラインのCr値よりも1.5倍以上の上昇

② 6時間以上にわたって尿量0.5 mL/kg/時以下を満たす場合

である．急性膵炎においても血清Cr上昇は重症化のリスクとなっており，これは膵炎による腎臓の臓器不全を反映している[19]．**症例**にもあるように，診断後24時間以上経過した場合の乏尿やCr・BUN値上昇であるが，これはすでに腎前性腎不全ではなく急性尿細管壊死による腎性腎盂全をきたしている可能性が高い．このような場合に大量補液を行ってもうっ血のリスクを増やすだけである．このことからも，いかに早期の治療が重要であるかがわかる．

4 膵壊死，感染症合併への対応

急性膵炎における予防的抗菌薬投与に関してだが，本邦のガイドライン[9]では「重症例や壊死性膵炎に対する予防的抗菌薬投与は，発症早期（発症後72時間以内）の投与により生命予後を改善する可能性がある（推奨度2，エビデンスレベルB）」としている．これはメタアナリシスのサブグループ解析で重症急性膵炎もしくは壊死性膵炎において発症72時間以内の抗菌薬開始が死亡率と膵感染症合併率を減らしたという結果をもとにしている[19]．ただ，これはサブグループの結果を解析したものであり，メタアナリシスやRCTでは予防的抗菌薬投与によるメリットは示されていない．このため，海外のガイドラインにおいては予防的抗菌薬の投与は推奨されていない[20]．感染所見がないのにもかかわらず盲目的に抗菌薬を投与することは避けた方がよい．また，急性膵炎の約20％において，膵以外の感染症（例：血流感染，肺炎，尿路感染症）をきたすといわれている[21]．そのような感染症を合併していないかを評価することも急性膵炎のマネジメントに必要である．

おわりに

最後に，急性膵炎の入院から退院までの一般的な経過とその間に対応しなければならない項目を，「いつやるか」という情報とともに表6にまとめたので参照してもらいたい．

急性膵炎はcommonな疾患である．急性膵炎の治療は比較的シンプルであり，大抵の症例は重症化することなく軽快する．そのため，疾患に慣れてくると「とりあえず補液と鎮痛薬を入れて経過観察を…」のようになってしまうかもしれない．ただ，そうではなくて治療手順と目標を明確にし，そして，なぜ迅速な治療が急性膵炎に必要であるかを理解してもらいたい．

文献・参考文献

1) Forsmark CE, et al：Acute Pancreatitis. N Engl J Med, 376：598–599, 2017

2) Apte MV, et al：Mechanisms of alcoholic pancreatitis. J Gastroenterol Hepatol, 25：1816–1826, 2010

3) Venneman NG, et al：Small gallstones, preserved gallbladder motility, and fast crystallization are associated with pancreatitis. Hepatology, 41：738–746, 2005

表6　急性膵炎入院診療のまとめ

入院初日に評価すること	□診断後に重症度の評価を行う．重症かつ自院での対応が困難な場合は転院搬送を検討する □補液と疼痛に対して鎮痛薬を開始，バイタル・尿量をモニタリングしながら適宜補液量の調節を行う □病歴聴取，身体診察，各種検査で膵炎の原因を検索する
入院翌日以降に評価すること	□血液検査を含めた重症度評価を再度行う □尿量を含めたバイタルサインを評価する．モニターは少なくとも発症後24時間は装着してもらう □軽症例であれば，食事再開のタイミングを検討する．重症例であれば，48時間以内に経腸栄養開始を行う
退院までに確認すること	□アルコール性急性膵炎であれば，禁酒による再発予防の重要性を説明する □胆石性急性膵炎の場合は，胆嚢摘出術に関して外科にコンサルトを行う □原因がはっきりしない場合は，膵炎が改善したとしても消化器内科にコンサルトを行う

4) American College of Gastroenterology：American College of Gastroenterology guideline：management of acute pancreatitis. Am J Gastroenterol, 108：1400-15；1416, 2013

5) Chang CC, et al：Acute pancreatitis in pregnancy. Zhonghua Yi Xue Za Zhi（Taipei）, 61：85-92, 1998

6) Scherer J, et al：Issues in hypertriglyceridemic pancreatitis：an update. J Clin Gastroenterol, 48：195-203, 2014

7) Toskes PP：Hyperlipidemic pancreatitis. Gastroenterol Clin North Am, 19：783-791, 1990

8) Acute Pancreatitis Classification Working Group：Classification of acute pancreatitis--2012：revision of the Atlanta classification and definitions by international consensus. Gut, 62：102-111, 2013

9) 第Ⅳ章 基本的診療方針と診療フローチャート 4. Pancreatitis Bundles 2015 チェックリスト．「急性膵炎診療ガイドライン2015 第4版」（急性膵炎診療ガイドライン2015改訂出版委員会／編），p53, 金原出版, 2015

10) 武田和憲, 他：急性膵炎重症度判定基準（2008）の検証. 厚生労働科学研究費補助金難治性疾患克服研究事業 難治性膵疾患に関する調査研究 平成20年度　総括・分担研究報告書分担研究報告書：49-51, 2009

11) Kusske AM, et al：Cytokines and acute pancreatitis. Gastroenterology, 110：639-642, 1996

12) Wilson C, et al：C-reactive protein, antiproteases and complement factors as objective markers of severity in acute pancreatitis. Br J Surg, 76：177-181, 1989

13) Frey CF, et al：The incidence and case-fatality rates of acute biliary, alcoholic, and idiopathic pancreatitis in California, 1994-2001. Pancreas, 33：336-344, 2006

14) Stimac D, et al：The role of nonenhanced magnetic resonance imaging in the early assessment of acute pancreatitis. Am J Gastroenterol, 102：997-1004, 2007

15) Stevens M, et al：Transdermal fentanyl for the management of acute pancreatitis pain. Appl Nurs Res, 15：102-110, 2002

16) Zhou MT, et al：Acute lung injury and ARDS in acute pancreatitis：mechanisms and potential intervention. World J Gastroenterol, 16：2094-2099, 2010

17) De Waele JJ, et al：Decompressive laparotomy for abdominal compartment syndrome. Br J Surg, 103：709-715, 2016

18) Malbrain ML, et al：Results from the International Conference of Experts on Intra-abdominal Hypertension and Abdominal Compartment Syndrome. I. Definitions. Intensive Care Med, 32：1722-1732, 2006

19) Muddana V, et al：Elevated serum creatinine as a marker of pancreatic necrosis in acute pancreatitis. Am J Gastroenterol, 104：164-170, 2009

20) American Gastroenterological Association Institute Clinical Guidelines Committee：American Gastroenterological Association Institute Guideline on Initial Management of Acute Pancreatitis. Gastroenterology, 154：1096-1101, 2018

21) Dutch Acute Pancreatitis Study Group：Timing and impact of infections in acute pancreatitis. Br J Surg, 96：267-273, 2009

プロフィール

佐々木昭典（Akinori Sasaki）
国立がん研究センター東病院消化管内科

第2章　ホスピタリストのための主要疾患マネジメント

9. 急性腎障害

宮内隆政

●Point●

・病歴・身体所見，画像検査，尿・血液検査が急性腎障害〔以下 AKI（acute kidney injury）〕診断で非常に重要

・薬剤の確認は非常に重要である

・生命を脅かすような緊急性はないことを最初に確認する

・AKI 治療では特効薬はなく，原因疾患に合わせ治療を行い，必要に応じて透析治療なども行う

はじめに

　AKI は入院患者や重症患者の診療の場面で多く遭遇する疾患である．AKI は短期，そして長期的な他疾患有病率や死亡率の上昇につながることがわかっている[1]．この項では症例を通して AKI を理解し，予防・早期診断・治療の重要性を考えていく．治療では，体液管理，電解質管理，腎代替療法〔以下 RRT（renal replacement therapy）〕の適切なタイミングなどをともに理解していこう．

症例

　75歳男性．生来健康であったが，健康診断で異常を指摘され入院2週間前に腹部造影 CT 検査を受けた．入院5日前より感冒症状・発熱・咳嗽の出現あり．入院3日前に近医を受診し，数種類の内服薬を処方され経過をみていた．入院日になっても改善なく呼吸困難感・歩行困難も出現したため救急要請をし，A病院に搬送，検査を行い重症肺炎に伴う敗血症性ショックの診断で集中治療室に入院となった．
　既往歴：特になし，アレルギー：なし，内服薬：近医より NSAIDs，去痰薬，鎮咳薬の処方あり，タバコ・飲酒：なし，健康診断歴：今回が数十年ぶりの健康診断
　身体所見：体温39.8℃，血圧90/50 mmHg，心拍数114回/分，呼吸数26回/分，SpO₂ 90％（室内気）
　呼吸音：左肺広範囲の coarse crackle 聴取，その他身体所見は異常なし

表1　AKIステージの比較

AKI ステージ	尿量	KDIGO	AKIN	RIFLE
1	＜0.5 mL/kg/時：6～12時間	血清Cr：1.5～1.9倍上昇 or 血清Cr：0.3 mg/dL以上上昇（48時間以上）	血清Cr：1.5～2倍上昇 or 血清Cr：0.3 mg/dL以上上昇（48時間以上）	Risk：血清Cr：1.5倍以上上昇（7日以内）
2	＜0.5 mL/kg/時：12時間以上	血清Cr：2～2.9倍上昇	血清Cr：2～3倍上昇	Injury：血清Cr：2倍以上上昇
3	＜0.3 mL/kg/時：24時間以上 or 無尿：12時間以上	血清Cr：3倍以上上昇 or 血清Cr：4.0 mg/dL以上 or RRT開始	血清Cr：3倍以上上昇 or 血清Cr：4.0 mg/dL以上 or RRT開始	Failure：血清Cr：3倍以上上昇 or 血清Cr：4.0 mg/dL以上 or RRT開始
				Loss：末期腎不全（4週間以上継続）
				ESKD：末期腎不全（3カ月以上継続）

RRT：renal replacement therapy：腎代替療法．文献2，3を参考に作成

> 血液検査：WBC 12,000/μL，Hb 14.2 g/dL，Plt 12万/μL，CRP 10.3 mg/dL，TP 6.2 g/dL，Alb 3.6 g/dL，BUN 60 mg/dL，Cr 2.5 mg/dL，Na 135 mEq/L，K 3.6 mEq/L，Cl 100 mEq/L，Glu 90 mg/dL
>
> 尿検査：尿タンパク（－），尿潜血（－）

　この症例から，AKIをどのように診断し治療をどのように行い，退院後の管理をどのようにするべきなのかを考えていこう．

1. AKIの定義

　2012年のKDIGO（Kidney Disease Improving Global Outcomes）は
① 血清Crが48時間以内に0.3 mg/dL以上上昇
② 血清Crが7日以内にベースラインから1.5倍以上上昇
③ 尿量0.5 mL/kg/時未満が6時間持続する
　の3点いずれかを満たすものとした[2]．

　AKI重症度ステージは表1のように分けられる．尿量と血清Cr値によって決定され，尿量と血清Cr値が一致しない場合は，よりステージが高い方を用いる．

Advanced Lecture

■ 腎機能評価について

　腎機能評価にGFR（glomerular filtration rate）は最も信頼性が高い．AKIやCKD（chronic

第2章　ホスピタリストのための主要疾患マネジメント

表2 AKIの原因

AKIの種類		原因
腎前性 （腎血流低下）	循環血液量減少	喪失（出血，嘔吐，下痢など），飲水量低下
	心拍出量減少	心不全，心タンポナーデ，高度肺塞栓
	腎血管	薬剤（NSAIDs，ACE-I/ARB，シクロスポリン，ヨード造影剤），高カルシウム血症，肝腎症候群，腹部コンパートメント症候群
	全身血管拡張	敗血症，肝腎症候群
腎性	血管	腎動脈石灰化，動脈/静脈遮断
	微小血管	微小血管閉塞（TTP，HUS，aHUS，APS，悪性高血圧，子癇前症/HELLP症候群），コレステロール塞栓
	糸球体	RPGN（ANCA，抗GBM抗体），IgA腎症
	尿細管間質	ATN（虚血：ショック/敗血症，炎症，薬剤：アミノグリコシド/NSAIDs/ACE-I/ARB/造影剤），AIN（薬剤，感染），閉塞（横紋筋融解，腫瘍崩壊，骨髄腫）
腎後性	尿管−膀胱	前立腺肥大，悪性腫瘍，凝血塊
	腎盂	結石，乳頭壊死（NSAIDs）

ACE-I：angiotensin-converting enzyme inhibitor，ARB：angiotensin receptor blocker，RPGN：rapidly progressive (crescentic) glomerulonephritis，ANCA：antineutrophil cytoplasmic antibody，GBM：glomerular basement membrane，TTP：thrombotic thrombocytopenic purpura，(a) HUS：(atypical) hemolytic uremic syndrome，APS：antiphospholipid syndrome，ATN/AIN：acute tubular necrosis/acute interstitial nephritis
文献3より日本でみられるものを抜粋して作成

kidney disease：慢性腎不全）の腎機能評価にも有用である．しかし，直接測定できないためeGFR（estimated glomerular filtration rate：推定糸球体濾過速度）を代わりに用いる．eGFR測定はCockcroft–Gault，MDRD，CKD–EPIなどさまざまな計算方法があるが，血清Crが変動している状態では有用性が低いことは注意するべきである．AKI初期にはeGFRを用いると実際のGFRに比べ過大評価し，AKI回復期には逆に過小評価してしまう．システチンCもGFR測定の代替手段として使用されるが，GFRが高いときや筋肉量が少ない場合には有用である．AKI診療の際に，実際の腎障害と測定値にはズレがあるということを認識する必要がある．kinetic GFRもAKI中のGFRの推移を知るのに有用であるといわれ多くの病院で用いられている[4]．

2. AKIのときに行うこと（鑑別・原因検索）

AKIの原因は従来から腎前性・腎性・腎後性の3つのカテゴリーに分かれる（表2）．外来では急性腎不全の原因の半数が腎前性疾患である場合が多い．腎性であるときには75～80％が急性尿細管壊死（acute tubular necrosis：ATN），10％が急性間質性腎炎（acute interstitial nephritis：AIN），急性糸球体腎炎や血管炎によるものは5～10％のみである．

●ここがポイント
AKIの原因を考える際に3つのこと（病歴聴取・身体所見，画像検査，尿検査）を行って鑑別する．

1 病歴聴取，身体所見

例えば，直近での造影CT施行歴があれば，造影剤腎症を考える．薬剤使用歴（NSAIDsや抗生物質など）があればATNやAINなどを考える．

2 画像検査（腹部エコー検査や単純CT検査）

腹部エコー検査はベッドサイドでも簡便にできる検査である．エコー検査で水腎症が認められた場合には腎後性を考え，必要に応じて早期に泌尿器科にコンサルトすることが必要かもしれない．また，画像検査から腎臓の大きさを確認することで，もともとCKDがあったかを推測することができる（正常の腎臓の大きさ：直径10〜12 cm，短径4〜5 cmで左腎の方が右腎に比べてやや大きい）．腎臓が萎縮している場合には先天的な原因（腎低形成）もあるがCKD合併を考える必要がある．

逆に腎臓が慢性経過でありながら腎萎縮をきたさない病態として，腎アミロイドーシス，多発性嚢胞腎，急性腎不全，白血病や悪性リンパ腫の浸潤などを考える必要がある．

3 尿検査（尿定性，尿沈渣，FENaなど）

尿検査は非常に簡便であるが有用な情報をもたらす．例えば，顆粒円柱が多く認められるmuddy brown（泥茶色）尿の状態であればATN（急性尿細管壊死）を強く疑う．白血球円柱は腎盂腎炎やAIN（急性間質性腎炎），赤血球円柱や変形赤血球を認めれば糸球体性血尿を疑い糸球体腎炎など考える．

FENa（fractional excretion of sodium：ナトリウム排泄率）やFEUN（fractional excretion of urea nitrogen：尿素窒素排泄率）を用いることは腎前性の鑑別のツールになる．FENaをAKIで用いる場合には**乏尿のAKI**に対して使用するべきである．FEUNは利尿薬を使用している場合にFENaの代わりに用いる．

3. 入院から退院までにいつ・何をすべきか？

AKIの診療にあたっては常に図のような流れで考えると情報の漏れは少ない．

1 AKIの評価

まず，AKIを診断した際に，AKIが可逆性かどうかと合併症の有無をチェックする．可逆的なAKIの例として循環血液量減少，ショック，閉塞に伴うAKIなどがある．AKIの合併症としては高カリウム血症，代謝性アシドーシス，乏尿に伴う溢水などがある．合併症が生命を脅かす状態であり，かつ薬剤治療に反応しない場合に，緊急透析を行う必要がある．

緊急透析の適応は語呂でAIUEO（アイウエオ）で覚える．

- A：Acidemia：重篤なアシドーシス（pH＜7.2，症候性）
- I：Intoxication：中毒（アルコール，サリチル酸，テオフィリン，リチウムなど）
- U：Uremia：尿毒症〔尿毒症性脳症（意識障害，痙攣），尿毒症性心膜炎，胸膜炎，易出血，食欲低下〕
- E：Electrolyte disorder：電解質異常（薬物治療で補正できない高カリウム血症）
- O：Overload：容量過負荷（フロセミド投与でもコントロールできない肺水腫）

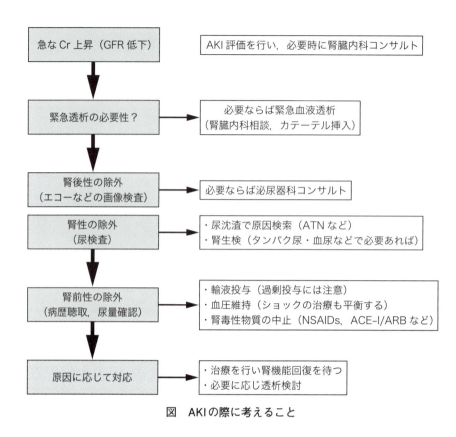

図　AKIの際に考えること

Advanced Lecture

■ 緊急透析

　緊急透析を行う際に，すぐに施行することは難しい．施設にもよるが臨床工学技士を呼び透析の機械を立ち上げつつ，患者が透析できるように内頸静脈に透析用のカテーテルの挿入を行うなど時間がかかる．その間は**薬物治療をしっかりと行い患者の状態を安定させることが重要**である．そのため，高カリウム血症の薬剤管理，輸液や利尿薬の使用などはしっかりと把握しておく必要がある

2 AKIの原因検索

　AKIの原因を調べるのに先に述べた①病歴聴取・身体所見，②画像検査，③尿検査を用いる．

1）画像検査

　まず，画像検査を用いて腎後性の除外を行う．尿路結石や悪性腫瘍などの閉塞によるものであれば泌尿器科と協力し治療にあたる．

2）尿検査

　次に尿検査を行い，顆粒円柱が多くみられる muddy brown（泥茶色）尿の所見などはATNを疑う．血尿，タンパク尿を伴う腎炎症候群で急激なAKIをきたした際にはANCA関連血管炎や抗GBM抗体陽性血管炎による急速進行性糸球体腎炎を疑い，他の臓器障害（肺など）の精査，各種抗体検査を考慮する．

表3　AKI治療で考えること

治療にあたり行うこと	注意すること
腎毒性物質の除去	すべての薬剤を考える
腎前性，腎後性の除外	病歴の確認（造影剤や血圧低下の有無など），エコーでの画像検索
使用薬剤量を腎機能に合わせ変更	AKIでは日々腎機能は変更するため注意
輸液管理	有効循環血液量を適正化
透析管理	緊急透析適応の場合には実施する

　また，血小板低下とAKIを合併した際には血栓性微小血管障害症（thrombotic microangiopathy：TMA）を考え，血液像と破砕赤血球を確認し，必要に応じ腎生検を考慮する．TMAの場合，原因としてTTP（thrombotic thrombocytopenic purpura：血栓性血小板減少性紫斑病，遺伝性，膠原病や薬剤による後天性），HUS（hemolytic uremic syndrome：溶血性尿毒症症候群）などがある．TTPを疑うと緊急血漿交換を考慮する必要がありタイムリーな診断が重要である．

3）病歴聴取

　病歴聴取は非常に大切である．特に腎毒性物質の曝露，直近のバイタル変化（特に血圧低下など）は必ず確認する必要がある．腎毒性物質としては，NSAIDs（輸入細動脈の狭小化），ACE-I/ARB（輸出細動脈の拡張）や造影剤，抗生物質，化学療法剤などは有名である．プロトンポンプ阻害薬，シメチジン（H_2受容体拮抗薬），利尿薬，アロプリノールなどは急性間質性腎炎の原因となるので念頭に入れておく必要がある．また，ST合剤，シメチジン，スピロノラクトンなどは尿細管でのCr分泌阻害により見かけ上のCr上昇を引き起こすので投与中の患者では，実際にAKIをきたしていない可能性もあるので注意が必要である．

3 AKIの治療

　そして，治療に関してはAKIに対しての特別な治療はいまだになく，原因疾患に合わせての治療を行う．表3はAKI治療の重要なオプションである．

　腎毒性物質の中止，腎前性・腎後性の除外，薬剤量の調整，輸液管理，必要に応じての透析管理は重要な治療オプションである．そのなかでも，輸液管理に関しての循環血液量の問題，透析管理に関しての透析開始時期などについて解説する．

1）循環血液量の問題

　病歴聴取で嘔吐や下痢が大量にあり，血圧低下・頻脈などがみられ循環血液量減少が容易に疑われる場合は輸液投与を適切に行う．輸液投与は生理食塩水投与が有用といわれている[5]．一方で，生理食塩水大量投与により高クロール性代謝性アシドーシスが懸念され，塩化物が少ない緩衝晶質液と比較されているが，有用性は示されておらず初期投与輸液は生理食塩水で行う[6]．

　適切な投与量は患者の臨床所見や合併疾患に応じて変化する．ただ，過剰な輸液投与は肺水腫などを生じうるため避ける必要がある．**特に敗血症性ショックでの過剰投与には注意する**．輸液投与のターゲットとして，平均血圧（mean arterial pressure：MAP）や尿量などを指標とする場合が多い．

2）透析導入の問題

　AKI治療を適切に行った場合でも透析導入が必要な場合は多い．適切な導入時期と適切なmodalityは何なのかは非常に悩ましい．

表4　透析導入時期について

trial	施設と導入した患者	導入時期	有意差の有無*
①ELAIN trial (2016)	単施設で主に心臓血管手術後患者	早期導入群 (KDIGO stage2 ＋ NGAL 高値)	早期群に有意差あり[7]
		晩期導入群 (KDIGO stage3)	
②AKIKI trial (2016)	多施設で主に敗血症患者	早期導入群 (KDIGO stage3)	有意差なし[8]
		晩期導入群 (緊急透析基準を満たす)	
③IDEAL-ICU trial (2018)	多施設，早期敗血症で重度 AKI 患者	早期導入群 (AKI 発症後 12 時間以内に透析)	有意差なし[9]
		晩期導入群 (AKI 発症後 48 時間経過して透析)	

＊有意差の有無を参考にしつつも，臨床状況や自施設の状況を判断して透析を導入してもらいたい.
NGAL：neutrophil gelatinase-associated lipocalin（好中球ゼラチナーゼ結合性リポカリン）

3）透析の導入時期

これは，AKIに対しての透析導入時期である．先に述べた緊急導入の状況にいたる前に臨床状況や自施設の状況を判断し透析導入を行うのが現時点での見解である.

透析導入時期は明確に基準が決まってなく，いつも悩ましい．導入時期に関しては，最近の3つの trial を理解しておく必要がある（表4）.

ELAIN trial は有意差が出ていたが，単施設であり治療効果が過大評価されている可能性を指摘されており，現時点では早期導入の優位性はなく，生命に危険のある状態，またはない状態でもCrやBUNの値ではなく，緊急透析適応になる前の適切な時期での導入が推奨されている.

4）透析の modality

IHD（intermittent hemodialysis：間欠的血液透析），CRRT（continuous renal replacement therapy：持続的腎代替療法），SLED（sustained low-efficiency hemodialysis：長時間低効率血液透析）のどれが有用かに関して，比較はされているが，示されてはいない．施設の状況や患者のバイタルなどの状態から modality は決定する必要がある.

5）透析離脱に関して

また，透析を導入したはいいがいつ離脱すればいいかも非常に悩ましい．長期間の透析施行のデメリットとして，透析中は拘束されるためリハビリの妨げになり廃用症候群の進行，せん妄の増加，カテーテル挿入の長期化に伴う感染リスクの増加がある.

さまざまな指標を用いて離脱を検討するが，**1つの指標に尿量がある**．ある研究でCRRTを受けている患者群で利尿薬の使用なしで400 mL/日以上，もしくは利尿薬使用下で2,300 mL/日以上であれば離脱成功は80％以上と報告している[10].

4. AKIの予後

AKIは多くの場合は適切な管理を行い，7〜21日で改善する．しかし，腎臓へのダメージの大きさや期間の長さによって回復の時間は大きく変動しうる.

65歳以上の高齢患者，もともとCKD患者，心不全患者などは，AKI前の腎機能まで回復することは少ない．また，CKD患者がAKIに罹患した場合，CKDが悪化しやすいため，普段の外来

表5　急性腎障害入院診療まとめ

入院初日に評価すること	□検査：血液・尿検査，腹部エコー検査 　□腎毒性物質曝露はないか？ 　□直近の造影剤使用はないか？ 　□血圧低下などのバイタル異常は？
入院翌日以降に評価すること	□輸液量は適切か？ □尿量は維持されているか？ □血液検査で異常はないか？ □薬剤投与量は適切か？
退院までに確認すること	□腎機能はもとに戻ったのか？ □AKIの原因疾患は治療できたか？ □栄養指導（減塩食や個人の腎機能に合わせた指導），薬剤指導（腎毒性薬物を避けるなどの指導）は受けているか？
退院後に確認すること	□腎機能はどうか？ □慢性腎不全に移行しているならば管理ができているか？ □腎毒性物質の投与はないか？

でのCKD管理では，患者をAKIにしないようにする工夫は重要である．

　AKIは入院中の死亡率，退院後も含めた長期死亡率を増加させることが示されている．高齢者，男性，乏尿，敗血症，呼吸不全，肝不全，脳血管疾患，AKIの重症度が高い患者ではさらに死亡率は増加する．AKIは死亡率と密接に関連しているということは認識しておく必要がある．

　退院後は，AKI患者は3カ月以内に腎機能などフォローし，CKDへの移行などはどうかなどをチェックする必要がある．

　入院から退院，さらに退院後に確認すべきことは表5にもまとめたので参照してもらいたい．

おわりに

　AKIは腎臓だけに注目せず，関連する薬剤・AKIを引き起こす原疾患・患者の日々変わる状態などすべてをみながら原因検索，治療を行うことが重要である．医療者が個々の患者管理で，常にこの薬は必要なのか？ 心臓の状態は大丈夫か？ などAKIに関連することを常に外来管理・入院管理で気をつける必要がある．

引用文献

1) Doyle JF & Forni LG：Acute kidney injury：short-term and long-term effects. Crit Care, 20：188, 2016
2) Khwaja A：KDIGO clinical practice guidelines for acute kidney injury. Nephron Clin Pract, 120：c179-c184, 2012
3) Moore PK, et al：Management of Acute Kidney Injury：Core Curriculum 2018. Am J Kidney Dis, 72：136-148, 2018
4) Chen S：Retooling the creatinine clearance equation to estimate kinetic GFR when the plasma creatinine is changing acutely. J Am Soc Nephrol, 24：877-888, 2013
5) CRISTAL Investigators：Effects of fluid resuscitation with colloids vs crystalloids on mortality in critically ill patients presenting with hypovolemic shock：the CRISTAL randomized trial. JAMA, 310：1809-1817, 2013
6) ANZICS CTG：Effect of a Buffered Crystalloid Solution vs Saline on Acute Kidney Injury Among Patients in the Intensive Care Unit：The SPLIT Randomized Clinical Trial. JAMA, 314：1701-1710, 2015
7) Zarbock A, et al：Effect of Early vs Delayed Initiation of Renal Replacement Therapy on Mortality in Criti-

cally Ill Patients With Acute Kidney Injury：The ELAIN Randomized Clinical Trial. JAMA, 315：2190–2199, 2016

8) AKIKI Study Group：Initiation Strategies for Renal–Replacement Therapy in the Intensive Care Unit. N Engl J Med, 375：122–133, 2016

9) IDEAL–ICU Trial Investigators and the CRICS TRIGGERSEP Network：Timing of Renal–Replacement Therapy in Patients with Acute Kidney Injury and Sepsis. N Engl J Med, 379：1431–1442, 2018

10) Uchino S, et al：Discontinuation of continuous renal replacement therapy：a post hoc analysis of a prospective multicenter observational study. Crit Care Med, 37：2576–2582, 2009

参考文献・もっと学びたい人のために

1) AKI 診療ガイドライン作成委員会／編：AKI 診療ガイドライン 2016．日腎会誌，59：419–533, 2017：https://cdn.jsn.or.jp/guideline/pdf/419-533.pdf（2019 年 6 月閲覧）

2) 北村浩一，他：AKI 管理概論 –systematic なアプローチが必須．「Hospitalist 特集：腎疾患」（赤井靖宏，平岡栄治／責任編集），2：48–56, 2014

3) 佐々木 彰：AKI 診療アップデート –診断・治療・管理における進歩と課題．「Hospitalist 特集：腎疾患 2」（赤井靖宏，他／責任編集），6：45–53, 2018

プロフィール

宮内隆政（Takamasa Miyauchi）
Cedars Sinai Medical Center（renal pathology clinical research fellow）
今回，このような機会をいただき読者の皆さんに少しでも腎臓のことに興味をもってもらえればと思っています．優秀な仲間と腎臓のブログ（僕たちのキセキ：https：//bokutachinokiseki.blogspot.com）もやっており，最新のトピック，全然関係ないおもしろい話も載せていますので参考にしてください．何かあれば，いつでも相談ください．

| 第2章 | ホスピタリストのための主要疾患マネジメント |

10. 透析患者

益子茂人

Point

- ・透析患者が入院する際は，透析室に連絡し，透析条件を手に入れる
- ・透析スケジュール（月水金 / 火木土）を考慮して診療プランを立てる
- ・処方時は腎不全に応じた用法用量調整が必要である
- ・病態により適正なドライウェイトが変わることに注意する

はじめに

　末期腎不全は，今や8人に1人の国民病ともいわれる慢性腎臓病（chronic kidney disease：CKD）の終末像であり，本邦の透析患者はおよそ30万人（450人に1人）といわれている．腎不全以外の併存疾患のために入院した透析患者をホスピタリストが診療する機会もあるだろう．その際に押さえるべき点について症例を通じ概説する．

症例

　68歳男性．A氏は，糖尿性腎症由来の末期腎不全で透析歴15年である．ラクナ梗塞の既往があるがADLは自立している．以前より胆石症を指摘されていた．ある火曜日の夕食後に悪寒戦慄が出現，意識朦朧となり未明にERに救急搬送された．搬送時のバイタルサインは，意識レベルGCS 13（E3V4M6），血圧 82/69 mmHg，心拍数 122回 / 分・不整，呼吸数 28回 / 分，SpO$_2$ 92 %（室内気），体温 38.7℃であった．細胞外液急速補液により初期蘇生され，精査により胆石性急性胆管炎と診断された．消化器内科へコンサルテーションされ翌朝 ERCP（endoscopic retrograde cholangiopancreatography）ドレナージが行われることになった．救急医から総合内科での入院管理を依頼された．

　透析患者が別の理由で入院する場合にも透析の継続が必要である．血液維持透析を受けている患者を診療する際のポイントを解説する．

1. 透析の役割

1 溶質

　血液透析では，透析回路を用いた拡散の原理で溶質（主に尿毒素）除去が行われる．1回4時

間×週3回の透析効率は，クレアチニンクリアランスとして10 mL/分程度といわれる．実は，血液透析は最低限の恒常性を維持しているに過ぎない．尿毒症を生じさせないためには最低4時間×週3回の透析継続が必要である．

2 体液量

　血液透析では限外濾過による透析除水が可能である．無尿の透析患者では，塩分摂取8 gあたり1 L水分が貯留するといわれている．尿による水分排泄が障害されている透析患者では，溢水を生じさせないために定期的な除水が必要である．許容される透析間体重増加は，中2日で6％未満（体重50 kgであれば体重増加3 kg未満，塩分として3日で24 g未満）である．これは，推奨される平均除水速度が15 mL/kg/時以下であることと一致する（体重50 kgであれば1時間あたり750 mL以下の除水）．

2. 入院時の連絡

　透析患者の入院決定時は透析担当医，透析室，かかりつけ透析施設の3箇所に連絡する．「月水金/火木土の透析患者を入院させたい」旨を透析担当医と透析室に伝え，透析ベッドを確保し，かかりつけ透析施設から透析条件（図1，2）を取り寄せる．

●ここがポイント

「最終透析がいつか」を伝えよう

透析室スタッフが最も知りたいことに，次の透析はいつか？ ということがある．透析を行うには，スタッフ・透析ベッド・透析回路・薬剤など準備が必要だからである．最終透析がいつで，次をいつ予定するかを知らせよう．

3. 透析条件・透析経過 （図1，2）

　透析条件は，直近3回分の透析経過と併せて提供されるのが一般的である．透析条件にはベッド調整に必要な情報（透析スケジュール，感染症，血液浄化モードなど）も含まれる．透析経過で入院前の透析の様子と最終透析がいつかを確認しよう．

症例の続き

【透析条件（図1）】

　A氏の血液浄化モードは血液透析（hemodialysis：HD），スケジュールは1回4時間×月水金の週3回，ダイアライザはⅡa型（膜面積1.6 m²），抗凝固薬は未分画ヘパリン，ドライウェイト（DW）は61.5 kgであった．バスキュラー・アクセス（VA）は左前腕の自己血管動静脈シャントであり，1年前に経皮的血管形成術（percutaneous transluminal angioplasty：PTA）施行歴があるが，最近は脱血・返血ともに使用に問題ないようだ．

連 絡 用 紙

平成 × 年 × 月 × 日　作成

氏　　名	A 氏		男	生年月日	昭和 × 年 × 月 × 日
住　　所	×××			電話	××× ― ××
緊急連絡先	（妻）　　携帯　××× ― ××××				
血 液 型	B 型 RH（＋）	感染症	HBs 抗原（－）	HCV（－）	ワ氏（－）
DW	61.5　kg	禁忌 アレルギー	なし		
原疾患	糖尿病性腎症	シャント部位	左前腕内シャント造設術	造設日	平成 × 年 × 月 × 日
透析導入日	平成 × 年 × 月 × 日	その他病名	糖尿病　高血圧症　ラクナ梗塞		

透析条件	透析の種類	HD	透析時間	（月）4:00（水）4:00（金）4:00
	補液量		人工腎臓	フィルトライザー NF（NF-1.6 H）
	透析液流量	500 mL / 分	透析液	カーボスター ®L
	血流量	200 mL / 分	消毒液	アルコール消毒
	抗凝固法	ヘパリン Na 250 単位 /mL 20 mL 初回ヘパリン Na 250　　4 mL 持続ヘパリン Na 250　　2 mL/ 時	穿刺針	ハッピーキャス　クランプキャス P　16 G ハッピーキャス　クランプキャス P　16 G
	条件備考			

投薬

＜投薬＞
フェジン ® 40 mg 2 mL＋ブドウ糖 10% 20 mL　火 / 1W
グリポーゼ ® 200 mL＋エホチール ® 10 mg 1A　火木土 /1W
ネスプ ® 30μg プラシリンジ　0.5 mL　　　　　火 /1 W

＜インスリン＞

トルリシティ ® 皮下注 0.75 mg 0.5 mL（火）

シャント

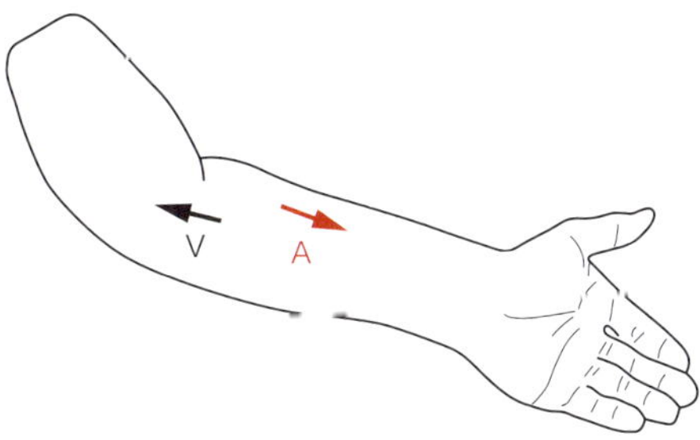

移動目的	敗血症の精査・加療のため
透析中の経過	グリポーゼ ®＋エホチール ® 使用しながら，4 時間透析で，MAX 3,500 mL の除水で施行しております．
特記事項	ADL　自立

図1　透析条件が記載された連絡用紙

透　析　記　録

平成 × 年 × 月 × 日（月）　　午前

A 氏	68　才

透析回数　1,862　回

ベッド番号　　　7

DW	61.5　kg	本日目標	61.5　kg
風袋量	0　g	除水目標	2.4　kg
前回後体重	61.5　kg	食事量	0　kg
前体重	63.6　kg	PV	0.2　L
増加量	2.1　kg	総除水量	2.7　kg
後体重	61.5　kg	除水速度	0.67L/ 時

透析条件	HD　　　透析液流量：500 mL/分 補液総量：L予定4時間00分		
	血流量　　　　200　　mL/ 分	抗凝固薬	
	人工腎臓　　フィルトライザー NF（NF-1.6 H）	ヘパリン Na 250 単位 /mL 20 mL 初回　4 mL	
	透析液　　　カーボスター ®L	持続　2 mL/ 時	

透析実施時間　4時間3分　　　　開始（08:50）　　　終了（12:53）

シャント状態　　　最終VAIVT
（シャント音：良好）　平成X-1年×月×日 PTA

注射薬
[＊＊]グリポーゼ®200 mL＋エホチール®10 mg 1A（適宜調整可）1
　　ネスプ® 30μg プラシリンジ 0.5 mL　　　　　　　　　1筒
　　フェジン® 40 mg 2 mL＋ブドウ糖 10% 20 mL　　　　　1

検　査

処置薬

看護記録
先週金曜から時折右季助部痛あり
体温36.4℃

抗凝固薬	15.0	14.0	11.5	9.8	
血　流	200	200	200	200	0
除水量	0.00	0.44	1.14	1.77	2.70
除水速度	0.69	0.69	0.69	0.69	0.00
静脈圧	77	106	105	102	4
透析液圧	83	116	110	104	25
TMP	1	19	22	23	
液　温	36.0	36.0	35.9	36.0	35.2
補液量	0	0	0	0	0
脱　血	良	良	良	良	
サイン	××	××	××	××	

BP グラフ内：★注射　★終了注射　36.5

医師記録
透析は著変なし　胆石症のフォローアップを依頼する

時刻	愁　訴	処　　置	スタッフ
08:52	（O1）透析開始時刻血圧140〜150 mmHg台	（P1）グリポーゼ®200 mL＋エホチール®1A 50 mL/時で開始	××
11:29	（O2）血圧130 mmHg台	（A2）除水量多いため，終了にかけて血圧低下の心配	××
11:30		（P3）念のため透析液温度設定変更【36.0→35.2℃】	××

穿刺者 ××　　　開始者 ××　　　終了者 ××　　　回診 ××

図2　透析経過を示した透析記録

【透析経過（図2）】

A氏の最終透析は入院前日の月曜日であった．中1日の体重増加は毎回2 kg程度（約3％）で良好な自己管理であったが，後半にかけて血圧低下しやすく，除水速度を低下させるとともに投薬で対応されることもあるようだった．看護記録により，先週金曜日から一時的な右季肋部疝痛の訴えがあり，胆石症のフォローアップを検討されていたことがわかった．

【最終透析と次回透析】

A氏の透析スケジュールは月水金であり，通常であれば入院翌日の水曜日に透析となる．しかし，その日はERCPが予定され，透析スケジュールについて腎臓内科医と下記のように相談し，今週の透析は「月木土」で週3回行うことになった．最終透析から次回透析まで「中2日」となる．

① 溶質

溶質については，ERCPで禁食となるため尿毒素蓄積は平時より軽度である．著明な高カリウム血症やアシドーシスがなければ維持透析をERCP翌日まで1日延期することが可能であると判断した．

② 体液量

敗血症に対し細胞外液が計2 L補液され，体重は64.5 kg（DW＋3 kg）となっていた．しかし，溢水による呼吸状態悪化はなく，血圧はMAP：65 mmHg程度と低めに推移していた．水曜日の透析除水は延期することにした．

4. シャント肢のケア

A氏は血圧低下を一時きたしていたが，診察ではスリル，シャント音ともに良好であり，シャント血流は維持されていた．

●ここがポイント

原則としてシャント肢で血圧測定・採血・末梢静脈ルート確保を行わない．
搬送時や処置時にも圧迫しないよう注意する．他肢も将来的にVA増設に使用する可能性があり，穿刺による静脈荒廃や侵襲を避けるという意味で，できるだけ透析時に回路から採血する．

症例の続き

ERCPドレナージにより血行動態が安定し解熱傾向がみられた．消化器内科医からの申し送りでは，A氏は陳旧性ラクナ梗塞に対し抗血小板薬を服用しており，EST（endoscopic sphincterotomy：内視鏡的乳頭括約筋切開術）時に通常よりも出血が多かったとのことであった．貧血が進行した場合は輸血を考慮すること，抗菌薬はしばらく継続することを依頼された．

5. 透析患者の出血

透析中には，透析回路内凝血を予防するために抗凝固薬が使用される．出血病変合併時や観血的処置後には，**出血を助長しないように半減期の短い抗凝固薬**（低分子ヘパリン，メシル酸ナファモスタット）が使用される．

症例の続き

腎臓内科医と相談し，A氏の貧血進行がないことを確認できるまで，透析時の抗凝固薬はメシル酸ナファモスタットを使用することとし，臨床工学技士に依頼した．

6. 透析患者への輸血

照射赤血球濃厚液2単位中の上清中に含まれる総K量は6.7 mEq程度であり，2～4単位であれば緊急時は非透析時にも輸血可能である．しかし，K上昇やボリューム負荷を回避するため，原則としては透析中に輸血を行う．透析中血圧低下をきたしやすい症例では，輸血により血管内ボリュームが保持されることで透析経過が安定しやすくなる．

症例の続き

透析前採血でHb 7.1 g/dLの貧血を認めた．患者背景から冠動脈疾患併存の可能性も高く，Hb＞8 g/dLを目標に輸血を行うことにした．あらかじめ依頼していたT＆S（タイプアンドスクリーン）すみの照射赤血球濃厚液2単位を透析中輸血することにした．

7. 透析患者への投薬

腎不全患者では薬物動態に加え，透析性を考慮した投薬が必要になる．重要なことは，**新規薬剤を使用する際に「その都度，確認する」ことである**．薬剤部や透析スタッフとの連携が大切である．ガイドブックでは『透析患者への投薬ガイドブック』[4]はよく使用されている．抗菌薬はホスピタリストが使用する頻度の高い薬剤であり『サンフォード感染症治療ガイド』[5]などで参照してもよい．

症例の続き

A氏には，腹腔内感染症に対する経験的治療としてピペラシン/タゾバクタム（PIPC/TAZ）4.5 gが初回投与されていた．A氏の状態は改善傾向にあるが，細菌培養結果が判明するまでde-escalationせず投与を継続することにした．用量はガイドブックで参照し，薬剤部へも確認してから2.25 gを8時間ごとに投与することにした．

●ここがポイント

抗菌薬の初回投与時は，治療域まで抗菌薬血中濃度を上昇させるためloading dose（負荷投与）として，**腎機能によらず通常量を投与する**．2回目の投与からは腎機能に応じた用量調整を行う．

Advanced Lecture

■ 降圧薬の透析性

多くの透析患者で降圧薬が使用されている．透析性の一般原則があることを知っておくとよい．また，透析性や透析中低血圧の回避を考慮して，服用が透析後や夕食後であることもしばしばある．

●透析性を考慮した処方例

透析性（−）：Ca チャネル拮抗薬，ARB（angiotensin receptor blocker：アンジオテンシン受容体遮断薬），αβ遮断薬〔カルベジロール（アーチスト®）〕

透析性（＋）：ACE（angiotensin converting enzyme：アンジオテンシン変換酵素）阻害薬，β遮断薬〔ビソプロロール（メインテート®）〕

8. 透析中の血行動態

症例の続き

A氏は初期治療によりショックから脱したが，普段より血圧は低めであった．透析前体重は66.0 kg（DW＋4.5 kg）となっていた．胸部X線で心拡大が認められるが，呼吸状態は安定し，酸素投与を要さない状態であった．この状況で4.5 kg（7.3 %）を4時間透析で除水した場合，血行動態が破綻しうるため，数回の透析を重ねて徐々に元のDWまで近づける方針とした．輸血，透析中使用薬剤，プライミング・返血時に使用する生理食塩水の除水分も含め，本日の透析後目標体重を63 kgとした．

●ここがピットフォール

血管内ボリュームが低下した敗血症の場合には，通常よりも透析後目標体重を高めに設定することがある．refillingにあわせて数回の透析を経て徐々に元のDWまで近づけることが多い．除水が必要な場合には透析条件を変える〔低効率ダイアライザ，透析時間延長，CRRT（continuous renal replacement therapy：持続的腎代替療法）〕，血管内ボリュームを保持する製剤を使用するなどの工夫も必要となる．

Advanced Lecture

❶ メンケベルグ型中膜石灰化

メンケベルグ型中膜石灰化といわれる血管石灰化（図2）が高度に高頻度で認められることが透析患者の大きな特徴で，血管弾性による圧変動緩衝が乏しく，体液量がそのまま血行動態に反映されやすい．急速除水による血行力学性臓器虚血をきたしやすく，**血行力学性脳梗塞や非閉塞性腸間膜虚血症**（nonocclusive mesenteric ischemia：NOMI）の発症に注意が必要である．臓器還流に配慮した除水速度，除水量を心がけたい．

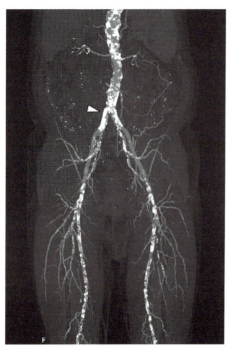

図2 長期透析患者のメンケベルグ型中膜石灰化
▷：血管石灰化

2 心機能低下

　内シャントのある透析患者では，常に前負荷が増大した状態になっている．また，血液透析中には体外循環に伴う冠動脈血流低下により心筋虚血に曝されやすくなる．このような透析患者で心機能が低下すれば，同じ体液量に耐えられなくなるため，DWを低下させる必要がある．重度の低心機能の場合には，シャント閉鎖が考慮されることもある．

3 除脂肪体重（lean body mass）の変化

　筋肉量が低下している際にDWが平時のままでは相対的に体液過剰となる．透析患者の入院が長期に及ぶ場合，**定期的に体液量を評価しDWを再設定（多くは下方修正）**する必要が生じる．気がつくと退院前にうっ血性心不全になっていた，という事態を回避したい．

9. 退院調整

　透析患者が退院する場合，自施設の透析施設とかかりつけの透析施設に連絡をする．急性期に変更した透析条件や処方があれば，それが最適であるか見直す．

> **症例の続き**
> 　A氏は全身状態も改善し，来週の月曜日を最終透析として火曜日に退院することになった．変更した抗凝固薬は元の未分画ヘパリンに変更し，DWは0.5 kg下方修正してあり最適であった．禁食時には中止していたリン吸着薬も再開することにした．透析室とかかりつけ医に連絡し，診療情報と透析経過を提供した．

表　透析患者入院診療まとめ

入院初日に評価すること	□透析担当医，透析室に透析患者が入院することを伝える（透析ベッドの確保） □取り寄せた透析条件・透析経過で最終透析日と直近3回の透析経過を確認する □次の透析をいつ行うか透析担当医・透析室スタッフと相談する □バスキュラー・アクセスが使用可能か確認する □透析条件（抗凝固薬，ダイアライザ，DWなど）の変更が必要か検討する □急性期に休薬した方がよい薬がないか確認する（禁食中のリン吸着薬，降圧薬など） □薬剤を処方する場合は透析患者に対する用法・用量を確認する
入院翌日以降に評価すること	□診療計画に合わせ透析日変更が必要かどうかを確認する □観血的処置や輸血の予定がある場合は透析担当医・透析室に伝える 　（抗凝固薬の調整や血液製剤の準備が必要となるため） □DWが適切か定期的に評価する
退院までに確認すること	□DWが適切か評価する □透析条件を見直す □急性期に中止した薬の再開を検討する □退院が決定したら透析室・かかりつけの透析施設に連絡する

おわりに

　最後に透析患者が入院したときから退院までに行うことを**表**にまとめたので参照してもらいたい．

文献・参考文献

1) 日本透析医学会：維持血液透析ガイドライン：血液透析処方．透析会誌，46：587-632，2013
2) 日本透析医学会：血液透析患者における心血管合併症の評価と治療に関するガイドライン．透析会誌，44：337-425，2011
3) 「レジデントのための血液透析患者マネジメント 第2版」（門川俊明/著），医学書院，2014
4) 「透析患者への投薬ガイドブック 慢性腎臓病（CKD）の薬物治療 改訂3版」（平田純生，古久保 拓/編著），じほう，2017
5) 「日本語版 サンフォード感染症治療ガイド2018（第48版）」（Gilbert DN，他/編，菊池 賢，橋本正良/日本語版監修），ライフサイエンス出版，2018

プロフィール

益子茂人（Shigeto Mashiko）
JCHO仙台病院腎センター内科
後期研修を東京ベイ・浦安市川医療センターで受けました．そこでのホスピタリストとしてのトレーニングや出会いが私の臨床の礎となっています．
腎臓内科医として働く現在，患者さんの腎代替療法の選択や，その導入や継続可否といった大きな意思決定にかかわる場面も多く，日々勉強の毎日です．

| 第2章 | ホスピタリストのための主要疾患マネジメント |

11. 急性期の血糖管理

家 研也

● Point ●

・急性期には随時血糖値140〜180 mg/dLをまず達成する. 低血糖を避けることができれば空腹時血糖値140 mg/dL未満をめざしてもよい

・経口血糖降下薬は急性期は中止すべき状況が多い. 特にメトホルミンとSGLT-2阻害薬は原則中止と考える

・インスリンスライディングスケールは漫然と継続せず, 早期に定時打ちへ移行する

はじめに

　糖尿病患者は, 糖尿病以外の病態も含め入院のリスクが高い. さらに, もともと糖尿病の診断がなされている患者以外にも, 未診断の糖尿病が発覚したり, 急性疾患に伴い一過性の血糖異常を生じるケースもある. 急性期における血糖管理はホスピタリストにとって登竜門の一つといえる問題であり, この機会に急性期病棟における血糖管理の基本を押さえていきたい.

症例

　重症持続型気管支喘息で頻回の入院歴がある42歳男性. 今回も喘息中発作にて内科病棟に入院し, 気管支拡張薬の定時吸入とメチルプレドニゾロン静注による治療が開始され発作は改善傾向にあった. 入院4日目の深夜に意識レベル低下をきたし, 随時血糖値745 mg/dLであった. 入院後, 血糖測定の指示は出されていなかった.

1. 入院中の血糖管理, 何のために行うのか？

　急性疾患のストレスは血糖を上昇させる傾向がある. 一方, 急性疾患に伴う食欲不振や, 手術・処置前の絶食は低血糖のリスクとなる. 入院患者における高血糖も低血糖も, 予後不良因子であることがよく知られている[1]. 急性期病態に随伴する血糖の上下は予測が難しい場合が多いため, 急性期病棟における血糖管理にあたっては以下が大原則となる.

①低血糖の回避

②重度の高血糖とそれによる脱水，電解質異常，感染リスク増加を防ぐ

③適切な栄養投与の維持

これらの目的達成に，まず何はともあれ必要なのは**血糖測定の指示**である．

◢ 低血糖の回避

短期間で軽度の低血糖は通常臨床的に有意な後遺症は示さない．しかし，急性疾患に罹患中の患者は低血糖症状を感知できない，または応答できない可能性があるため低血糖のリスクにさらされやすい．低血糖イベントは死亡率上昇と関連し[2]，一般病棟におけるコホート研究では入院中に1回でも低血糖を呈した患者は有意に死亡率が高くなる関係が観察されている[3]．

このため，厳格な血糖管理は臨床的に安定した患者のみで適応すべきであり，高齢者および低血糖の危険性が高い患者では**血糖降下には慎重を期すことが鉄則**である．

◢ 高血糖の回避

入院中の高血糖と健康アウトカムに関しては多くの検討がされている．具体的に高血糖との関連が示されたものとして，感染症のリスク[4,5]，心血管イベント[6,7]，死亡率の増加[8]があげられる．重度の高血糖は浸透性利尿による脱水や電解質異常を引き起こす可能性があり，またインスリンの絶対的，相対的欠乏患者においてはカロリーとタンパク質の損失をもたらす可能性もある．

◢ 適切な栄養投与の維持

特に既知の糖尿病がある患者では，入院中も経口摂取を継続する場合はカロリー制限を検討することも多い．この際大切なのは，**インスリンの絶対的もしくは相対的欠乏はカロリーとタンパク質の喪失をもたらしうる点である**．いたずらにカロリー制限をするのではなく，患者ごとの年齢，ADL，病態や併存症，経静脈投与カロリーも加味して判断する必要がある．

摂取エネルギー量の算定にはさまざまな方法があるが，日本糖尿病学会の糖尿病治療ガイド2018-2019[9]では以下のエネルギー摂取量を目安として提示している．

・**摂取エネルギー量　＝　標準体重×身体活動量**
標準体重（kg）＝身長（m）^{2}×22
身体活動量（kcal/kg標準体重）＝25〜30 軽労作，30〜35 通常労作，35〜 重労作

入院患者では通常は活動量は著しく低下するため，標準体重×25（kcal）を目安にする場合が多い（身長160 cmで1,400 kcal程度）．

2. 病態ごとの血糖コントロール目標値は？

前述のように，急性期における血糖コントロールの目的は低血糖と重度の高血糖による合併症の回避にある．それでは，実際にどの程度の血糖値をめざしてコントロールすればよいのだろうか．

表1 重症患者における強化インスリン療法に関するキー論文

試験名	NICE-SUGAR trial[13]	VISEP trial[14]	Glucontrol trial[15]
Patient	内科系・外科系ICU患者	重症敗血症患者	重症患者
Intervention	IIT（81〜108 mg/dL）	IIT（80〜110 mg/dL）	IIT（80〜110 mg/dL）
Control	従来治療 （144〜180 mg/dL）	従来治療 （180〜200 mg/dL）	従来治療 （140〜180 mg/dL）
Outcome	血糖コントロール，死亡率，低血糖	死亡率，血糖コントロール，低血糖	死亡率，低血糖
結果	・IIT群で有意に90日死亡率増加（27.5％ vs. 24.9％，OR1.14） ・低血糖はIITで増加（6.8％ vs. 0.5％）	・28日死亡率に差はないがIIT群で90日死亡率が高い（39.7％ vs. 35.4％） ・低血糖はIITで増加（17％ vs. 4％）	・ICU死亡率に差はないがIIT群で28日死亡率，入院中死亡率が高い ・低血糖はIITで増加（8.7％ vs. 2.7％）

1 一般病棟入院患者（非ICU）

　一般的な血糖コントロール目標として，日本糖尿病学会の糖尿病治療ガイド2018-2019[9]では合併症予防のためHbA1cの目標値を7％未満とすること，これに対応する血糖値として，空腹時血糖値130 mg/dL未満，食後2時間血糖値180 mg/dL未満を目安としている．同様に米国内分泌学会は非ICUの入院患者に対して，空腹時血糖値140 mg/dL未満，随時血糖値180 mg/dL未満を推奨しており，病状の安定した患者ではより厳格なコントロールを，高齢者や重症患者では血糖目標を緩和することを勧めている[10]．一方，米国糖尿病学会は非ICUの入院患者に対して，食事タイミングは規定せず随時血糖値を140〜180 mg/dLの範囲でコントロールすることを推奨している[11]．各学会とも微妙な推奨のずれがあるが，目標値に関してエビデンスに基づいた確固たる閾値はなく，エキスパートオピニオンであることに留意して使うようにしたい．

　筆者は，少なくとも持続的に180 mg/dLを超えさせないこと，低血糖は厳密に避けること，がボトムラインと理解している．

2 重症患者（ICU）

　各種病態やセッティングのなかで，ICUセッティングに関しては血糖管理に関しても数多くの研究がなされている．2000年代初頭にかけて，ICUを含む重症患者で高血糖が死亡率増加に関連するエビデンス[8, 12]が集積したことを受け，インスリンにより血糖値80〜110 mg/dLをめざす厳格な血糖コントロール（intensive insulin therapy：IIT）に死亡率改善の期待が集まった．しかし結果はIITは死亡率を増加させるという衝撃的なものであった．表1にIITに関するランドマークスタディの結果をまとめた．

　このようにIITの利益が否定されたことを受け，米国糖尿病学会はICU患者に対しても低血糖を避けて随時血糖値140〜180 mg/dLの範囲でコントロールすることを推奨している[11]．表1で紹介したVISEP trialを始め，重症敗血症患者を対象にした検討でも同様の結果が得られており，日本版敗血症診療ガイドラインでも144〜180 mg/dLの血糖目標を弱く推奨している[16]．

3 虚血性心疾患患者

　糖尿病患者の高血糖と，非糖尿病患者におけるストレス起因性の高血糖のいずれもが急性心筋梗塞後の予後悪化につながり，血糖コントロールにより一部の患者の予後改善が期待できることが示されている．2014年の米国心臓協会/米国心臓病学会合同NSTEMI診療ガイドラインでは随

時血糖値を 180 mg/dL 未満に維持することが推奨されている[17].

3. 入院患者で経口血糖降下薬を使う際の注意点は？

　経口摂取をしていない，もしくは摂食量が極端に不安定な患者には**経口血糖降下薬は原則として処方しない**．食事量が安定していて経口薬に対する禁忌病態がない患者では，経口薬を継続することも可能だが，血糖コントロール不良や経口摂取量不安定，禁忌となりうる病態の発覚があればすみやかにインスリン療法へ切り替えが必要である．以下に薬剤ごとの注意点をまとめた．

1 メトホルミン

　乳酸アシドーシスは，メトホルミン使用患者において 10 万人年あたり 10 件前後[18] と必ずしも頻度が高い合併症ではない．しかし，腎機能や血行動態に支障をきたしやすい状況では禁忌であり，原則として入院早期には一時的に中止する．

2 スルホニル尿素（SU）

　低血糖リスクが高い薬剤であるうえ，半減期も長い．禁食やカロリー摂取量が不安定になりやすい急性期には中止し，血糖コントロールの必要があればインスリン療法へ一時的に切り替える方が安全である．また，以前より急性心筋梗塞の梗塞進展抑制効果（虚血プレコンディショニング）を阻害する可能性が指摘されている．この理由で，特に虚血性心疾患の疑われる患者では積極的に中止を検討する．

3 非スルホニル尿素分泌促進薬（グリニド系）

　スルホニル尿素と類似の作用機序ながら作用時間は短いため，理論的にはSU薬よりは安全性が高い可能性がある．ただし，SU薬と同様に禁食や食事摂取不良時には中止すべき薬剤であり，虚血性心疾患の疑われるケースでも中止検討をすべきである．

4 α-グルコシダーゼ阻害薬（α-GI）

　腸管にて炭水化物の吸収阻害効果をもつため，食事摂取している患者にのみ有効である．特に消化器症状や開腹手術後では中止する．また，排便コントロールが問題になりやすい入院中に消化器症状を惹起しやすい本剤をあえて新規に開始するメリットは少ない．

5 チアゾリジン薬

　近年処方される機会は少なくなっているが，体液貯留作用を有し，特に心機能低下例ではすみやかに休薬する必要がある．この系統の薬剤の血糖降下作用は緩徐であるため，一時的な中断はあまり血糖に影響を及ぼさないことは知っておきたい．

6 DPP-4阻害薬

　α-GI同様，安定して食事摂取している患者にのみ有効である．低血糖リスクが少なく，極端な食後高血糖を是正する目的では有効な可能性がある．テネリグリプチンとリナグリプチンは腎用量調整が不要だが，その他は腎機能に応じた用量調整が必要である．

表2 インスリン療法の適応

絶対的適応	相対的適応
①インスリン依存状態	①インスリン非依存でも著明な高血糖
②高血糖性昏睡	（随時血糖値350 mg/dL以上など）
③重症の肝障害，腎障害合併	②経口血糖降下薬のみで良好なコント
④重症感染症，外傷，中等度以上の外	ロールが得られない
科手術時	③痩せ型で栄養状態が低下している
⑤糖尿病合併妊娠	④ステロイド治療時の高血糖
⑥静脈栄養時の血糖コントロール	⑤糖毒性の積極的解除

文献11を参考に作成

７ グルカゴン様ペプチド-1（GLP-1）阻害薬

デュラグルチド，エキセナチドなど週1回の皮下注製剤が存在し，急性期治療後の在宅医療や施設などでの有望な選択肢になりうる．ただし，食欲低下や体重減少をきたしうるため適応症例は慎重に選ぶ必要があり，急性期にインスリンの代わりに使用するメリットは少ない．

８ SGLT2阻害薬

グルコースの腎での再吸収阻害により血糖降下作用を発揮する．このため，利尿薬類似の作用があり，急性期には脱水症や尿路・性器感染症のリスクとなる．禁食や食事摂取不良時は当然，一般的には入院中の使用は極力控えたい薬剤である．また，SGLT2阻害薬服用中の稀な合併症として**正常血糖DKA**（diabetic ketoacidosis：糖尿病性ケトアシドーシス）という特有の病態があり，糖質制限がリスクになることが知られている．食事摂取量の減少した急性期病態でSGLT2阻害薬を使用中の患者に全身倦怠感，悪心嘔吐，体重減少などがみられる場合は，血糖値250 mg/dL未満でも血液ガス測定や血中ケトン体の確認により本病態を鑑別することが肝要である．

4. 急性期におけるインスリン使用の注意点

表2にインスリン療法の適応をまとめる[9]．1型糖尿病患者およびインスリン依存状態の2型糖尿病患者は，ケトン血症を予防するために経口摂取状況にかかわらず，常時インスリンを必要とする．インスリンの必要量は個人個人のインスリン分泌能やインスリン抵抗性に依存するが，緊急性のない場合の初回インスリン導入は実測体重1 kgあたり0.2単位/日の少量から開始し，低血糖に留意しながら漸増していく[9]．もともとインスリンを利用している場合，経口摂取ができない場合などは通常量の半量程度から血糖値をみながら調整を行う．

１ 頻回注射法

生理的なインスリン分泌に近いパターンをつくることができる．食事摂取する場合は各食前と就寝前の1日4回，絶食時は6時間ごとの1日4回の血糖測定を行い，随時血糖値が200 mg/dLを超えないよう責任インスリン法に基づいて，そのタイミングの血糖値に最も影響を与えると考えられるインスリンの量を増減していく．基礎インスリン分泌は持効型溶解インスリンで，追加インスリン分泌を速攻型もしくは超速効型にて補う．

表3　急性期の血糖管理における入院診療まとめ

入院初日に行う すること	□ 血糖測定の指示 □ インスリン依存状態（1型DM．進行した2型DM）かどうかの見極め □ 目標血糖値の設定 □ 適切な食事療法の指示 □ 中止すべき経口血糖降下薬の判断
入院翌日以降に 行うこと	□ 随時血糖値140〜180 mg/dLの維持 □ 必要時は躊躇なくインスリンによる血糖管理へ移行する □ スライディングスケールから早期に定期打ちへ
退院までに確認 すること	□ セルフケア能力・退院後のアドヒアランスの評価 □ 血管リスクの評価と介入方針（禁煙，血圧，脂質，抗血小板薬適応の検討） □ ワクチンと年齢相当のスクリーニング項目の評価

2 BOT（basal supported oral therapy）

　経口血糖降下薬内服中の比較的安定した入院患者では，血糖コントロール改善のために，持効型溶解インスリンの1日1回投与のみ併用する方法もある．空腹時高血糖の改善により糖毒性を解除しやすくなることが期待できる．

3 インスリン持続静注

　急性期における著しい高血糖症や糖尿病性昏睡など，特定の状況下では持続静注が開始される場合がある．1〜2時間おきの血糖測定を必要とするためICU以外では利用しにくい．患者個人の血糖値の傾向がわかるまで患者の通常の1日の総インスリン投与量の約半分を1時間単位で分割し，それに応じて投与量を調整する．

4 インスリンスライディングスケール

　入院患者に対するインスリンスライディングスケールは簡便で広く使用される．しかし，入院患者対象の研究でスライディングスケールを使用された患者では，使用していない患者より高血糖リスクが3倍になったという報告もあり[19]，決して万能な方法ではない．経口血糖降下薬のみで血糖コントロールが極端に悪くない2型糖尿病患者では，入院後の経口摂取量や病態変化に伴う血糖推移をフォローする意味で1〜2日間のスライディングスケール使用は妥当である．しかし，漫然とスライディングスケールを継続せず，**可及的すみやかにインスリン定期打ちへの移行をめざす必要がある**．

5. 入院から退院までにいつ・何をすべきか （表3）

　表3に，急性期病棟で血糖管理に関して行うべきことを時系列でまとめた．入院初期には定期的な血糖測定の指示と，適切な食事療法の選択，中止すべき経口血糖降下薬の確認を忘れずに行いたい．入院後は前述のように，至適血糖コントロールを継続すると同時に，もしスライディングスケールを初期に利用していれば忘れずに定期打ちへの移行を行う．退院後のセルフケア能力の評価や，各種血管リスクの管理，ワクチンなど介入可能な予防が遂行されているかのチェックもホスピタリストの重要な役目である．

文献・参考文献

1) Khazai NB & Hamdy O：Inpatient Diabetes Management in the Twenty-First Century. Endocrinol Metab Clin North Am, 45：875-894, 2016

2) Seaquist ER, et al：Hypoglycemia and diabetes：a report of a workgroup of the American Diabetes Association and the Endocrine Society. Diabetes Care, 36：1384-1395, 2013

3) Turchin A, et al：Hypoglycemia and clinical outcomes in patients with diabetes hospitalized in the general ward. Diabetes Care, 32：1153-1157, 2009

4) Pomposelli JJ, et al：Early postoperative glucose control predicts nosocomial infection rate in diabetic patients. JPEN J Parenter Enteral Nutr, 22：77-81, 1998

5) Baker EH, et al：Hyperglycaemia is associated with poor outcomes in patients admitted to hospital with acute exacerbations of chronic obstructive pulmonary disease. Thorax, 61：284-289, 2006

6) McAlister FA, et al：The relation between hyperglycemia and outcomes in 2,471 patients admitted to the hospital with community-acquired pneumonia. Diabetes Care, 28：810-815, 2005

7) McAlister FA, et al：Diabetes and coronary artery bypass surgery：an examination of perioperative glycemic control and outcomes. Diabetes Care, 26：1518-1524, 2003

8) Umpierrez GE, et al：Hyperglycemia：an independent marker of in-hospital mortality in patients with undiagnosed diabetes. J Clin Endocrinol Metab, 87：978-982, 2002

9) 「糖尿病治療ガイド2018-2019」（日本糖尿病学会/編著），文光堂，2018

10) Endocrine Society：Management of hyperglycemia in hospitalized patients in non-critical care setting：an endocrine society clinical practice guideline. J Clin Endocrinol Metab, 97：16-38, 2012

11) undefined, et al：Standards of Medical Care in Diabetes-2016：Summary of Revisions. Diabetes Care, 39 Suppl 1：S4-S5, 2016

12) Krinsley JS：Association between hyperglycemia and increased hospital mortality in a heterogeneous population of critically ill patients. Mayo Clin Proc, 78：1471-1478, 2003

13) NICE-SUGAR Study Investigators.：Intensive versus conventional glucose control in critically ill patients. N Engl J Med, 360：1283-1297, 2009

14) German Competence Network Sepsis（SepNet）.：Intensive insulin therapy and pentastarch resuscitation in severe sepsis. N Engl J Med, 358：125-139, 2008

15) Preiser JC, et al：A prospective randomised multi-centre controlled trial on tight glucose control by intensive insulin therapy in adult intensive care units：the Glucontrol study. Intensive Care Med, 35：1738-1748, 2009

16) 西田 修, 他：日本版敗血症診療ガイドライン2016：http://www.jaam.jp/html/info/2016/pdf/J-SSCG2016_ver2.pdf（2019年6月閲覧）

17) Society for Cardiovascular Angiography and Interventions and the Society of Thoracic Surgeons.：2014 AHA/ACC guideline for the management of patients with non-ST-elevation acute coronary syndromes：executive summary：a report of the American College of Cardiology/American Heart Association Task Force on Practice Guidelines. Circulation, 130：2354-2394, 2014

18) Richy FF, et al：Incidence of lactic acidosis in patients with type 2 diabetes with and without renal impairment treated with metformin：a retrospective cohort study. Diabetes Care, 37：2291-2295, 2014

19) Queale WS, et al：Glycemic control and sliding scale insulin use in medical inpatients with diabetes mellitus. Arch Intern Med, 157：545-552, 1997

プロフィール

家 研也（Kenya Ie）

聖マリアンナ医科大学/川崎市立多摩病院総合診療内科

国立国際医療センターにて初期および呼吸器内科後期研修の後，亀田総合病院で家庭医後期研修を修了．三重大学総合診療科，米国ピッツバーグ大学家庭医診療科・同大MPHを経て現職．急性期や内科診療も得意とする病院家庭医をめざして臨床，教育，研究に取り組んでいます．3児の父，コーヒーと音楽鑑賞が好きです．

第2章 ホスピタリストのための主要疾患マネジメント

12. 脳梗塞

藤井修一

> ●**Point**●
>
> ・初期対応は発症からの時間を意識して，迅速に発症した状況を把握する
> ----
> ・まずは rt-PA 静注療法と血管内治療の適応を考える
> ----
> ・治療方針決定のために，病型診断を行う

はじめに

　脳卒中は死因の第4位，介護が必要になった原因疾患の第1位，65歳以上の高齢者の受療率が高い傷病では入院の第1位であり，診療する機会が多い疾患であるといえる．脳梗塞は脳卒中の約75％を占め，軽症から重症まで幅広く，また超急性期の対応から慢性期の管理まで時間軸を意識した診療が必要である．

　脳梗塞診療はここ数年で大きく変貌しており，知識のアップデートが必要である．本項では日本[1]やアメリカ[2]のガイドラインを参考に，急性期における診療の基本的な考え方から，入院中に行うべき検査や治療のアプローチを解説していきたい．

1. 脳梗塞の初期対応

> **症例**
>
>　60歳男性．入院7日前に左手の使いにくさを自覚し，近医受診．後日の検査を予定され帰宅となっていた．入院当日起床時に左麻痺が出現していて，当院救急センターを受診した．

　脳梗塞の疑った場合，まず行うことは**発症からの時間を確認することである**．なぜなら発症から4.5時間以内であれば，rt-PA（recombinant tissue plasminogen activator）静注療法を行うことが可能だからである．迅速に「発症はいつか？」「どんな症状が出現したのか？」を聴取する．起床時に症状が出現していたなどの発症時間が不明の場合は，普段通りだった最後の時間（最終未発症時間）からの時間を求める．

　診察では，NIHSS（national institutes of health stroke scale）で脳梗塞の重症度を判定する．rt-PA 静注療法の適応外項目（表1）がないかを中心に，既往歴や内服歴を聴取する．特にワルファリンなどの抗凝固薬については適応を決めるために重要である．画像検査は頭部CTまたは

表1 rt-PA静注療法のチェックリスト

適応外（禁忌）	あり	なし
発症ないし発見から治療開始までの時間経過		
発症（時刻確定）または発見から4.5時間超	☐	☐
発見から4.5時間以内でDWI/FLAIRミスマッチなし，または未評価	☐	☐
既往歴		
非外傷性頭蓋内出血	☐	☐
1カ月以内の脳梗塞（症状が短時間に消失している場合を含まない）	☐	☐
3カ月以内の重篤な頭部脊髄の外傷あるいは手術	☐	☐
21日以内の消化管あるいは尿路出血	☐	☐
14日以内の大手術あるいは頭部以外の重篤な外傷	☐	☐
治療薬の過敏症	☐	☐
臨床所見		
くも膜下出血（疑）	☐	☐
急性大動脈解離の合併	☐	☐
出血の合併（頭蓋内，消化管，尿路，後腹膜，喀血）	☐	☐
収縮期血圧（降圧療法後も185 mmHg以上）	☐	☐
拡張期血圧（降圧療法後も110 mmHg以上）	☐	☐
重篤な肝障害	☐	☐
急性膵炎	☐	☐
感染性心内膜炎（診断が確定した患者）	☐	☐
血液所見（治療開始前に必ず血糖，血小板数を測定する）		
血糖異常（血糖補正後も＜50 mg/dL，または＞400 mg/dL）	☐	☐
血小板 100,000/mm³以下（肝硬変，血液疾患の病歴がある患者）	☐	☐
※肝硬変，血液疾患の病歴がない患者では，血液検査結果の確認前に治療開始可能だが， 100,000/mm³以下が判明した場合にすみやかに中止する		
血液所見：抗凝固療法中ないし凝固異常症において		
PT-INT＞1.7	☐	☐
aPTTの延長（前値の1.5倍［目安として約40秒］を超える）	☐	☐
直接作用型経口抗凝固薬の最終服用後4時間以内	☐	☐
※ダビガトランの服用患者にイダルシズマブを用いて後に本療法を検討する場合は，上記所見は適応外項目とならない		
CT/MRI所見		
広汎な早期虚血性変化	☐	☐
圧排所見（正中構造偏位）	☐	☐
慎重投与（適応の可否を慎重に検討する）	あり	なし
年齢　81歳以上	☐	☐
最終健常確認から4.5時間超かつ発見から4.5時間以内に治療開始可能でDWI/FLAIRミスマッチあり	☐	☐
既往歴		
10日以内の生検・外傷	☐	☐
10日以内の分娩・流早産	☐	☐
1カ月以上経過した脳梗塞（とくに糖尿病合併例）	☐	☐
蛋白製剤アレルギー	☐	☐
神経症候		
NIHSS値26以上	☐	☐
軽症	☐	☐
症候の急速な軽症化	☐	☐
痙攣（既往歴などからてんかんの可能性が高ければ適応外）	☐	☐
臨床所見		
脳動脈瘤・頭蓋内腫瘍・脳動静脈奇形・もやもや病	☐	☐
胸部大動脈瘤	☐	☐
消化管潰瘍・憩室炎，大腸炎	☐	☐
活動性結核	☐	☐
糖尿病性出血性網膜症・出血性眼症	☐	☐
血栓溶解薬，抗血栓薬投与中（とくに経口抗凝固療法投与中）	☐	☐
月経期間中	☐	☐
重篤な腎障害	☐	☐
コントロール不良の糖尿病	☐	☐

〈注意事項〉
一項目でも「適応外」に該当すれば実施しない．
文献3より転載

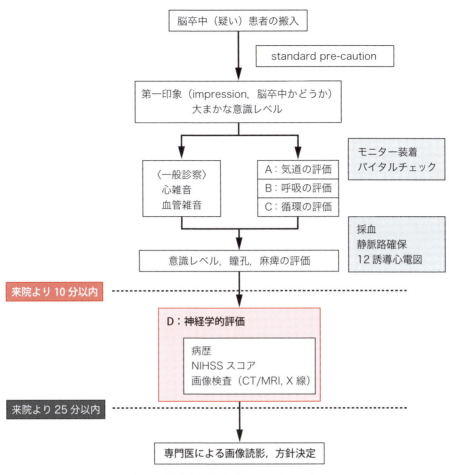

図1 脳卒中初期診療フローチャート

MRIを行い，頭蓋内出血がないことをまずは確認する．早期虚血性変化を評価し，迅速に撮影できる施設であれば，できる限り頭蓋内脳血管の評価のために，CT angiography（CTA）またはMR angiography（MRA）を行う．図1に初期対応のフローチャートを示す．

●ここがポイント

脳卒中を疑ったら
・発症時間，最終未発症時刻を確認する．
・4.5時間以内であればrt-PAを迅速に投与が開始できるよう，すぐさま専門科にコンサルトを行い，全速全力で検査を進めていく．

2. 脳梗塞の急性期治療

脳梗塞の急性期治療として，**rt-PA静注療法**と**血管内治療**の2つがある．まずは治療の適応を知り，専門医にコンサルトできるようにしてほしい．それぞれに日本のガイドライン[3,4]があるの

で参照する．

1 rt-PA静注療法

rt-PA静注療法は，**発症から4.5時間以内に治療開始可能な脳梗塞患者**に対して行う．どんな病型の脳梗塞であっても治療可能であるが，適応外（**表1**）の項目が1つでもあれば行わない．慎重投与項目とは，投与を考慮してもよいが，副作用その他が出現しやすく，かつ良好な転帰も必ずしも期待できない条件である．投与開始から24時間は血圧を180/105 mmHg以下にコントロールする．

2 血管内治療

血管内治療は，**原則として発症8時間以内の脳梗塞**において，rt-PA静注療法の適応外またはrt-PA静注療法により血流再開が得られなかった患者に対して行う．現在，大規模試験で内科的治療と比較して有効性が示されているのは，内頸動脈と中大脳動脈の近位部（M1部）の閉塞のみである．

どちらの治療も発症から再開通までの時間が短ければ短いほど転帰改善が期待できる．4.5時間以内に施行すればよいわけではないので，初期対応は時間を意識して診療を行う．

> **症例の続き**
>
> 最終未発症時間は前日の午後10時であり，すでに8時間が過ぎていた．NIHSSは5点で，顔面を含む左片麻痺を認める．頭部MRIでは右中大脳動脈領域に梗塞を認め，MRAでは頭蓋内主幹脳動脈に狭窄はなかった．頸動脈エコーでは右内頸動脈起始部に高度狭窄を認めた（**図2**）．rt-PA静注療法や血管内治療の適応はなしと判断した．病歴，検査結果よりアテローム血栓性脳梗塞と診断した．入院し，アスピリン（バイアスピリン®）200 mg/日とスタチン（クレストール®）を開始した．症状が安定していれば，慢性期に頸動脈内膜剥離術を行う予定とする．

3. 脳梗塞の病型診断

初期治療をまず行い，次に**脳梗塞の病型診断**を行う．なぜ病型診断を行うかというと，病型により治療方針が異なるからである．病型はTOAST分類[5]を参考にして，①心原性脳塞栓症，②アテローム血栓性脳梗塞，③ラクナ梗塞，④その他の脳梗塞に分けると理解しやすい（**表2**）．その他の脳梗塞は，原因疾患が確定されたものと，原因不明のものに分けられる．

病型診断は，病歴と身体所見，CTやMRIによる画像検査，頸動脈エコーや経胸壁心エコーなどのエコー検査，心電図，血液検査などを組合わせて評価する．**表2**に病型ごとの診断基準を示す．

4. 入院中に必要な検査

病型分類および脳梗塞の経過を確認するために必要な検査を述べる．それぞれの検査は何のた

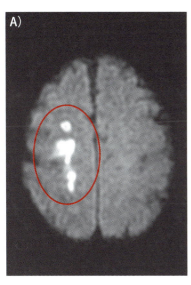 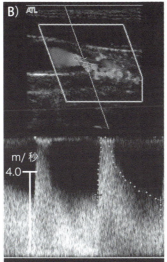 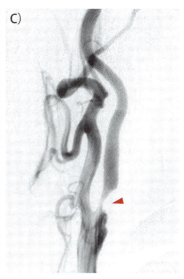

図2 頸動脈狭窄症に伴うアテローム血栓性脳梗塞
A) MRI拡散強調画像：右中大脳動脈領域に散在性の高信号域（○）を認める．B) 頸動脈エコー：右内頸動脈起始部に高度狭窄を認める．C) 脳血管造影：右内頸動脈起始部に高度狭窄（▶）を認める（Color Atlas ②参照）

表2 脳梗塞の病型

病型	診断基準	病型の特徴
cardioembolism（心原性脳塞栓症）	・大脳皮質梗塞あるいは小脳梗塞の臨床的証拠． ・CTまたはMRIで大脳皮質，小脳，脳幹，皮質下の梗塞．梗塞の大きさ＞1.5～2.0 cm ・塞栓源心疾患が存在する（高リスク vs 中リスク，表3） ・同側にアテローム血栓性病変がない．	心臓内にできた血栓が遊離し，脳血管を閉塞させることで生じる．
large-artery atherosclerosis（アテローム血栓性脳梗塞）	・大脳皮質梗塞あるいは小脳梗塞の臨床的証拠． ・CTまたはMRIで大脳皮質，小脳，脳幹，皮質下の梗塞．梗塞の大きさ＞1.5～2.0 cm ・梗塞に関連する頭蓋内外血管の狭窄あるいは閉塞．狭窄＞50％	内頸動脈や頭蓋内血管にプラークが形成され，血管を閉塞させることにより生じる．プラークから遊離した血栓が遠位の血管を閉塞させることもある．
small-vessel occlusion（ラクナ梗塞）	・1つの古典的ラクナ症候群の臨床的証拠． ・CTまたはMRIで皮質下あるいは脳幹の穿刺枝領域の梗塞．梗塞＜1.5～2.0 cm ・同側にアテローム血栓性病変がない． ・高リスク塞栓源心疾患がない．	主幹脳動脈から直接分岐する細い血管（穿通枝）が閉塞することによって生じる．
その他の脳梗塞		
stroke of other determined cause（他の原因による脳梗塞）	・検査で脳梗塞の他の原因が示されている． ・適切な脳血管に特異的な血管病の存在． ・脳梗塞の他の原因が除外されている．	特殊な疾患（動脈解離，もやもや病，抗リン脂質症候群，膠原病など）によって生じる．
stroke of undetermined etiology（原因不明の脳梗塞，潜因性脳梗塞）	・2つ以上の原因が存在し，最もありそうな原因が明白でない． ・検査で異常がみつからない．潜因性脳塞栓症と推定される症例を含む． ・不完全な検査．	精査しても原因が不明の場合．原因が2つ以上ある場合も含まれる．

文献5を参考に作成

表3　塞栓源心疾患（TOAST分類）

高リスク塞栓源心疾患 (high-risk sources)	中リスク塞栓源心疾患 (medium-risk sources)
・機械弁	・僧帽弁逸脱症
・心房細動を伴う僧帽弁狭窄症	・僧帽弁輪石灰化
・心房細動（孤立性を除く）	・心房細動を伴わない僧帽弁狭窄
・左房・左心耳内血栓	・左房内もやもやエコー
・洞不全症候群	・心房中隔瘤
・心筋梗塞（発症4週間未満）	・卵円孔開存
・左室内血栓	・心房粗動
・拡張型心筋症	・孤立性心房細動
・左室壁部分的無活動	・生体弁
・粘液腫	・非細菌性血栓性心内膜炎
・感染性心内膜炎	・うっ血性心不全
	・左室部分的壁運動低下
	・心筋梗塞（発症4週以降6カ月未満）

文献5より引用

めに行うのかを意識するために，脳画像，血管の評価，心臓の評価，不整脈の評価，血液検査に分けて記載する．

1 脳画像

　脳梗塞が疑われる患者では，頭部CTまたはMRIを行う．脳梗塞の部位や大きさを評価するためである．MRIは，拡散強調画像（diffusion-weighted imaging：DWI），apparent diffusion coefficient（ADC）map，fluid attenuated inversion recovery（FLAIR）画像，T2*強調画像またはsusceptibility-weighted imaging（SWI）を撮像する．

2 頭蓋内外血管の評価

　CTAまたはMRAにて頭蓋内血管の評価を行う．頸動脈エコーによる内頸動脈起始部の狭窄病変がないか評価を行う．症候性高度狭窄（狭窄率NASCET 70〜99%）では狭窄側の脳梗塞の2年発症率が内科的治療で26%であり，頸動脈内膜剥離術を行うと9%と報告[6]されている．また，頸動脈内膜剥離術/頸動脈ステント留置の時期はアメリカのガイドライン[7]では，2週間以内が推奨されている．脳梗塞部位を灌流する主幹動脈に50%以上の狭窄があれば，アテローム血栓性脳梗塞を最も考える．大動脈解離に伴う脳梗塞があるので，rt-PA静注療法を行う前には頸動脈エコーを行い，総頸動脈に解離がないことを確認するのが望ましい．

3 心臓の評価

　心原性脳塞栓症の原因（表3）を見つけるために，経胸壁心エコーを行う．特に左室壁運動異常や心内血栓，感染性心内膜炎による疣贅について評価を行う．心房細動だけではなく，心筋梗塞の有無も評価するために12誘導心電図を確認する．

4 不整脈の評価

　心原性脳塞栓症の原因として心房細動の検索は大切なので，入院時に心電図は必須である．塞栓性脳梗塞であれば，入院時に洞調律であっても発作性心房細動の可能性があるので，ホルター

心電図などの評価を行う．入院中に心房細動が見つからなくても，30日間のイベントモニターでは16％（24時間モニターでは3％）に新規の心房細動を検出する[8]．

5 血液検査

脳梗塞の二次予防として抗血栓薬の投与を行うので，**入院時に血算，プロトロンビン時間（PT）と活性化部分トロンボプラスチン時間（APTT）を測定**する．

5. 入院中の内科管理

入院中の最も懸念されるのは，**脳梗塞の増悪や再発，脳梗塞部位が出血を起こす出血性梗塞の出現**である．毎日神経学的診察を行い，新規の症状が出現していないか，または症状が改善しているのかを評価する．NIHSSを用いて経過を評価してもよい．症状の増悪があれば，迅速に頭部CTまたはMRIを撮影する．

一般的な管理として，**二次性脳損傷（secondary brain injury）の予防が重要**である．すなわち，以下4点について気をつける．

- ・酸素飽和度を94％以上に保つ．
- ・38℃以上の発熱のときは原因検索を行う．解熱薬を用いて38℃以下にすることが望ましい．
- ・特に発症から24時間は血糖値を140〜180 mg/dL程度に保つ．低血糖を避ける．
- ・患者が飲食や経口的服薬を開始する前に嚥下評価をする．

1 抗血栓療法

抗血栓療法として，抗血小板薬と抗凝固薬の2種類がある．どのタイプの脳梗塞でも，発症48時間以内にアスピリン160〜300 mg/日の経口投与が強く推奨されている．入院中に脳梗塞の分類を行い，48時間以降にどちらの抗血栓薬を使用するかを決定する．非心原性脳梗塞（心原性脳塞栓症以外の脳梗塞）の場合には，抗血小板薬を選択する．心原性脳塞栓症の場合には，抗凝固薬を選択する．抗凝固薬の早期投与は頭蓋内出血を増加させる．軽症から中等度までの心原性脳梗塞（NIHSS 3〜8）の場合は4〜5日目に抗凝固薬を開始する．それより重症の場合にはより遅く（14日以降など）の投与開始を検討する[9]．

●処方例
- ・抗血小板薬：アスピリン（バイアスピリン®）1回200 mg　1日1回
- ・抗凝固薬：ワルファリン（ワーファリン）1回3 mg　1日1回（PT-INR 2.0〜3.0を目標に調整）

　　　　　　非弁膜症性心房細動症例では，アピキサバン（エリキュース®）1回10 mg　1日2回

2 血圧管理

降圧療法が必要な合併症（急性冠症候群，急性心不全，急性大動脈解離，抗血栓薬による脳出血など）がある脳梗塞の患者において**早期降圧療法を行う**．15％程度の降圧が安全である[6]．合

表4 脳梗塞入院診療まとめ

入院初日に評価すること	□ 検査：採血，心電図，頸動脈エコー □ NIHSSによる脳梗塞の重症度を判定する □（頭部CTまたはMRI）脳梗塞部位の評価 □（CTAまたはMRA）脳血管の評価 □（心電図）心房細動・洞不全症候群はないか □（頸動脈エコー）内頸動脈起始部に有意狭窄はないか，総頸動脈に解離がないか評価する
入院翌日以降に評価すること	□ 毎日神経学的診察を行い，新規の症状が出現していないか，または症状が改善しているのかを評価する．NIHSSを用いて評価してもよい □（心エコー）特に塞栓性脳梗塞であれば，塞栓源となる器質的な心疾患がないかを評価する □（心電図）塞栓性脳梗塞であれば，発作性心房細動を見つけるためにホルター心電図などを検討する □ 嚥下機能を評価する
退院までに確認すること	□ 抗血小板薬または抗凝固薬を適正な量で処方されているか □ 高血圧・糖尿病・脂質異常症の治療が適正に行えているか □ 禁煙・節酒・運動・栄養の生活指導を行えているか □ リハビリチームとともにADL，IADL，コミュニケーション能力などの機能評価を行い，目標設定，職場復帰のプランの提供ができているか

併症がない場合の早期（48〜72時間以内）降圧がよいかどうかは不明で，降圧するにしても15％までにする．発症から24時間経過し症状が安定していて，140/90 mmHg以上であれば降圧薬の開始を考慮する．また，もともと内服していた降圧薬は禁忌がなければ再開する．

3 リハビリテーション

不動・廃用症候群を予防し，早期のADL向上と社会復帰を図るために，十分なリスク評価の基にできるだけ発症後早期から積極的なリハビリテーションを行うことが強く勧められる[5]．リハビリチームによる集中的なリハビリテーションを行い，早期の退院に向けた積極的な指導を行うことが強く勧められる．

4 深部静脈血栓症の予防

間歇的空気圧迫法は，深部静脈血栓症の予防に勧められる．抗凝固療法（ヘパリン皮下注）は症候性肺塞栓症を減らすが頭蓋内外の出血を増加させるので，効果は確立していない．

5 その他

退院までに高血圧・糖尿病・脂質異常症の治療が適正に行えているか，禁煙・節酒・運動・栄養の生活指導を行えているかを確認する．他職種と相談し，在宅療養が難しい場合は回復期リハビリテーション病棟などへの転院調整を早期から行う．

6. 入院から退院までにいつ・何をすべきか（表4）

最後に脳梗塞にて入院したときから退院までに行うことを表4にまとめたので参照してもらいたい．

Advanced Lecture

■ 脳梗塞急性期の血管内治療について

　近年で脳梗塞診療が大きく変貌している理由の1つは，血管内治療の有効性が証明されたことによる．rt-PA静注療法＋血管内治療の有効性を示す論文（MR CLEAN[10]）が2014年に報告された．それまでは血管内治療を加えて有効であるという結果を示した報告はなく，MR CLEANは画期的な報告であった．以後，血管内治療による血管再開通までの時間短縮と再開通率の上昇が転帰良好に寄与するという報告が相次いだ．さらにDAWN trial[11]とDEFUSE3 trial[12]が報告され，最終未発症時間から6時間以上が経過した場合でも神経徴候と虚血体積のミスマッチがある症例に対して血管内治療が有効であることが示された．

　現時点では大規模試験で有効性が示されているのは，前方循環の主幹動脈（内頸動脈と中大脳動脈近位部）閉塞のみである．また，日本の血管内治療に用いられる血栓回収機器の添付文書での使用目的は，原則として発症8時間以内の急性期脳梗塞である．血管内治療の適応は原則はあるものの，症例ごとに検討される．勤務する施設での血管内治療の適応を事前に専門医と共有しておくことが必要である．

おわりに

　脳梗塞診療は大きく変化している．急性期治療のrt-PA静注療法や血管内治療の適応を知り，治療機会を逃さないようにしてほしい．二次予防は脳梗塞の病型によって異なるので，入院中に病型診断が完了し，抗血栓薬を含めた治療プランを決定する．適切な早期治療が患者の予後を大きく変える疾患であり，本項を参考に勉強を積んでほしい．

文献・参考文献

1) 「脳卒中治療ガイドライン2015（追補2017対応）」（日本脳卒中学会 脳卒中ガイドライン委員会），協和企画，2017

2) American Heart Association Stroke Council：2018 Guidelines for the Early Management of Patients With Acute Ischemic Stroke：A Guideline for Healthcare Professionals From the American Heart Association/American Stroke Association. Stroke, 49：e46-e110, 2018

3) 日本脳卒中学会 脳卒中医療向上・社会保険委員会 静注血栓溶解療法指針改訂部会：静注血栓溶解（rt-PA）療法 適正治療指針 第三版 2019年3月：http://www.jsts.gr.jp/img/rt-PA03.pdf（2019年6月閲覧）

4) 日本脳卒中学会，他：経皮経管的脳血栓回収用機器 適正使用指針 第3版．脳卒中，40：285-309, 2018

5) Adams HP Jr, et al：Classification of subtype of acute ischemic stroke. Definitions for use in a multicenter clinical trial. TOAST. Trial of Org 10172 in Acute Stroke Treatment. Stroke, 24：35-41, 1993

6) North American Symptomatic Carotid Endarterectomy Trial Collaborators：Beneficial effect of carotid endarterectomy in symptomatic patients with high-grade carotid stenosis. N Engl J Med, 325：445-453, 1991

7) American Heart Association Stroke Council, Council on Cardiovascular and Stroke Nursing, Council on Clinical Cardiology, and Council on Peripheral Vascular Disease：Guidelines for the prevention of stroke in patients with stroke and transient ischemic attack：a guideline for healthcare professionals from the American Heart Association/American Stroke Association. Stroke, 45：2160-2236, 2014

8) EMBRACE Investigators and Coordinators：Atrial fibrillation in patients with cryptogenic stroke. N Engl J Med, 370：2467-2477, 2014

9) Seiffge DJ, et al：Timing of anticoagulation after recent ischaemic stroke in patients with atrial fibrillation. Lancet Neurol, 18：117-126, 2019

10) MR CLEAN Investigators：A randomized trial of intraarterial treatment for acute ischemic stroke. N Engl J Med, 372：11-20, 2015

11) DAWN Trial Investigators：Thrombectomy 6 to 24 Hours after Stroke with a Mismatch between Deficit and Infarct. N Engl J Med, 378：11–21, 2018

12) DEFUSE 3 Investigators：Thrombectomy for Stroke at 6 to 16 Hours with Selection by Perfusion Imaging. N Engl J Med, 378：708–718, 2018

プロフィール

藤井修一（Shuichi Fujii)
聖マリアンナ医科大学救急医学
脳卒中および神経内科の専門医取得後に，救急・集中治療の勉強をしています．日本における神経集中治療の確立をめざして，日々の診療を頑張っていきたいと思っています．

第2章 ホスピタリストのための主要疾患マネジメント

13. けいれん

杉田陽一郎, 服部高明

● Point ●

- ・「けいれん」, 「てんかん」それぞれ疾患なのか, 症候なのか, どんな病態なのか対応関係を理解する
- ・初期対応でABCを確認せずにD（ジアゼパム：diazepam）を使用しない
- ・代表的なてんかん重積での薬の使い方を覚える

はじめに

　「けいれん」はどの科の診療をしていても出合うことがあるcommonな症候である. 初期研修の先生方には「用語を正しく理解し, 使うこと」と「初期対応のアプローチ」, 「代表的な薬の使い方」を習得してもらうことを最重要課題として, 表を使いながらまとめた. 今後の診療に役立ててもらいたい.

1. 用語の確認：病態・症候・疾患の対応関係

　まず用語の確認から始める. 各用語が「疾患」, 「症候」, 「病態」のどれを表しており, それぞれどのような対応関係にあるかを表1にまとめた. 病態, 責任部位, 背景疾患の有無, 経過（急性か慢性か）, 対応する症候で分類するとわかりやすい.

　てんかん（epilepsy）は疾患（つまり病気の名前）であり, 症候（つまり症状の名前）ではない. てんかんの病態は脳神経細胞の異常興奮に由来する. てんかんの責任部位は脳, 背景疾患はある場合・ない場合いずれもあり, 経過は慢性, 症候は非誘発性発作（unprovoked seizure）を呈するものである[1, 2]. つまり, 脳に由来しない場合はてんかんではなく, 明らかな誘因がある発作はてんかんとは表現しない.

　発作（seizure）は脳神経細胞の異常興奮に由来する症候の総称である. 発作はけいれんのこともあれば, 眼球偏位だけのこともあり, あくまで総称である. 発作は①非誘発性発作（unprovoked seizure）と②急性症候性発作（acute symptomatic seizure）もしくは誘発性発作（provoked seizure）の2つに分類する（誘発性発作と急性症候性発作は同義であり, 以下便宜上急性症候性発作に統一する）[3].

　非誘発発作とは明らかな器質的な誘因（例えば脳出血や電解質異常など）がなく, 発作を起こ

レジデントノート　Vol. 21　No. 8（増刊）2019　　**155** *(1481)*

表1　けいれんを呈する病態・疾患・症候の対応関係まとめ

分類						
病態		脳神経細胞の異常興奮			一過性全脳虚血	心因性
部位		脳		全身性	循環系	脳
背景疾患		なし	あり		さまざま	
発症・経過		慢性		急性	突然発症	
疾患		てんかん epilepsy		脳 or 全身性疾患	失神 syncope	心因性 非てんかん発作
具体例		・側頭葉てんかんなど	・脳梗塞後のてんかんなど	・脳：髄膜炎，脳出血など ・全身性：低血糖，低ナトリウム血症など	・心原性 ・循環血症量減少性神経原性	
症候	総称	発作 seizure			その他	
	分類	非誘発性発作 unprovoked seizure		急性症候性発作 acute symptomatic seizure /誘発性発作 provoked seizure		
	具体例	けいれん convulsion				
		その他の症候				

すことである．それとは対照的に，急性症候性発作は器質的な誘因があり発作を起こすことである．急性症候性発作の具体的な例としては，皮質下出血患者が発症直後に発作を起こした場合，低ナトリウム血症患者が発作を起こした場合などがあげられる．

　けいれん（convulsion）は「具体的な」症候であり，全身の不随意な筋肉の収縮による運動症状を表現する．表1の対応関係を見るとわかる通り，「けいれん」を呈する患者のすべてが「てんかん」ではなく，失神や心因性非てんかん発作でも「けいれん」を呈する場合があるため注意が必要だ．また逆に「てんかん」の発作がすべて「けいれん」ではなく，例えば口部自動症のように口をもぐもぐさせるだけの発作の場合もあれば，眼球偏位だけの発作の場合もあり対応関係に注意する．

2. けいれんを呈する病態

　今度は「けいれん」という症候を切り口にして考える．けいれんを呈する病態は大きく分けると①脳神経細胞の異常興奮，②一過性全脳虚血（失神），③心因性の3つに分類される．

　これらの鑑別は検査ではなく，基本的に病歴，臨床所見から行う．

■1 脳神経細胞の異常興奮による発作と失神の鑑別

　失神は全脳虚血による一過性意識消失であり，これは脳の問題ではなく，循環の問題である．失神でも「けいれん」を呈することはよく知られており注意が必要だ．脳神経細胞の異常興奮による発作との鑑別では，特に舌咬傷は注意が必要で，舌の先ではなく舌の側面に起こる（図1）．

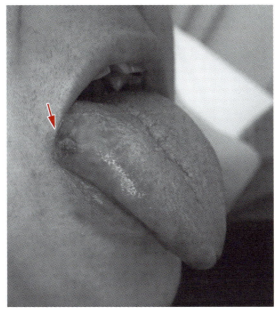

図1 舌咬傷
→に舌咬傷がみられる．しっかり挺舌させ，側面を観察する（Color Atlas③参照）

表2 脳神経細胞の異常興奮による発作と失神の鑑別

所見	脳神経細胞の異常興奮	失神
発作前		
姿勢		立位・坐位（−2）
様子	既視感 or 未視感（＋1） 感情的ストレス（＋1）	発汗（−2） 失神前発作（−2）
発作中		
姿勢	頭部回旋（＋1）	なし
異常行動	健忘，無反応，異常な姿勢，四肢の痙攣（＋1）	
発作後		
状態	舌咬傷（＋2） 尿失禁	
意識状態	発作後の混乱（＋1） 意識障害遷延	意識すぐに改善
合計1点以上：けいれん，1点未満：失神　感度：94％，特異度：94％[4]		

文献4を参考に作成

しっかり挺舌させて，側面までペンライトで確認しないと容易に見逃してしまうため注意する．表2に注意するべき症候，病歴をまとめた．また1点以上はけいれんを示唆し，1点未満は失神を示唆するスコアが有名であり実臨床に即しているため活用したい[4]．

● **ここがポイント**
舌は側面までくまなく観察せよ！

表3　脳神経細胞の異常興奮による発作と心因性非てんかん発作の鑑別

所見		脳神経細胞の異常興奮	心因性非てんかん発作
発作中			
眼の状態		開眼	閉眼
四肢	運動	連続的 中断なし	断続的 中断あり
	左右	一方	交代性
	動きが同期しているか	同期	非同期
発作持続時間		2分以内	2分以上
発作後			
呼吸		深い呼吸	浅い呼吸
いびき		あり	なし
意識障害		あり	なし

文献6を参考に作成

2 脳神経細胞の異常興奮による発作と心因性非てんかん発作の鑑別

脳神経細胞の異常興奮による発作の自然経過を知ることが心因性非てんかん発作との鑑別に役立つ．通常発作は突然始まり，発作中は開眼状態で，眼球は共同偏視もしくはある1点をにらむようになる．四肢の運動は左右どちらかの場合か両側の場合は左右同期することが多い．これらの発作は通常2分以内に自然頓挫し，その後10分程度の時間をかけて徐々に意識状態が改善してくる[5]．

発作中は呼吸が断続的で不安定であることから呼吸性アシドーシスを呈し，筋肉の収縮活動により代謝性アシドーシス（乳酸貯留による）を呈する．そのため発作後は代償的に大きな深い呼吸となり，意識障害が遷延することでの舌根沈下と相まっていびきを呈することが多い．心因性非てんかん発作の場合はこの経過でそれぞれ違う点があり，詳細は表3を参照されたい[6]．

3. けいれんでの診療の流れ

ここでは「けいれん」患者の初期対応をまとめる．「けいれんだ！ まずジアゼパム投与！」という言葉をよく聞くが，まず**バイタルサインの確認**をすることが最重要だ．以下図2アルゴリズムのステップごとに解説する．

●ここがピットフォール

ABCより先にD（diazepam：ジアゼパム）がきてはいけない！ 必ずバイタルサインの確認・安定を優先する！

Step 1　ABCの確認＋血液ガス/血糖値＋心電図

1）ABCの確認

"Vital is always vital." という言葉がある通りバイタルサインは最重要だ．A（airway），B（breathing），C（circulation）の安定を必ず確認してから，はじめてD（diazepam：ジアゼパム）

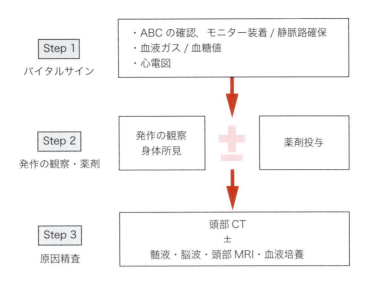

図2　けいれんへのアプローチ

投与を検討する．ABCをすっぽかして，D〔ジアゼパム（diazepam）〕が先にくることがないように注意したい．

2）血液ガス/血糖値
ABCの確認と同時に，全身状態の評価とすぐに治療介入できる病態がないかを調べるという2つの意味で**血液ガス**と**血糖値**の確認が重要だ．けいれんをみるとつい反射的に頭蓋内疾患を考えてしまうが，血液ガスと血糖値を忘れないようにする．**ABC確認の後はD（ブドウ糖：dextrose）を確認**という習慣を身に付けよう．

3）心電図
また発作が落ち着いている状況であれば，必ず忘れてはいけないのは心電図検査である．先に述べたように，脳全体が低灌流になることでも「けいれん」は起こりうる．不整脈が原因で「けいれん」を呈している場合は今後のアプローチが全く異なるため注意が必要だ．心電図検査を行うと原因を絞ることができる．

特に高齢者では何気なく処方されている薬剤の副作用で不整脈が起こることがある．具体的にはせん妄に対する抗精神病薬でのQT延長作用，緑内障患者でのβ遮断薬点眼薬（点眼薬は全身へ移行する点に注意），認知症患者での塩酸ドネペジル（アリセプト®）と排尿障害患者でのジスチグミン（ウブレチド®）はコリンエステラーゼ阻害作用があげられる．

Step 2　発作の観察とコントロール

1）発作の観察・神経所見
今までも何度か述べているが多くの発作は2分以内に自然頓挫する[4]．いきなりジアゼパムを投与するのではなく，**まず患者さんの発作をよく観察することが重要**である．

2）薬剤投与
多くの発作が2分以内に自然と頓挫し，5分以上持続する場合はてんかん重積状態と定義し，30分以上重積状態が持続すると脳に後遺症を残すとされている[7, 8]．実際にどの段階から薬剤での介入をするかであるが，現実的には2分以内の場合は発作様式をきちんと観察し，無理に薬剤で

表4 てんかん重積の初期治療で使用する薬剤まとめ

段階	時間経過	薬剤	投与方法
第1段階 早期てんかん重積状態 (early status epilepticus)	5分	・ジアゼパム（セルシン®）	静注
		・ミダゾラム（ドルミカム®）	筋注 （静脈路確保困難の場合）
第2段階 確立したてんかん重積状態 (established status epilepticus)	30分	・ホスフェニトイン（ホストイン®） ・フェノバルビタール（ノーベルバール®） ・レベチラセタム（イーケプラ®）	点滴静注
		・ミダゾラム（ドルミカム®）	静注・持続
第3段階 難治てんかん重積状態 (refractory status epilepticus)	60分以上	・ミダゾラム（ドルミカム®）	持続静注
		・プロポフォール（ディプリバン®） ・チオペンタール（ラボナール®） ・チアミラール（イソゾール®）	静注 有効であれば持続静注

文献1を参考に作成

表5 てんかん重積第1段階で使用する薬剤（ベンゾジアゼピン系）

第1段階	ジアゼパム	ミダゾラム
商品名	セルシン®	ドルミカム®
製剤	10 mg/2 mL 1A	10 mg/2 mL 1A
組成	原液で使用する （生理食塩水，ブドウ糖液で 混濁するため希釈不可）	ミダゾラム1A＋生理食塩水8 mL →10 mg/10 mLとして使用する ＊筋注の場合は原液を使用
筋注	×	○
具体的な 使用法		10 mg 筋注 （静脈路確保困難な場合）
静注	○	○
投与量	0.15 mg/kg 静注	0.1〜0.3 mg/kg 静注 0.05〜0.4 mg/kg/時 持続静注
具体的な 使用法	5〜10 mg 静注 （2分以上かけて投与） 無効の場合5〜10分後に追加可能	5〜15 mg 静注 2.5〜20 mg/時 持続静注

発作を止める意義は乏しい．**2分以上持続する場合に薬剤での介入を考慮する必要がある**．具体的にどの段階でどの薬剤を使用するかを**表4**に簡単にまとめた．

・**第1段階**

第1段階に使用する薬剤は**ベンゾジアゼピン系**の有用性が確立している（**表5**）．まずルート確保ができる場合は**ジアゼパム（セルシン®）5〜10 mgを静注**する．ジアゼパムは生理食塩水，ブドウ糖液で混濁するため，原液・静注のみで使用する．ルート確保が難しい場合は**ミダゾラム10 mgを筋注**する[9]．ミダゾラムは筋注のときは原液を使用するが，それ以外の場合はミダゾラム1A（10 mg/2 mL）に生理食塩水8 mLを加えると1 mLあたり1 mgとなるため使用しやすいので覚えておこう．

・**第2段階**

2番目に使用する薬剤はある薬剤が他の薬剤に対して優越性を示すことができたものはない．それぞれの薬剤の特徴を把握することが重要である（**表6**）．

・**第3段階**

ここまでの薬剤によりてんかん重積が頓挫しない場合は，第3段階として全身麻酔薬＋挿管・

表6　てんかん重積第2段階で使用する薬剤（抗てんかん薬）

第2段階	ホスフェニトイン	レベチラセタム	フェノバルビタール
商品名	ホストイン®	イーケプラ®	ノーベルバール®
製剤	750 mg/10 mL 1A	500 mg/5 mL 1A	250 mg1V
初期投与量	22.5 mg/kg	1,000〜3,000 mg 点滴静注 ＊日本ではてんかん重積に対して保険適用外	15〜20 mg/kg
処方例	ホスフェニトイン1,125 mg （1.5A） ＋ 生理食塩水100 mL 30分かけて投与	レベチラセタム1,000 mg ＋ 生理食塩水100 mL 15分かけて投与	フェノバルビタール1,000 mg （4V） ＋ 生理食塩水100 mL 10分以上かけて投与
維持量	7.5 mg/kg	1,000〜3,000 mg/日	2.5〜5 mg/kg
処方例	ホスフェニトイン375 mg （0.5A） ＋ 生理食塩水100 mL 30分かけて投与		フェノバルビタール250 mg （1V） ＋ 生理食塩水100 mL 10分以上かけて投与
副作用 （急性期）	・血圧低下・不整脈 ・皮疹	・少ない ・精神症状	皮疹・肝機能障害
相互作用	・カルバマゼピン，バルプロ酸血中濃度低下 ・ワルファリン血中濃度上昇 など多数	なし	バルプロ酸血中濃度減少

人工呼吸管理（通常自発呼吸が消失するため）が必要となる．具体的にはミダゾラム，プロポフォール，チオペンタールの持続静注がある（表7．ガイドラインにはチアミラールの記載もあるが，筆者は使用経験がなく，またチオペンタールで十分に代用可能と考える）．

またこの段階では**持続脳波モニタリング**を使用することが重要である．深鎮静管理の状態では，他覚的に発作を身体所見として捉えることは困難であり，subclinicalな情報（臨床上はわからない電気活動の情報）を脳波から得て薬剤の調整をする必要がある．持続脳波モニタリングが使用することができない施設では，最低24時間の深鎮静を実施し，その後深鎮静から覚まして発作がないことを確認する方法が一般的に取られるが，やはり持続脳波モニタリングで確認する方が非けいれん性てんかん重積の検出にも優れており有用である．

Step3　原因検索

ここまでのステップで発作が落ち着き一息つきたいところであるが，同時並行で器質的な背景疾患がないかどうかの検索を進める必要がある．Step1の血液ガス検査・血糖値で治療介入することができる電解質異常・低血糖は，すでに介入することができている．Step3での**頭部CT検査は初発の場合，基本的に全例必要**である．頭部MRI検査，髄液検査，血液培養検査などは必要に応じて実施を検討する．これらの検索で器質的な脳疾患，もしくは全身疾患ができる場合は原因疾患（表8）の治療を進めていく．

表7　てんかん重積第3段階で使用する薬剤（全身麻酔薬）

第3段階	ミダゾラム	プロポフォール	チオペンタール	チアミラール
商品名	ドルミカム®	ディプリバン®	ラボナール®	イソゾール®
製剤	10 mg/2 mL 1A	500 mg/50 mL	300 mg（黄色い粉の製剤）	500 mg
組成	ミダゾラム1A＋生理食塩水8 mL→10 mg/10 mLとして使用する	原液で使用	チオペンタール300 mg＋生理食塩水12 mL→25 mg/mL	チアミラール500 mg＋注射用水20 mL→25 mg/mL
初期投与量	0.1〜0.3 mg/kg 静注	1〜2 mg/kg	3〜5 mg/kg 静注	
処方例	5〜15 mg 静注	50〜100 mg 静注	150〜250 mg 静注	
維持量	0.05〜0.4 mg/kg/時 持続静注	2〜5 mg/kg/時	2〜5 mg/kg/時 持続静注	
処方例	2.5〜20 mg/時 持続静注	100〜250 mg/kg/時 持続静注（上記組成の場合：10〜25 mL/時）	100〜250 mg/時 持続静注（上記組成の場合：4〜10 mL/時）	
特徴	プロポフォールと比較し，循環抑制作用が少ない	効果発現と中止後の薬効消失がすみやか	バルビツール系効果は最も高い	
注意点	長期使用での耐性形成の可能性	長期間使用でのプロポフォール注入症候群（特に4 mg/kg/時で48時間以上使用する場合）	強アルカリ性（pH 11）での血管炎→長期投与の場合は中心静脈が望ましい	
循環抑制	△	○	○	
呼吸抑制	○	○	○	
禁忌	なし	卵・大豆アレルギー	喘息患者	

表8　急性症候性発作をきたす原因疾患

原因	病態	疾患
頭蓋内脳	脳血管障害	脳出血，脳梗塞，くも膜下出血，脳静脈血栓症，動静脈奇形，硬膜動静脈瘻
	感染症	脳膿瘍，ヘルペス脳炎，髄膜炎
	腫瘍	脳腫瘍，脳転移，癌性髄膜炎，傍腫瘍症候群
	外傷	頭部外傷，脳挫傷
	自己免疫	自己免疫性脳炎（例：抗NMDA受容体脳炎），多発性硬化症，ADEM，PRES，NPSLE，神経Behçet病　など
頭蓋外全身性	電解質	低・高ナトリウム血症，低・高カルシウム血症，低マグネシウム血症
	内分泌	低血糖，高血糖，甲状腺機能亢進症・低下症
	中毒	アルコール離脱，セロトニン症候群，悪性症候群
	薬剤	抗菌薬（セフェピム脳症，メトロニダゾール脳症）など
	血液疾患	血栓性血小板減少性紫斑病，溶血性尿毒症症候群

NMDA：N-methyl-D-aspartate（NメチルDアスパラギン酸），ADEM：acute disseminated encephalomyelitis（急性散在性脳脊髄炎），PRES：posterior reversible encephalopathy syndrome，NPSLE：neuropsychiatric systematic lupus erythematosus

表9　自己免疫性脳炎を疑う予測尺度（prediction rule）：APEスコア

分類	所見	点数
病歴・症状	新規の急性進行性（1～6週間の経過）意識変容，新規のてんかん発作	1点
	神経精神症状，興奮，攻撃性，情緒不安定	1点
	自律神経障害	1点
	先行感染：上気道症状，発熱など（悪性腫瘍のない条件）	2点
	顔面ジスキネジア，顔面上肢のジストニア様運動	2点
背景疾患	悪性腫瘍	2点
検査結果	髄液所見：TP＞50 mg/dL and/or 細胞数＞5個/μL	2点
	画像所見：頭部MRI検査側頭葉 T2WI/FLAIR高信号	2点
治療反応性	抗てんかん薬2剤以上での治療抵抗性	2点
合計		15点
上記合計4点以上 感度：82％/特異度：82.6％[10]		

TP：total protein（総タンパク），FLAIR：fluid-attenuated inversion recovery．文献10より引用

Advanced Lecture

■ 自己免疫性脳炎に関して

　抗てんかん薬で治療抵抗性である場合，脳炎，そのなかでも特に**自己免疫性脳炎**が鑑別として重要であり近年注目を集めている．2007年Dalmauが抗NMDA受容体脳炎を報告してから，今まで原因不明と考えられてきた脳炎の多くに自己抗体が検出されており，現在国内でも多くのコマーシャルベースにて測定することができるようになっている．

　では具体的にどのような状況で自己免疫性脳炎を疑うべきか？ 救急・初期対応の時点で自己免疫脳炎と診断することはきわめて困難であり，臨床経過を日々追うなかで薬剤抵抗性・不随意運動の出現といった**通常の経過と異なる点に気が付くことが適切な診断と早期治療介入に最も重要である**．自己免疫性脳炎らしい所見をまとめると，先行感染，口腔や顔面の不随意運動，精神症状，抗てんかん薬に抵抗性，髄液検査異常，頭部MRI検査での側頭葉異常信号があげられる．これらをまとめてAPEスコアという，どのてんかん患者に自己抗体を提出するべきかを調べたスコアがある[10]．感度と特異度は疾患の除外，確定に十分とはいえないが，病歴と身体所見・簡単な検査結果のみでスコア化されており，参考にしたい（表9）．

おわりに

　入院後，退院までに確認する項目を表10にまとめた．急性期を過ぎた後の抗てんかん薬選択，使用期間に関してはその後フォローを行う神経内科・脳神経外科にコンサルテーションしてから決定することが望ましい．今までの内容をおさらいしてもらい，日常臨床の向上につながれば幸いである．

表10 けいれん入院診療の初期評価〜入院後〜退院までに行うことのまとめ

時系列	確認事項	対応・検査
初期評価	ABCの安定	血液ガス・血糖値の確認
	失神・心因性の鑑別	・発作の観察 ・身体所見・神経所見
	器質的な脳・全身性疾患の除外	・採血 ・頭部CT検査 　（髄液検査・頭部MRI検査）
	てんかん重積状態頓挫しない場合	・挿管・人工呼吸管理 ・持続脳波モニタリング導入
入院後	詳細な原因検索	・髄液検査 ・頭部MRI検査
	脳波検査	脳波検査
	・先行感染の病歴 ・悪性腫瘍の指摘 ・抗てんかん薬コントロール不良 ・不随意運動の出現　など	・自己免疫性脳炎の可能性を考慮 ・APEスコア参照
	明らかな原因疾患指摘できない場合	神経内科コンサルテーション
退院まで	薬剤相互作用の確認	薬剤師と連携
	生活状況・服薬コンプライアンス	
	生活指導（特に睡眠・飲酒）	
	抗てんかん薬を今後継続か中止	神経内科コンサルテーション
	就労と自動車運転の確認	

文献・参考文献

1) 「てんかん診療ガイドライン2018」（日本神経学会/監）, 医学書院, 2018

2) Fisher RS, et al：ILAE official report：a practical clinical definition of epilepsy. Epilepsia, 55：475-482, 2014
　↑ILADによるてんかん定義.

3) Beghi E, et al：Recommendation for a definition of acute symptomatic seizure. Epilepsia, 51：671-675, 2010
　↑急性症候性発作の定義.

4) Sheldon R, et al：Historical criteria that distinguish syncope from seizures. J Am Coll Cardiol, 40：142-148, 2002
　↑失神との鑑別.

5) Jenssen S, et al：How long do most seizures last? A systematic comparison of seizures recorded in the epilepsy monitoring unit. Epilepsia, 47：1499-1503, 2006
　↑発作の経過と持続時間のまとめ.

6) Azar NJ, et al：Postictal breathing pattern distinguishes epileptic from nonepileptic convulsive seizures. Epilepsia, 49：132-137, 2008
　↑心因性との呼吸様式からの鑑別.

7) Betjemann JP & Lowenstein DH：Status epilepticus in adults. Lancet Neurol, 14：615-624, 2015
　↑てんかん重積のreview.

8) Trinka E, et al：A definition and classification of status epilepticus--Report of the ILAE Task Force on Classification of Status Epilepticus. Epilepsia, 56：1515-1523, 2015
　↑てんかん重積の定義.

9) NETT Investigators.：Intramuscular versus intravenous therapy for prehospital status epilepticus. N Engl J Med, 366：591-600, 2012
　↑ミダゾラム筋注の非劣勢.

10) Dubey D, et al：Neurological Autoantibody Prevalence in Epilepsy of Unknown Etiology. JAMA Neurol, 74：397-402, 2017
　↑APE scoreの紹介.

参考文献・もっと学びたい人のために

1) 「神経内科ケース・スタディー：病変部位決定の仕方」（黒田康夫/著），新興医学出版社，2000
   ↑神経診断の基本は神経学的所見からの局在診断特定と病歴からの病因推定です．この本は前者の局在診断の方法をわかりやすく解説し，神経解剖に苦手意識のある先生におすすめです．

2) 「神経症状の診かた・考えかた 第2版：General Neurology のすすめ」（福武敏夫/著），医学書院，2017
   ↑神経の所見をわかりやすく紹介しており，実践的な本と思います．一部マニアックな所見もありますが，読み進めるのが楽しい内容です．

3) 「Hospitalist Vol.5 No.1 特集：神経内科」（井口正寛，石山貴章/責任編集），メディカル・サイエンス・インターナショナル，2017
   ↑代表的な疾患，症候に関してまとまっており，総合内科，救急を担当される先生方に非常におすすめです．

4) 「プラムとポスナーの昏迷と昏睡」（太田富雄/監訳），メディカル・サイエンス・インターナショナル，2010
   ↑意識障害に関して詳細に記載してある名著の翻訳版です．今まで紹介させていただいた本とは違い読むのに時間はかかりますが，意識障害に強くなりたい救急医・総合診療医の方々におすすめです．

プロフィール

杉田陽一郎（Yoichiro Sugita）
総合病院国保旭中央病院総合診療内科
神経内科は「難しい」・「わかりにくい」といったイメージが強いですが，神経内科と救急・内科・総合診療の架け橋となることを目標に日々臨床に取り組んでいます．私自身「医学事始（いがくことはじめ）」igakukotohajime.com というホームページで勉強した内容の共有をしており，ご覧になっていただけると幸いです．

服部高明（Takaaki Hattori）
東京医科歯科大学医学部附属病院脳神経病態学（神経内科）

第2章 ホスピタリストのための主要疾患マネジメント

14. がんの可能性がある患者

原谷浩司

●Point●

・がん（特に進行がん）を疑った際には，すみやかに診断をつけて治療を開始する（4週ルール）

・がん患者を診る際にはperformance statusを必ず評価する（第6のバイタルサイン）

はじめに

　がん患者で入院診療を要する主な理由は，合併症〔原疾患（がん）そのものに伴う合併症または治療に伴う合併症〕である．検査目的のみの入院や化学療法目的のみの入院（いわゆる検査入院やケモ入院）は，そもそもの医学的適応とは言い難いため，本項では扱わない．近年のがん治療成績の飛躍的な向上に伴い，がん診療は非がん専門医にとっても避けて通れない領域となっており，適切に診療するためにはがん診療の一般原則を理解しておく必要がある．

症例

　48歳男性，2週間前から，咳，痰を自覚しており，時折血痰も自覚していた．数日前から発熱，呼吸困難感も自覚するようになり，当院へ救急搬送となった．

　喫煙歴は1日40本を20歳から現在まで．既往歴は特になし．来院時のSpO$_2$（室内気）90％→（経鼻カニューレ2L）96％，ECOG performance status 3．身体所見では右肺に吸気時crackleあり，他には明らかな異常所見なし．

　肺炎を疑い，胸部単純X線写真を撮影したところ，右肺浸潤影・無気肺，両側肺門部リンパ節腫大の疑いあり．病歴から肺癌の合併も疑い，胸部造影CTを施行したところ，右肺上葉気管支肺門付近に5cm大の腫瘍性病変が認められ（図1A），その末梢側に浸潤影と完全無気肺があり，無気肺内部には造影不良領域もみられた（図1B）．さらに，両側肺門・縦隔の多発リンパ節腫大と両側多発性肺小結節性陰影が認められた．肺癌に合併した感染性肺炎を疑い，緊急入院となった．

　入院時の血液検査では，白血球上昇以外に血算異常なし，腎機能障害なし，肝胆道系酵素上昇なし，電解質異常なし，血中proGRPが高値であった．

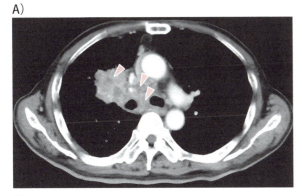

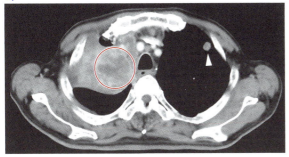

図1　症例の胸部造影CT
A) 右肺上葉気管支肺門付近の胸部造影CT．縦隔リンパ節腫大と右肺上葉肺門部領域に腫瘍性陰影（▶）が多発しており，右上葉気管支は完全閉塞を起こしている．B) 右肺上葉気管支末梢付近の胸部造影CT．右肺上葉はほぼ完全に無気肺となっており，わずかに残る含気部分や右肺中葉部分には浸潤影が認められ，無気肺内部には造影不良域（○）が認められる．また，撮像範囲の対側肺には多発する結節影のうちの一病変（▷）が認められる

1. がんの診断の際に知っておくべきこと

1 がん（特に進行がん）を疑ったら，予後悪化を防ぐため診断から治療開始までアクセルを全開にする

　がんは緊急を要する疾患ではないため，急性心筋梗塞や大動脈解離，敗血症性ショックのように時間単位の遅れで救命を逸する事態は基本的には起こらない．しかし，がんは進行性の疾患であり，時間とともに着実に悪化していくため，**早急に診断をつけて治療を開始する必要がある**．近年のがん治療の著しい発展に伴い，がん患者の予後は明らかに改善してきている[1]．しかし，**適切な治療開始時期を逸することによりがん患者の予後を悪化させる可能性があることを認識しておくべきである**．

2 非小細胞肺癌の例

　粘膜内癌やⅠ期のような早期がんであれば，短期間ですぐに進行することはないためそう焦る必要はないと思われる（とはいえ，わざと治療を遅くする理由もない）．一方で，Ⅱ期，Ⅲ期，Ⅳ期と進行するにつれてより進行速度も速くなり，それらの進行がんでは診断や治療の遅れにより生命予後が悪くなる可能性がある．実際に，治療開始時期が遅れることによる予後悪化はいくつかの観察研究により示唆されている．その一例として，40例の非小細胞肺癌を対象とした後方視的観察研究の結果を示す（**表1**）[2]．

　非小細胞肺癌の場合には病期が1つ進むと5年生存割合は20〜30％ずつ低下していくことから，月単位の治療の遅れがいかにダメージが大きいか想像に難くない[3]．後方視的観察研究であるため，研究のデザイン的にバイアスやさまざまな交絡因子を十分に解決できていない可能性は大いにあるが，当然ながら無作為化比較試験を行う（一方の群で故意に治療開始時期を遅らせる）

表1　診断からの時間経過と病期の進行

診断時の病期	経過時間	経過後の病期
Ⅰ～Ⅱ期	8週間	6％が病期進行 （例：Ⅱ期→Ⅲ期）
Ⅲ期	4週間	6％が病期進行 （例：Ⅲ期→Ⅳ期）
Ⅲ期	8週間	21％が病期進行 （例：Ⅲ期→Ⅳ期）

ことは倫理的に不可能である．少なくとも，緊急性がないからといって呑気に時間をかけることはあってはならない．

3 4週ルール

　現在行われている悪性腫瘍関連の臨床試験の多くは，ステージングが完了してから治療開始までに4週間以上が経過してしまった場合にステージングをすべてやり直さなければならないように規定されている[4]．われわれが日頃から標準的に行っている治療のほぼすべてはこの**4週ルール**に厳密に従ったうえで構築されてきたエビデンスに基づいているのである．しかしながら，この4週ルールを守ることは意外にもそう簡単なことではない．

●ここがポイント

がん（特に進行がん）を疑ったら，できる限り4週以内に診断・ステージングを完了させてすみやかに治療を開始する！ 治療開始までの時間を逆算して計画をたて行動する．

2. がんを疑ったら，まずやるべきこと

　がんが疑われてから治療開始までに行うべきことは非常に多い．その一例を下記に示す．

・確定診断（病理診断）
・ステージング（病期診断）
・performance status の評価
・既往歴，合併症，臓器機能の評価

1 確定診断（病理診断）

1）生検の方法

　まず，何よりも優先して行わなければならないことは**確定診断すなわち病理診断**である．病理診断なくしてがんの治療は始められない．病理診断のためにはがんが疑われる病変から生検を行う必要がある．
　生検の方法は病変の部位により異なり，消化管粘膜病変であれば消化管内視鏡下生検，肺病変であれば気管支鏡下生検やCTガイド下針生検，肝実質病変であればエコーガイド下針生検，リンパ節病変であればリンパ節生検を行う．リンパ節生検は局所麻酔で行われることが多いがしば

表2 生検方法の一例と特徴

生検方法	具体例	情報量	特徴
摘出生検 切除生検	・深部病変の全身麻酔下手術 ・体表面病変の局所麻酔下手術	★★★★★	・情報量が最も多いが，全身麻酔を要する場合に準備に時間がかかり侵襲性も高い ・悪性リンパ腫や軟部腫瘍では原則必須の生検方法
鉗子生検	・消化管内視鏡下生検 ・気管支鏡下生検 ・（局所麻酔下）胸腔鏡下生検	★★★★	・情報量も多く，比較的非侵襲的 ・消化器内視鏡下生検は比較的容易のため最も一般的 ・ただし，リンパ節や深部臓器病変は採取できない
針生検	・CT ガイド下生検 ・エコーガイド下生検	★★★	・深部病変でも採取可能だが，情報量がやや乏しいリスクがあるため，鉗子生検が困難な場合の有力な選択肢となる
セルブロック	・胸水穿刺，腹水穿刺	★★	・生検ではないため，情報量が乏しいが，免疫染色や遺伝子検査など詳細の診断もしばしば可能であり，治療開始のためにはこれで事足りることも少なくない ・胸水・腹水穿刺の場合は必ずセルブロックを作成する
細胞診	・吸引細胞診 ・胸水穿刺，腹水穿刺	★	・悪性の有無は可能だが偽陰性が多い ・悪性の有無以外の判断が難しいため，細胞診のみの診断はできる限り避けたい

第2章 ホスピタリストのための主要疾患マネジメント

しば全身麻酔を要する手術である．

　多くの病院では消化管内視鏡はよく行われるので消化器内視鏡下生検は比較的容易かもしれないが，一方で気管支鏡を毎日やっている病院は滅多にないし，全身麻酔を要する手術であればなおさら準備に時間を要する．複数の病変があった場合にどの方法で生検を行うかは総合的判断によるが，重要なことは**安全性と確実性のバランスで考える**．各生検方法の一例と特徴を表2にまとめた（セルブロックや細胞診は生検とは呼ばないが，ここでは便宜上まとめる）．

2）生検と情報量（表2）

　細胞診のみの診断は情報量に乏しいため，できれば避けたい．悪性リンパ腫の診断には多くの情報量が必要なため，基本的には摘出生検か切除生検が原則であるし[5]，軟部腫瘍の診断もそれが望ましい[6]．また，一般的に壊死病変は病理学的診断が困難となるため，画像的に壊死が明らかである場合にはその部位の生検は避けるほうがよい．

　胸水や腹水で診断する際には，必ずセルブロックの作成を心がけてほしい．セルブロックは診断や治療に必要な多くの情報を与えてくれる[7, 8]．100 mLくらいを病理部に提出すればセルブロックを作成してくれるはずである[8]．

3）病理診断がつくまでの時間以外を節約する

　生検標本が病理部に運ばれて切片標本となり，病理医による診断が行われ，必要に応じて免疫組織染色が追加される．生検から病理診断まではどんなに早くても数日，通常は1週間程度，複数の免疫組織染色を要するような複雑な病変であれば2週間程度を要することも稀ではない．そのため，あなたの目の前に進行がん疑いの患者が来てから病理診断がつくまでに，すでに数週間を費やしていることは珍しくない．この診断プロセスは不可欠であるため，時間がかかってしまうことはしかたないことであるが，要は**それ以外のところでできる限り時間を節約する努力が重要**ということである．

　先述した後方視的研究は診断に要する時間を考慮していないとはいえ，当然ながら診断に時間をかければかけるほど患者の病期は進行してしまう．進行肺がん疑いの患者が来て，気管支鏡検

表3 腫瘍マーカーを診断に用いる例

対象	腫瘍マーカー	理由
体の正中線上の転移性病変があり，胚細胞腫瘍を疑う50〜65歳以下の男性	血中AFP，血中βHCG	・低分化〜未分化がんなど組織診で確定診断がつかないときに，腫瘍マーカーが上昇していれば胚細胞腫瘍の確定診断が可能となる
原発巣のはっきりしない骨転移を有する男性	血中PSA	・前立腺生検を強く推奨する根拠となる ・原発不明の前立腺癌の確定診断が可能となる
原発巣がはっきりしない癌性腹水を有する女性	血中CA125	・卵巣卵管癌・腹膜癌の存在を強く示唆する根拠となる ・原発不明の腹膜癌として治療を行う有力な根拠となる

AFP：alpha-fetoprotein（αフェトプロテイン），HCG：human chorionic gonadotrophin（ヒト絨毛性ゴナドトロピン），
PSA：prostate specific antigen（前立腺特異抗原）

査の予約が3週間一杯だから1カ月後に気管支鏡検査を予約します，などと呑気なことをいってはいけない．鎖骨下リンパ節転移を疑う病変があって外科に手術を依頼しても外科医が多忙ですぐに手術ができないようなことがあれば耳鼻咽喉科あるいは形成外科にも相談しに行くべきかもしれない．

4）腫瘍マーカーによる診断

がんの診断は病理診断の他に腫瘍マーカーを使った診断がある．しかし，腫瘍マーカーが診断に寄与することはほとんどない．腫瘍マーカーが特に診断に寄与する限定的な状況をまとめた（**表3**）[9, 10]．

血中proGRPは小細胞肺癌に特異度の高いマーカーであるため診断の補助として有用であるが，確定診断には用いてはならない（感度60％程度，特異度90〜95％以上）[11]．他の腫瘍マーカーも治療効果のモニターの補助として使用することはあるが，診断にはあまり役に立たない．例えば，可溶性IL-2受容体は悪性リンパ腫に特異的というわけではなく，炎症や感染症で非特異的に上昇する（カットオフ値を1,000〜2,000 IU/mLとしたときに感度41〜64％，特異度68〜86％）[12]．表3にまとめたもの以外の腫瘍マーカーを測定してはいけないということではないが，診断のために使うのではなく，あくまでその後の治療効果のモニターに用いるためにあらかじめ測定しているだけである，ということは知っておくべきである．いずれにせよ，腫瘍マーカーの結果で議論することに時間を割くべきではない．代わりに，どの病変から生検をするのか，どうやって早急に生検を行うのかの議論に時間と労力を割くべきである（tissue is the issue）．

●ここがポイント

進行がんを疑ったら，何よりも病理診断を最優先する（腫瘍マーカーが診断に役立つことは一部の例外を除いて基本的にない）．

2 ステージング（病期診断）

病理診断の次に行うべきことは**ステージング**である．I期なのかII期なのかIII期なのかIV期なのかが決まらなければ治療方針は決められない．

ステージングにはCTやMRI，骨シンチグラフィー，PET/CTなどを用いる．どの画像検査が必要なのかは，がん種や進行度によってさまざまなので一概にはいえないが，簡単な一例を表4に示す．

なお，脳転移の評価には，造影MRI，造影CTまたは単純MRI，単純CTの順に診断能が優れ

表4　ステージングの一例

対象	画像検査	理由
原発巣や所属リンパ節の所見からⅡ期以上を既に疑う場合	胸腹部CT（禁忌でなければ原則的に造影）	遠隔転移を起こしている可能性が高く，肺転移・肝転移・播種病変などの検索が必要なため
Ⅰb期以上の肺癌 肺癌以外であっても脳転移を示唆する臨床所見を有する場合（CNS症状など）	頭部MRIまたはCT（禁忌でなければ原則的にいずれも造影）	肺癌は脳転移が多いため（Ⅰ期であっても3％は脳転移を有するとされている）[3]
肺癌 Ⅱ～Ⅲ期以上の乳癌 Ⅱ期以上の前立腺癌 上記以外であっても骨転移を示唆する臨床所見を有する場合（疼痛，ALP上昇など）	骨シンチグラフィー（またはPET/CT）	肺癌，乳癌，前立腺癌は骨転移が多いため[3, 13, 14]

CNS：central nervous system（中枢神経系），ALP：alkaline phosphatase（アルカリホスファターゼ）

ていると考えればよい[15]．最近では，より正確なステージングのために多くのがんでPET/CTが用いられるようになってきている（いまのところは必須とまではされていない）．

そして，これらのステージングにも当然ながら時間を要する．造影CTや造影MRI，骨シンチグラフィーあるいはPET/CTをすべて完了させるためには予約日などの観点から1～2週間は必要かもしれない．現実的には，病理診断を待っている間にステージングを並行して行い，病理診断が確定したときにはステージングも同時に完了させておかなければならない．

●ここがポイント

進行がんを疑ったら，病理診断とステージングは同時進行で行う．

3 performance status（PS）

1）PSとは

われわれ腫瘍内科医にとっては，PSはバイタルサインと同様である．PSはすなわち，がん患者の全身状態を計るための指標である．PSの評価基準にはEuropean Cooperative Oncology Group（ECOG）PSとKarnofsky PSの2つがよく用いられるが，ECOG PSがより簡便であり，まず知っておくべきである[10]．

PSの評価は，少し叙述的なところがあるため，慣れるまでは少し迷うかもしれない．特に，PS 1とPS 2，あるいはPS 2とPS 3の区別はしばしば悩む[16]．ECOG PSのわかりやすい説明として，ADLやIADLを意識するとわかりやすいと考えており，表5の「大まかな覚え方」にまとめた．

●ここがポイント

PSの判断には，ADL・IADLを意識するとわかりやすい．

2）PSに基づく治療適応の決定

PSの評価がなぜここまで重要なのかは，PSに基づいて治療適応が決まるからである．原則として，PS 3～4は化学療法を含めた積極的治療の適応とはならない．そこまで全身状態が低下している状況で化学療法を行っても治療に反応する余力が残っておらず副作用だけが全面に出てし

表5 ECOG PS

ECOG PS	定義	大まかな覚え方
0	全く問題なく活動できる．発病前と同じ日常生活が制限なく行える	（ほぼ）全く症状がない
1	肉体的に激しい活動は制限されるが，歩行可能で，軽作業や座っての作業は行うことができる	症状があるがIADLの自立が保たれており独力で外来通院可能なレベル
2	歩行可能で自分の身の回りのことはすべて可能だが，作業はできない	IADLの自立は困難だがADLの自立は保たれており支援があれば外来通院が可能なレベル
3	限られた自分の身の回りのことしかできない．日中の50％以上をベッドか椅子で過ごす	ADLの自立が保たれておらず入院を要するレベル
4	全く動けない．自分の身の回りことは全くできない．完全にベッドか椅子で過ごす	寝たきり，全介助

ADL：activities of daily living（日常生活動作），IADL：instrumental activities of daily living（手段的日常生活動作）

まうためである．がん患者を対象としたほぼすべての臨床試験はPS 3～4の患者を除外しており，米国臨床腫瘍学会は毎年の声明で，PS 3～4の患者には化学療法を行うべきではないと述べている[17]．この場合には，best supportive careのみの治療に徹するべきである．PS 2以下の場合には，化学療法などのがん治療の適応となることが多いが，PS 0～1ではより強力な治療を，PS 2の場合には強度の弱い治療を選択することが多い[18]．

一方で，PS 3～4であっても化学療法を行う例外もある[17]．化学療法による治療効果が非常に高く，予想される利益がリスクを上回る場合である．この判断には，化学療法の奏効割合（100人に同じ治療をしたときに何割の人でがんの腫瘍径の合計が30％以上縮小するか）を参考にする．明確な基準はないが，奏効割合が少なくとも50～60％程度あるような治療では効果がある可能性が高いと考えられているように思う．具体的には，下記の例が考えられる．

●PS 3～4であっても全身化学療法を含めた侵襲的治療を行う例外

・血液悪性腫瘍[19～22]
・小細胞肺癌の初回治療[23, 24]
・分子標的薬の適応となる一部の固形腫瘍〔EGFR（epidermal growth factor receptor：上皮増殖因子受容体）遺伝子変異陽性肺癌，ALK（anaplastic lymphoma kinase：未分化リンパ腫キナーゼ）融合遺伝子陽性肺癌など〕の分子標的薬治療[22, 25, 26]
・胚細胞腫瘍[27]

卵巣癌も化学療法への反応がよくPS3であれば治療適応となるかもしれないが，前向き試験に基づいた根拠は乏しい[28]．ただし，いずれの場合も化学療法によりPSが改善する可能性があるという臨床的判断が前提になければならない．例えば，つい最近まではPSが良好であったにもかかわらずがんそのものにより急にPSが低下してしまっており，かつ化学療法により非常に高い腫瘍縮小効果が望めるような臨床経過を辿った場合のみである．

●ここがポイント

PS 3～4以下は積極的治療の適応とはならないが，一部例外がある．

❹ 既往歴・合併症・臓器機能の評価

　がん治療，特に化学療法を行う可能性がある場合には，化学療法の禁忌となる合併症や臓器障害がないかを確認する必要がある．既往歴の聴取はできる限り詳細に行う．評価しておくべき項目を下記に列挙する．

- ・既往歴・合併症（特に間質性肺疾患の有無）
- ・認知機能
- ・骨髄機能（血算）
- ・肝胆道系酵素，ビリルビン
- ・腎機能
- ・HBV ステータス（HBs 抗原は必須，HBs 抗原陰性なら HBc 抗体 / HBs 抗体 ± HBV–DNA）
- ・オプションとして心機能（胃癌や乳癌，肉腫，悪性リンパ腫など，心機能を悪化させる抗がん剤を使用する可能性が高いようながん種）

　例えば，不可逆性の認知症やコントロール不良の精神疾患がある場合は，化学療法を行うことは困難である[18, 29]．適切な自己決定能力や服薬管理などができないようでは毒性の懸念がある化学療法を行うことはできない．よって，認知機能低下が疑われる場合には，認知症有無の評価は必須である．

　間質性肺疾患の合併は多くの化学療法の禁忌となりうる[30]．骨髄機能，肝障害の有無，腎機能は化学療法の選択や用量決定のために不可欠な情報である[31]．胃癌や乳癌，肉腫，悪性リンパ腫では心機能を悪化させる抗がん剤を使用する可能性が高いため，心エコーによる心機能評価をしておくべきである[32]．また，HBV のキャリアについては抗ウイルス薬による予防的治療を考慮する必要があるため，HBV のステータスをチェックしておく[33, 34]．

> ### 症例の続き
>
> 　入院後，肺炎に対して静注抗菌薬治療を開始した．入院時の造影 CT では肺膿瘍も疑われたため，高用量の SBT/ABPC（スルバクタム / アンピシリン）で治療した．入院1週間後には酸素投与不要となり解熱傾向であったが，しばしば38℃の発熱が認められ，PS は2までしか改善しなかった．既往歴，病変部位，血中 proGRP 高値から小細胞肺癌が臨床的に疑われた．また，腫瘍病変による気道閉塞が肺炎・肺膿瘍の治療反応を不良にさせている可能性が考えられた．
>
> 　感染症治療の意味も含めて抗癌治療が重要と考えられ，呼吸状態が安定していたため早急に気管支鏡下生検を行った．病理医に臨床的に診断を急ぐ必要がある旨を伝えて，3日後に HE 染色のみで小細胞肺癌の診断が下り，両側肺転移所見から小細胞肺癌Ⅳ期と診断した．状況評価のために再度の造影 CT を施行したところ，腫瘍性病変はやや増大傾向であり周囲の肺炎所見は消退傾向であったが，腫瘍末梢側の膿瘍疑いの病変は変化なしであった．PS 2と膿瘍合併の懸念があり，全身化学療法の施行には大きなリスクを伴っていたが，患者と家族に治療関連死のリスクを十分に説明したところ全身化学療法を希望した．PS 2と全身状態不良であったが，他に化学療法を禁忌とするような臓器障害がないこと，小細胞肺癌は化学療法による腫瘍縮小が期待されそれによる膿瘍へのドレナージ効果が認められること，などから，より強力な腫瘍縮小効果が期待できるプラチナ併用療法〔CBDCA ＋ ETP（カルボプラチン＋エトポシド）〕を開始した．

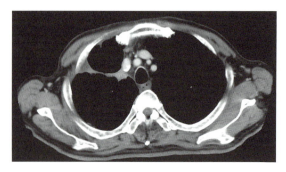

図2　治療開始後3週間の胸部造影CT
縦隔リンパ節病変は完全に縮小し同定困難となっている．膿瘍病変も縮小し，瘢痕化が伺われる

表6　初診の進行がん疑いの患者の入院診療まとめ

入院初日に評価すること	□ 病歴聴取，身体所見，既往歴・合併症 □ 血液検査（血算，肝胆道系酵素，ビリルビン，腎機能）
入院翌日以降に評価すること	□ 認知機能 □ HBVステータス（HBs抗原は必須，HBs抗原陰性ならHBc抗体/HBs抗体±HBV-DNA） □ 生検 □ ステージング（胸腹部造影CT±頭部造影CT/MRI±骨シンチグラフィーorPET/CT） □ オプションとして心機能

　開始後5日目には明らかな腫瘍縮小効果が認められ，膿性痰の自然排出が大量に認められた．それ以降は完全に解熱し，静注抗菌薬を合計3週間完了させた時点で，痰培養の結果に応じた内服抗菌薬に変更した．効果判定のCTでは腫瘍と膿瘍は著明に縮小し，膿瘍は瘢痕化していた（図2）．感染症を合併しながらの化学療法であったため，白血球減少の最低値（nadir）と回復を確認した時点で，自宅退院とした．退院後は外来でプラチナ併用療法を継続し，抗菌薬は6週間で終了した．

3. 入院から退院までにいつ・何をすべきか

　がん患者が入院した際に入院から退院までに行うことを表6にまとめたので参考にしてもらいたい．

おわりに

　がん治療はめざましい発展を遂げてきており，それとともに進行がん患者の予後は長期化してきている．また，多くの薬物治療の登場により，副作用や疾患増悪パターンも多様化してきている．いうまでもなく，がん患者を総合的に診療できる内科医の重要性は高まってきているが，日

本では欧米主要国と比較して腫瘍内科医の養成が遅れているといわれている．また，非がん専門医であっても，がんに対する知識や対応の獲得は避けて通れないようになってきている．本項がその一助となれば，幸いである．

文献・参考文献

1) DeVita VT Jr & Rosenberg SA：Two hundred years of cancer research. N Engl J Med, 366：2207-2214, 2012

2) Mohammed N, et al：Rapid disease progression with delay in treatment of non-small-cell lung cancer. Int J Radiat Oncol Biol Phys, 79：466-472, 2011

3) Non-Small Cell Lung Cancer. Version 2. 2019, NCCN Clinical Practice Guidelines in Oncology.：https://www.nccn.org/professionals/physician_gls/

4) Eisenhauer EA, et al：New response evaluation criteria in solid tumours：revised RECIST guideline（version 1.1）. Eur J Cancer, 45：228-247, 2009

5) United Kingdom National Cancer Research Institute.：Recommendations for initial evaluation, staging, and response assessment of Hodgkin and non-Hodgkin lymphoma：the Lugano classification. J Clin Oncol, 32：3059-3068, 2014

6) Rougraff BT, et al：Biopsy of soft tissue masses：evidence-based medicine for the musculoskeletal tumor society. Clin Orthop Relat Res, 467：2783-2791, 2009

7) Shital P, et al：Pleural fluid 'cell block' analysis in malignant pleural effusion：sensitive, superior over fluid cytology and suitable for immunohistochemistry analysis（IHC）, will decrease need for thoracoscopy guided procedures. Eur Respir J, 50：PA4308, 2017：DOI：10.1183/1393003.congress-2017.PA4308

8) Swiderek J, et al：Prospective study to determine the volume of pleural fluid required to diagnose malignancy. Chest, 137：68-73, 2010

9) ESMO Guidelines Committee：Cancers of unknown primary site：ESMO Clinical Practice Guidelines for diagnosis, treatment and follow-up. Ann Oncol, 26 Suppl 5：v133-v138, 2015

10) Occult Primary. Cancer of Unknown Primary. Version1. 2019, NCCN Clinical Practice Guidelines in Oncology：https://www.nccn.org/professionals/physician_gls/pdf/occult.pdf

11) Shibayama T, et al：Complementary roles of pro-gastrin-releasing peptide（ProGRP）and neuron specific enolase（NSE）in diagnosis and prognosis of small-cell lung cancer（SCLC）. Lung Cancer, 32：61-69, 2001

12) Masanobu N, et al：The use of serum interleukin-2 receptor value for diagnosis of malignant lymphoma. J Clin Oncol, 31, no. 15：suppl.e19507, 2013：https://ascopubs.org/doi/abs/10.1200/jco.2013.31.15_suppl.e19507

13) Prostate Cancer. Version4. 2018, NCCN Clinical Practice Guidelines in Oncology.：http://www.nccn.org/professionals/physician_gls/pdf/prostate.pdf

14) Breast Cancer. Version 3. 2018, NCCN Clinical Practice Guidelines in Oncology.：http://www.nccn.org/professionals/physician_gls/pdf/breast.pdf

15) Davis PC, et al：Diagnosis of cerebral metastases：double-dose delayed CT vs contrast-enhanced MR imaging. AJNR Am J Neuroradiol, 12：293-300, 1991

16) Sørensen JB, et al：Performance status assessment in cancer patients. An inter-observer variability study. Br J Cancer, 67：773-775, 1993

17) Choosing Wisely. American Society of Clinical Oncology.：http://www.choosingwisely.org/societies/american-society-of-clinical-oncology/

18) Corre R, et al：Use of a Comprehensive Geriatric Assessment for the Management of Elderly Patients With Advanced Non-Small-Cell Lung Cancer：The Phase III Randomized ESOGIA-GFPC-GECP 08-02 Study. J Clin Oncol, 34：1476-1483, 2016

19) Bowcock SJ, et al：Very poor performance status elderly patients with aggressive B cell lymphomas can benefit from intensive chemotherapy. Br J Haematol, 157：391-393, 2012

20) Japan Clinical Oncology Group Study JCOG9801：VCAP-AMP-VECP compared with biweekly CHOP for adult T-cell leukemia-lymphoma：Japan Clinical Oncology Group Study JCOG9801. J Clin Oncol, 25：5458-5464, 2007

21) Kantarjian HM, et al：Results of treatment with hyper-CVAD, a dose-intensive regimen, in adult acute lymphocytic leukemia. J Clin Oncol, 18：547-561, 2000

22) Darmon M, et al：Intensive care in patients with newly diagnosed malignancies and a need for cancer chemotherapy. Crit Care Med, 33：2488-2493, 2005

23) Okamoto H, et al：Randomised phase III trial of carboplatin plus etoposide vs split doses of cisplatin plus

etoposide in elderly or poor-risk patients with extensive disease small-cell lung cancer：JCOG 9702. Br J Cancer, 97：162-169, 2007

24）Small-Cell Lung Cancer. Version 1. 2019, NCCN Clinical Practice Guidelines in Oncology.：http://www.nccn.org/professionals/physician_gls/pdf/scls.pdf

25）North East Japan Gefitinib Study Group：First-line gefitinib for patients with advanced non-small-cell lung cancer harboring epidermal growth factor receptor mutations without indication for chemotherapy. J Clin Oncol, 27：1394-1400, 2009

26）Hsia TC, et al：The impact of rescue or maintenance therapy with EGFR TKIs for Stage IIIb-IV non-squamous non-small-cell lung cancer patients requiring mechanical ventilation. BMC Anesthesiol, 14：55, 2014

27）Nichols CR, et al：Randomized comparison of cisplatin and etoposide and either bleomycin or ifosfamide in treatment of advanced disseminated germ cell tumors：an Eastern Cooperative Oncology Group, Southwest Oncology Group, and Cancer and Leukemia Group B Study. J Clin Oncol, 16：1287-1293, 1998

28）Seifert H, et al：Poor performance status （PS） is an indication for an aggressive approach to neoadjuvant chemotherapy in patients with advanced epithelial ovarian cancer （EOC）. Gynecol Oncol, 139：216-220, 2015

29）Older Adult Oncology. Version 2. 2018, NCCN Clinical Practice Guidelines in Oncology.：http://www.nccn.org/professionals/physician_gls/pdf/senior.pdf

30）Kakiuchi S, et al：Analysis of acute exacerbation of interstitial lung disease associated with chemotherapy in patients with lung cancer：A feasibility of S-1. Respir Investig, 55：145-152, 2017

31）Warr J, et al：Baseline blood work before initiation of chemotherapy：what is safe in the real world? J Oncol Pract, 9：e182-e185, 2013

32）Armenian SH, et al：Prevention and Monitoring of Cardiac Dysfunction in Survivors of Adult Cancers：American Society of Clinical Oncology Clinical Practice Guideline. J Clin Oncol, 35：893-911, 2017

33）Hwang JP, et al：Hepatitis B Virus Screening for Patients With Cancer Before Therapy：American Society of Clinical Oncology Provisional Clinical Opinion Update. J Clin Oncol, 33：2212-2220, 2015

34）American Gastroenterological Association Institute：American Gastroenterological Association Institute guideline on the prevention and treatment of hepatitis B virus reactivation during immunosuppressive drug therapy. Gastroenterology, 148：215-219；quiz e16, 2015

プロフィール

原谷浩司（Koji Haratani）

近畿大学医学部内科学腫瘍内科部門

2010年大阪市立大学卒．東京ベイ・浦安市川医療センター内科の後期研修医時代に，Dr. 平岡をはじめとした熱心な指導医のもと多くの急性期・重症・慢性疾患を経験し，内科医としての基盤を確立しました．がん医療の未来に少しでも興味をもっている皆さん，臨床・研究ともに一流の腫瘍内科医を一緒にめざしませんか？？

第2章 ホスピタリストのための主要疾患マネジメント

15. 周術期マネジメント

遠藤慶太，平岡栄治

● Point ●

・高齢化に伴い複合疾患合併例の手術が増えている．周術期においても臓器横断的管理を行うホスピタリストの役割が大きくなる

・術前も通常通りの病歴聴取や身体所見が重要である

・術前の運動耐容能が4METs以上ある患者は，それ以上の循環器疾患における術前検査は不要なことが多い

はじめに

　今まで，内科医は手術適応の疾患がみつかったら外科にコンサルトし，外科医が必要に応じて循環器内科や呼吸器内科などにコンサルトするというのがよく行われていたと思われる．しかし，高齢化が進むなか，複数の内科疾患を合併した手術患者は今後さらに増加していくことが予想され，患者の全体像を見据えて臓器横断的にケアをするホスピタリストが周術期の管理を担うようになるのは自然な流れとなるだろう．米国では周術期マネジメントは総合内科医の役割として広く浸透している．東京ベイ・浦安市川医療センターでも総合内科医の役割として教育を行っている．

　本項では，ホスピタリストにとって必要な周術期のマネジメントについて概説する．

1. 周術期管理の総論

　周術期管理において意識すべきことは，

①周術期のリスク評価
②術前・術中・術後のリスクを低下させる介入は何か
③ベースの健康状態や慢性疾患の管理の最適化
④術後ケア

に分かれるが，本項では①～③を扱う.

　①～③において重要なのは，まずは通常通りの**病歴聴取（症状・既往歴・内服歴，アレルギー，生活歴など）**と**身体所見**である．ルーチンの病歴聴取に加えて周術期を意識して加えるべき病歴

表1 周術期に考慮すべきこと

システム	考慮すること
循環器	虚血性心疾患，心不全，弁膜症，不整脈などの有無，抗血栓薬の取扱，運動耐容能
呼吸器	禁煙指導，周術期合併症リスク評価，睡眠時無呼吸評価，インセンティブスパイロメトリー・理学療法の適応検討
腎臓	腎疾患と手術の相互関係を意識
肝臓	肝硬変の評価
神経	脳梗塞・一過性脳虚血発作の既往，抗血栓薬の扱い
血糖	周術期の血糖管理
服薬管理	継続すべき薬，中止すべき薬の検討
DVT予防	DVTのリスク，術式，出血リスク
感染予防	SSI予防が必要か検討

DVT（deep vein thrombosis：深部静脈血栓症），SSI（surgical site infection）

聴取もあり各論で触れる．病歴聴取や身体所見で見つけた異常や結果に応じて必要な検査を行う．ルーチンに術前検査を行うことはコスト増大だけでなく，不必要に術前検査に時間をとることになり，癌であれば進行する可能性があることは肝に命じる．

症例1

2年前発症の心筋梗塞・心不全の既往があるADLは自立した65歳男性が，全身麻酔で胃癌の手術を受けるために入院となった．現在は無症状でシングルスのテニスを楽しんでいる．その他の既往はなく，身長170 cmで体重60 kg．循環器のリスク評価に必要なことは何か．

症例2

高血圧・糖尿病既往の75歳女性が転倒して搬送となり，左大腿骨頸部骨折の診断となった．整形外科から「内科の先生，手術してもいいですか？」とコンサルトされた．

症例3

数年来の労作時呼吸苦がある1日2箱の喫煙歴のある60歳男性が，胃癌の手術を受けることになった．最近痰の量が増えて性状が膿性になってきており，呼気時に両側で喘鳴が聴取される．術前に特に呼吸器系についてコンサルトされた．

2. 周術期管理の各論

周術期に評価すべき項目を，臓器別に大まかに表1にまとめた．
各論の詳細は雑誌「Hospitalist」を参考にされたい[1]が，本項では特に重要と思われる点をとりあげた．

1 循環器

周術期死亡の一番のリスクとなるのは，実は冠動脈疾患の既往でも弁膜症でもなくうっ**血性心**

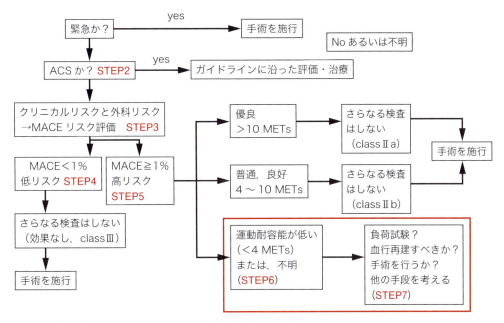

図 周術期の心疾患におけるステップワイズアプローチ
□はホスピタリストでは評価が難しいSTEP．ACS：acute coronary syndrome（急性冠症候群）．
文献2を参考に作成

不全（特に診断されて4週間以内）であるが[2]，ここでは**冠動脈疾患またはそのリスクがある場合の対応が重要**であることから詳述する．評価にはACC/AHAのガイドラインが明快で使用しやすい（**図**）[2]．

重要なことは，STEP1〜5まではホスピタリストが十分に評価可能であるということである．STEP1と2は現場ではほぼ困らないであろう．

● STEP3

低リスクとは，周術期の主要心イベント（MACE：major adverse cardiac event）の発生率＜1％をさし，低リスクであればこれ以上の精査は不要（精査を行うことがclass Ⅲ）である．

低リスクかどうかは，手術自体のリスクと患者背景を含めたリスクを総合して判断することとなる．手術自体のリスクは**表2**にまとめた．

患者背景を含めたリスク評価には，次の3つがAHA/ACCガイドラインでも紹介されている．筆者はこれらをブックマークしていつでも使用できるようにしている．特にRCRIとMICA risk calculatorは「Calculate by QxMD」などのスマホアプリでも入手可能である．

1) RCRI（revised cardiac risk index）

簡便なツールであり，6つの因子のうち1点以下なら低リスク，2点以上ならelevated risk（リスク上昇）とする（**表3**）．

2) ACS NSQIP surgical risk calculator（https://riskcalculator.facs.org/RiskCalculator/）

21の項目を入力することで，心合併症，死亡率など8つの合併症を評価できる．精度は高いとされているが，正確な術式を入力する必要があること，日本人を含めた人口での検討が行われていないこと，麻酔科医のなかでも評価者間のばらつきが大きいとされているASA-PS分類（American Society of Anesthesiology, Physical Status）が項目に含まれている点が問題である．

表2 術後30日以内の心血管系死亡または心筋梗塞のリスク（患者背景が考慮されていない点に注意）

低リスク＜1％	中リスク1〜5％	高リスク＞5％
・皮膚科 ・乳癌 ・歯科 ・甲状腺 ・眼科 ・再建（形成外科） ・無症候性内頸動脈（CEA，CAS） ・婦人科小手術 ・整形外科小手術（半月板切除） ・泌尿器科小手術（経尿道的前立腺切除術）	・脾臓摘出，腹壁裂孔ヘルニア，胆嚢摘出 ・有症状内頸動脈（CEA，CAS） ・末梢動脈血管形成術 ・動脈瘤血管内治療 ・頭頸部手術 ・股関節手術 ・神経・整形外科大手術（股関節・脊椎） ・泌尿器科や婦人科大手術 ・腎移植 ・胸腔内の非大手術	・大動脈・主要血管手術 ・下肢血管手術 ・下肢切断術，血栓塞栓摘出 ・膵頭十二指腸切除 ・肝切除，胆管手術 ・食道切除 ・腸管穿孔修復 ・副腎摘出 ・膀胱全摘出 ・片肺切除 ・肺・肝移植

CEA：carotid endarterectomy（頸動脈内膜剥離術），CAS：carotid artery stenting（頸動脈ステント留置術）．文献3より引用

表3 RCRIにおける心血管合併症・死亡率評価

下記の6つのリスク因子の合計により評価
①高リスク手術（胸腔・腹腔・鼠径上の血管手術を含む非心臓手術）
②虚血性心疾患
③心不全の既往
④脳血管疾患の既往
⑤インスリンを要する糖尿病
⑥術前の血清クレアチニン＞2.0 mg/dL

リスク因子	心血管合併症（％）（95％信頼区間）	心血管死亡（％）
0 低リスク	0.5（0.2〜1.1）	0.3
1 低リスク	1.3（0.7〜2.1）	0.7
2 中等度リスク	3.6（2.1〜5.6）	1.7
≧3 高リスク	9.1（5.5〜13.8）	3.6

心血管合併症：心室細動・心停止，完全房室ブロック，急性心筋梗塞，肺水腫，心原性の死亡

文献3を参考に作成

3）MICA risk calculator

簡便だが周術期心筋梗塞と死亡率しか判定できない．

可能な限り複数のツールでの評価が望ましく，総合して低リスクに当たらない場合はすべてelevated riskとなり，STEP5に進む．

●STEP5

運動耐容能が4METs以上あれば，周術期の心疾患における追加の術前精査は不要である．4METsの運動とは，1階から3階まで歩いて登れる（4METs），庭仕事（4.4METs），カートを使用せずにゴルフ（4.4METs），スイミング（ゆっくりでも4.5METs程度），ダブルスでテニス（5METs）などである．METsの評価に迷う場合には，ACC/AHAのガイドラインではDuke Activity Status Index（患者のADLなどからMETsを計算するツール）を紹介しているが，これはMDCalcのなかにもあり有用である．

表4　非心臓外科手術を受ける患者の呼吸器合併症リスク

患者リスク	60歳以上，ASA分類2以上（軽度の全身疾患を有するがADLは正常なのが分類2），心不全，日常生活に介助が必要，COPD
手術リスク	大動脈瘤，胸部，腹部，脳外科，頭頸部，血管手術，全身麻酔，3〜4時間以上，緊急

COPD：chronic obstructive pulmonary disease（慢性閉塞性肺疾患）

●メモ

MDCalcにはアプリもあるため活用されたい（https：//www.mdcalc.com/duke-activity-status-index-dasi）．

　患者の生活背景をよく知らなければこれらの評価はできないため，丁寧に病歴聴取する必要がある．普段運動しない人であっても，駅の階段が苦労なく上れているかを病歴聴取したり，自宅が何階建てかなどを確認したりすることで運動耐容能の評価に結びつくことがある．運動耐容能が4METsない場合には，STEP6へ進む．

●STEP6

追加の検査が治療方針決定や周術期のケアに影響を与えるかを検討する．この判断においては，**循環器内科医，外科医との協議が重要**である．この協議においては，術前検査施行による癌進行のリスクはどうか，血行再建を行った場合の抗血栓薬投与による出血リスクや，出血時の対応などについてシステマティックに行うべきである．詳細は参考文献を参考にされたい[5]．

2 呼吸器

　周術期呼吸器合併症のリスクがある患者（表4）**の拾い上げとその対応が重要**である．非心臓外科手術の術前の呼吸器合併症リスクについては，患者側のリスクと手術側のリスクに分けて考える[6]．表4のリスク因子のうち一つでもあれば，術後呼吸器合併症を減らすために，深呼吸の呼吸練習またはインセンティブスパイロメトリーによる呼吸訓練，選択された患者において経鼻胃管使用（術後の嘔気・嘔吐，腹部膨満がある場合）について吟味する．さらに，高リスク患者において術中の肺保護換気が術後呼吸器合併症を減らすという報告もあり[7]，**麻酔科医に術前の呼吸器リスクについて申し送ることも重要**である．

●メモ

肺保護換気：人工呼吸器管理において1回換気量を6〜8 mL/kg（理想体重），PEEP（positive end-expiratory pressure：呼気終末陽圧）を6〜8 cmH$_2$Oとし，30分ごとにリクルートメント手技（虚脱肺胞を開通させる手技）を施行した管理のこと．肺の過伸展や虚脱による肺損傷を防止することが目的である．意外に思うかもしれないが，ルーチンでの呼吸機能検査（スパイロメトリー）は呼吸器合併症のリスク層別化につながるという明確なエビデンスがなく米国ガイドラインでは推奨されていない．呼吸器疾患がある場合，疑った場合のみの評価でよい．

　また，**禁煙指導**と**COPD増悪**についても重要である．

1）禁煙指導

　日本麻酔科学会より，術前の禁煙が推奨されている[8]．禁煙は周術期肺合併症を減らし，短期間の禁煙が害になる根拠は乏しく，術前8週間までででは早く禁煙するほど効果が高いというシス

テマティックレビューがあることからも，手術を要する疾患が見つかりしだい禁煙について患者と話し合うのが望ましい[9]．術前患者は一般集団と比べて禁煙が成功しやすいという日本の報告も合わせて，日本麻酔科学会では術前の禁煙指導を強く勧めている[8]．

2）喘息や慢性閉塞性肺疾患

術前にCOPDや喘息の急性増悪状態であれば，ベースラインのピークフローに戻るまで治療してから手術を行うことが望ましい[10]．これには病歴聴取が重要である．

3 神経

特に半年以内の脳梗塞・一過性脳虚血発作の既往を詳しく聴取することが重要であり，これらがあれば頸動脈と頭部の術前画像評価が推奨されている（ESC/ESAガイドラインでclassⅠ）．

4 肝臓

特に肝硬変の有無が重要である．肝硬変患者では，Child分類とMELD scoreが周術期リスクと相関するが，特にMELD scoreが16点以上やChild分類Cでは周術期リスクが非常に高いため，一般に待機的手術は禁忌となる[11]．

5 血糖管理

ガイドラインによって周術期の目標血糖値は多少異なるが，**おおむね180～200 mg/dLを超えないようにすべきであるという点，低血糖を起こさないことが重要**であるという点は一致している[12]．手術当日は，メトホルミンを含む血糖降下薬は中止すべきである[12]．また，1型糖尿病であればインスリンの継続が必須であるため，必ず術前に確認したうえで麻酔科医にも申し送るべきである．

6 DVT予防

欧米では2012年にガイドラインが出され[13]，日本では2017年にガイドラインが出されている[10]．リスクの層別化をして，必要のある患者に対して予防を行う．層別化には，患者の素因（癌，心不全の既往，血栓性素因など），術式（整形外科手術は特にリスクが高いので分けて考える必要あり）を考慮し，あとは出血リスクに応じた予防を行うというのが基本となるが，詳細はガイドラインを参照されたい．

7 感染予防

実際は術者が投与していることが多いが，内科医もその理念は知っておく必要がある．SSI予防が中心となり，詳細は部位や術式によって異なるため具体的な処方や対応はガイドラインを参照されたいが[14]，要点として術前の抗菌薬使用における4つの原則を確認しておく．

①創部を汚染しうる菌に活性があること
②適切な量とタイミングで抗菌薬を投与し，組織の抗菌薬濃度を十分にすること
③安全であること
④副作用や耐性菌の発生，コストを抑えるための必要最低限の投与期間であること

である．この原則を達成するために，**創部切開60分前の投与開始と予防投与は原則術後24時間以内にとどめるべきである**ということは重要である（心臓外科手術は48時間までの有効性が報

告されており例外）[14].

8 服薬管理

　現在内服している薬を継続すべきか中止すべきかを検討する必要がある．ACC/AHAとESC/ESAのガイドラインをもとにいくつかの例を紹介する[2]．他にも注意すべき薬はあるが，雑誌「Hospitalist」で特集されており参照されたい[15].

① β遮断薬を内服中の患者は，周術期の内服中止は周術期心疾患イベント増加のリスクとなるため，継続すべきである（class I）.

② スタチンを内服中の患者は，周術期心疾患イベントの低下の可能性があり周術期も継続すべきであり（class I），血管手術を行う患者にはスタチン開始が妥当である（class IIa）.

③ 収縮能の低下した心不全に対してACE阻害薬またはARBを使用している場合は血行動態が安定しているならば注意深く観察のうえで継続を考慮する（class IIa）.

④ 高血圧に対してACE（angiotensin-converting enzyme）阻害薬またはARB（angiotensin receptor antagonist）を使用している場合は，麻酔時の高度低血圧のリスクとなるために一時的に中止を考慮する（class IIa）.

　その他，てんかんに対して抗痙攣薬を使用している患者では，周術期には痙攣のリスクが高くなるため，使用を継続すべきである[1].

症例1の続き

　ステップワイズアプローチに則ると，STEP1：緊急でない，STEP2：ACSでない，STEP3：手術は高リスク手術になり，RCRIは心不全の既往と高リスク手術から2点となる．ACS NSQIP surgical risk calculatorでは死亡率2.4％，心疾患合併率1.8％となる．MICA risk calculatorでは周術期心停止・心筋梗塞発症率1.7％であり，総合して1％以上ありelevated riskと判断した．STEP5：約10METsに相当することから，「これ以上の精査は不要」であるとした．

症例2の続き

　commonな疾患だが，対応に注意が必要であるためとりあげた．

　大腿骨頸部骨折は，早期手術の方が生存率，術後ADLがよく，術後合併症（褥瘡や肺炎など）か少ないという報告が多数あり，海外の多くのガイドラインで24〜48時間以内の手術を推奨している．日本でもなるべく早期の手術が推奨されている準緊急疾患であるという認識が重要である[16]．つまり周術期管理について相談を受けた場合，整形外科医は早期手術を希望しているという認識が非常に大切である．

症例3の続き

　病歴から周術期のリスクを拾い上げ，適切に介入することが重要である．病歴からCOPDが疑われ呼吸機能検査を行ったところ，1秒率50％でCOPDの診断がついた．また，COPD増悪状態と判断し，短期間のステロイドの内服と抗菌薬投与，長時間作動抗コリン薬の吸入を開始し，術前に安定した状態することを勧めた．また，禁煙の重要性について指導し，術前に腹式呼吸指導のためのリハビリとインセンティブスパイロメトリーを勧めた．

表5　周術期入院診療まとめ

入院初日に評価すること	□病歴聴取・身体診察により必要に応じた術前検査を行う □術前に中止すべき薬・継続すべき薬の確認 □臓器ごとの周術期リスクの評価と最適化をめざす
入院翌日以降に評価すること	□術前までに必要な検査があれば施行し，結果を吟味する □必要に応じて循環器内科医・麻酔科医・外科医と連絡を取り合う
退院までに確認すること	□術後のフォローについて外科と協議

3. 入院から退院までにいつ・何をすべきか

最後に入院から退院までにいつ，何をすべきかを表5にまとめたので参照してもらいたい．

おわりに

これまで述べたように臓器ごとの評価も重要であるが，本人が今何で困っていて，手術によってどうなることを期待しているかを確認したり，普段の生活状況を確認しているときに趣味を聞いたりすることを通じてアドバンス・ケア・プランニングを導入することも時に重要である．ホスピタリストは周術期のスペシャリストという気概をもって望んでほしい．

文献・参考文献

1)「Hospitalist Vol.4 No.2 特集：周術期マネジメント－全人的周術期ケアにおけるホスピタリストの役割」（平岡栄治/責任編集），メディカルサイエンス・インターナショナル，2016

2) American Heart Association：2014 ACC/AHA guideline on perioperative cardiovascular evaluation and management of patients undergoing noncardiac surgery：a report of the American College of Cardiology/American Heart Association Task Force on practice guidelines. J Am Coll Cardiol, 64：e77-137, 2014

3) Authors/Task Force Members：2014 ESC/ESA Guidelines on non-cardiac surgery：cardiovascular assessment and management：The Joint Task Force on non-cardiac surgery：cardiovascular assessment and management of the European Society of Cardiology (ESC) and the European Society of Anaesthesiology (ESA). Eur Heart J, 35：2383-2431, 2014

4) Lee TH, et al：Derivation and prospective validation of a simple index for prediction of cardiac risk of major noncardiac surgery. Circulation, 100：1043-1049, 1999

5) 上月　周：循環器リスクのステップワイズアプローチに基づく評価と介入：虚血性心疾患では？ 心不全・不整脈・弁膜症ではどうするか？「Hospitalist 特集：周術期マネジメント－全人的周術期ケアにおけるホスピタリストの役割」（平岡栄治/責任編集），4：233, 2016

6) Clinical Efficacy Assessment Subcommittee of the American College of Physicians：Risk assessment for and strategies to reduce perioperative pulmonary complications for patients undergoing noncardiothoracic surgery：a guideline from the American College of Physicians. Ann Intern Med, 144：575-580, 2006

7) IMPROVE Study Group.：A trial of intraoperative low-tidal-volume ventilation in abdominal surgery. N Engl J Med, 369：428-437, 2013

8) 日本麻酔科学会：周術期禁煙ガイドライン（2015年3月）：https://anesth.or.jp/files/pdf/20150409-1guidelin.pdf（2019年6月閲覧）

9) Mills E, et al：Smoking cessation reduces postoperative complications：a systematic review and meta-analysis. Am J Med, 124：144-154.e8, 2011

10) Smetana GW：A 68-year-old man with COPD contemplating colon cancer surgery. JAMA, 297：2121-2130, 2007

11) Bhangui P, et al：Assessment of risk for non-hepatic surgery in cirrhotic patients. J Hepatol, 57：874-884, 2012

12) American Diabetes Association：15. Diabetes Care in the Hospital：Standards of Medical Care in Diabetes-2019. Diabetes Care, 42：S173-S181, 2019

13) Kearon C, et al：Antithrombotic therapy for VTE disease：Antithrombotic Therapy and Prevention of Thrombosis, 9th ed：American College of Chest Physicians Evidence-Based Clinical Practice Guidelines. Chest, 141：e419S-e496S, 2012

14) Society for Healthcare Epidemiology of America：Clinical practice guidelines for antimicrobial prophylaxis in surgery. Am J Health Syst Pharm, 70：195-283, 2013

15) 野木真将：中断してもいい薬，中断してはいけない薬：周術期の薬剤管理で考えるべきこと．「Hospitalist 特集：周術期マネジメント－全人的周術期ケアにおけるホスピタリストの役割」（平岡栄治/責任編集），4：392-399, 2016

プロフィール

遠藤慶太（Keita Endo）

東京ベイ・浦安市川医療センター総合内科

当院は急性期総合病院で，科を問わずにさまざまな疾患をもった患者さんを総合内科が主治医として診療しています．興味をもった方は，お気軽に見学にお越しください．

平岡栄治（Eiji Hiraoka）

東京ベイ・浦安市川医療センター総合内科

詳細は第1章-1参照

第3章 ホスピタリストのための必須Skills

1. 困難な意思決定，アドバンス・ケア・プランニング

吉野かえで

Point

・倫理的に複雑な問題は，倫理4分割表を用いると考えやすい

・アドバンス・ケア・プランニング（ACP）とは患者の価値観を共有する「過程」である

・患者の価値観に沿った医療を提供するためにACPが重要である

はじめに

　医師になってから倫理的な問題で困った経験のある読者は多いと思われる．主訴，病歴，身体所見，検査所見などの情報を元に臨床推論を行うように（clinical reasoning），倫理的に複雑な問題も型を用いて情報を整理すると考えやすくなる（ethical reasoning）．本項の前半では倫理的な問題の考え方について扱う．後半では患者の価値観に沿った医療を目的としたACPについて取り上げる．

困難な意思決定

症例

　8年前にAlzheimer型認知症と診断され施設入所中の74歳男性．ADLは全介助で意思疎通も困難であり，半年前より誤嚥性肺炎による入退院をくり返している．

　1週間前に誤嚥性肺炎で入院したが，食事摂取が進まず一時的に経鼻胃管からの栄養が開始された．今後の治療について妻・長女の意向を確認すると「元気な頃の本人であれば口から食べることを重視すると思うので，経鼻胃管や胃瘻は望まない」とのことであった．後日他県に住む長男が来院し，「少しでも長生きしてほしいので胃瘻を希望する．今後は長男である自分が方針を決定したい」と発言した．

1. Jonsenの臨床倫理4分割表

　症例のような倫理的に意思決定が困難な問題では，何から考えればよいかもわからず途方に暮

表1　臨床倫理4分割表

①医学的適応	②患者の意向
1.医学的問題 　診断と予後 　急性，慢性，緊急性，重症度，可逆性	1.インフォームドコンセントの評価
	2.患者の判断能力（意思決定能力）の評価
2.治療・ケアのゴール 　根治，症状緩和，QOL改善，健康増進，機 　能維持など	3.患者に判断能力がある場合：患者の希望
3.治療適応	4.患者に判断能力がない場合：事前指示の確認
4.治療選択肢（成功の見込みとリスク）	5.代理意思決定者
5.総合して利益が多く不利益の少ない治療・ 　ケア	6.患者が治療を望まない/治療に協力的ではな 　い理由
③QOL	④周囲の状況
1.回復の見込みと負担	1.家族，利害関係者 　治療決定に関する家族の要因・意向 　治療決定に関する医療者の要因・意向
	2.経済的問題
	3.医療資源
2.QOLの評価 　患者にとって望ましくないQOL 　バイアスの有無	4.宗教，法律
	5.臨床研究，医学教育
3.QOLに影響を及ぼす因子	6.公衆衛生
	7.施設の方針

文献1を参考に作成

れるかもしれない．医学的な情報を元に臨床推論を行うように，倫理的な問題も情報収集が重要であり，Jonsenが提唱した「**臨床倫理4分割表**」（表1）[1]を用いるとよい．①医学的適応，②患者の意向，③QOL，④周囲の状況で構成された4分割表に沿って本症例を考えてみよう．

2. 4分割表を用いた症例検討

1 医学的適応

1）医学的問題は何か（診断と予後）

　患者の主病態，併存疾患，緊急性，重症度，可逆性などを評価し，疾患や機能の予後予測（短期，長期）を行う．治療・ケアのゴールが変わるため，**予後予測は非常に重要**であり，医師の果たす役割が大きい．悪性腫瘍，慢性疾患，認知症など，疾患ごとの典型的な経過[2]（trajectory curve）を理解し，患者が経過のどの辺りに位置するか評価する．予後予測ツール（表2）も参考とし，医師の主観（＝何となく）で予後を断定しないよう注意する．予測が困難な場合には，一定期間の治療やリハビリテーション（time limited treatment）後に再度予後予測を行うこともある．

症例の続き

　Alzheimer型認知症FASTスケール（表3）7cの認知症終末期である．くり返す誤嚥性肺炎の既往もあり予後は半年以内と予測され，経腸栄養を行っても生存期間は延長しない可能性が高い[4]．嚥下機能や窒息リスクについては言語聴覚士による評価が望ましい．

表2　疾患と予後予測ツール

悪性腫瘍	Palliative Prognosis Score Palliative Prognostic Index
慢性心不全	Seattle Heart Failure Score EFFECT risk tool
COPD	BODE index DECAF スコア
脳梗塞	iScore Canadian Neurology Scale
認知症	FAST スケール（Alzheimer 型認知症）→表2 ADEPT スコア MRI スコア

COPD：chronic obstructive pulmonary disease（慢性閉塞性肺疾患）.
文献3を参考に作成

表3　Alzheimer 型認知症（AD）FAST スケール

ステージ	症状
1	自覚症状なし
2	物の置き忘れ，もの忘れなどの自覚症状あり
3	同僚にも明らかな職務能力の低下，新しい場所への旅行が困難
4	複雑なタスクの遂行が困難（金銭管理など）
5	季節やTPOに合わせた衣服の選択に介助を要する
6	a：着衣　b：入浴　c：排泄 に介助を要する d：尿失禁　e：便失禁
7	a：発語が6語以下　b：語彙が1語以下　c：歩行困難 d：坐位保持困難　e：笑顔の喪失 f：自力で頭を上げることが困難，最終的には昏睡
	7c以上かつ6a〜7cの項目をすべて満たし，過去1年間に以下のいずれかがあると余命6カ月以内であり，米国ではホスピス入所の適応となる. ・誤嚥性肺炎 ・尿路感染症 ・敗血症 ・多発褥創 ・抗菌薬投与後のくり返す発熱 ・食事摂取量の問題〔経管栄養，体重減少（≧10％/過去6カ月），Alb＜2.5 g/dL〕

文献4を参考に作成

2）治療・ケアのゴールは何か

　検査や治療を行う際は常に**患者の価値観やゴールを意識する**．病状により救命，根治，症状緩和などゴールも変化しうるので定期的に見直す必要がある．

▌症例の続き

　生命予後の延長に関してはあまり効果が期待できないことを家族に伝え，現実的に達成可能なゴールを設定することにした．

3）治療適応

　生理学的，医学的に効果が期待できることが治療の前提であり（例：死が差し迫った多臓器不全の患者は化学療法の適応とはならない），**適応のない選択肢を提示してはならない**．

表4 意思決定能力の評価方法：CURVES

C	Choose（選択） Communicate（意思疎通）	選択肢について意思疎通ができて，選択肢から選ぶことができるか ・聞き方の一例：「今話し合った内容に基づいて，何を選択されますか？」
U	Understand（理解）	診断，治療/手技の効果・危険性・利益・不利益，代替選択肢などについて理解しているか ・聞き方の一例：「私が今話した内容を，ご自分の言葉で説明していただけますか？」
R	Reason（理由づけ）	その選択をした理由は何か（必ずしも医療者が同意できる理由である必要はない） ・聞き方の一例：「なぜBよりもAがよいと思われたのですか？」
V	Value（価値観）	選んだ選択肢や理由が以前からの患者の価値観に一致しているか
ES	Emergency，Surrogate	上記の4項目が満たされない場合，緊急で意志決定を行う必要があるか，代理意思決定者と連絡可能かを確認する

文献5を参考に作成

4）治療選択肢（成功の見込みとリスク）

治療・ケアの選択肢を列挙し，成功の見込みとリスク，行った場合・行わなかった場合の利益，不利益について考察する．

> **症例の続き**
>
> 本症例での治療選択肢の一部を抜粋して下記に示す．
>
> **①胃瘻造設PEG（percutaneous endoscopic gastrostomy：経皮的胃瘻造設術）を行う**
>
> 利益 ：短期的に栄養状態が改善する可能性もあるが，誤嚥予防・褥瘡改善・生命予後延長については期待しにくい．
>
> 不利益：手技にまつわるリスク（腹膜炎・感染・出血・穿孔など）や褥瘡が増えるという報告もある．
> 人とのコミュニケーションが少なくなるという報告もある．
>
> **②胃瘻造設を行わない**
>
> 利益 ：手技にまつわるリスクや苦痛がない．
>
> 不利益：全く経口摂取ができなくなった場合，週～月の単位で死亡が予想される．
> 経鼻経管栄養を行った場合，身体抑制や入れ替えの苦痛が予想される．胃瘻についても定期的な交換が必要である（施設によっては内視鏡下での交換）．

5）総合して利益が多く不利益の少ない治療・ケアは何か

上記1）〜4）の情報を元に，有害事象が少なく恩恵の大きい治療・ケアについて検討する．

2 患者の意向

1）インフォームドコンセントの評価

患者は利益・不利益について適切に説明され内容を理解しているか評価する．患者に判断能力がない場合は，後述する代理意思決定者へ説明を行う．

2）患者の判断能力（意思決定能力）の評価

意思決定では患者の決定が重要だが（自己決定権の尊重），患者自身に意思決定能力があることが前提となる．意思決定能力の評価方法を（表4）に示す．

●ここがピットフォール

意思決定能力は「0％」か「100％」ではない！

「簡単な事柄であれば決定できる」「嫌なことは意思表示できる」など，意思決定能力には幅がある．年齢や認知症の有無だけでなく，個々の能力と判断内容の複雑さに応じて意思決定を補う[6]．

3）患者に判断能力がある場合

原則として患者の意向を尊重し，患者の希望が現実的に達成困難である場合にはすり合わせを行う．

4）患者に判断能力がない場合

医療に関する希望を記載した書面（事前指示）が存在するか家族などに確認し，患者の意向を尊重するよう努める．

> **症例の続き**
>
> 患者に意思決定能力はなく，事前指示は存在しなかった．

5）代理意思決定者

患者の代わりに意思決定を行う代理意思決定者を確認する．患者に意思決定能力がなく，代理意思決定者も存在しない場合には，多職種からなる医療チームで本人の意思を推定し方針を決定する．

●ここがポイント

代理意思決定者（surrogate decision maker）とは

意思決定能力が失われた患者の代わりに，患者の価値観に基づき意思決定を行う人のことで，連絡先を兼ねた「キーパーソン」とは少し意味合いが異なる．「患者であれば何を望むか」という視点で考えることができる人を選定するよう患者・家族に助言する[7, 8]．

> **症例の続き**
>
> 家族内での話し合いの結果，妻を代理意思決定者とすることで一致した．

3 QOL

1）回復の見込みと負担

治療を行う場合/行わない場合に，普通の生活に戻る見込みや，結果として生じる身体的・精神的・社会的負担と苦痛を評価する．

> **症例の続き**
>
> 経鼻胃管に伴う身体抑制の苦痛や，胃瘻造設をした場合の苦痛について評価する．経口摂取を行わない場合には食べる喜びの喪失や，介護者とのかかわりが減少する可能性もある．認知症終末期で食事摂取が困難となった場合の口渇・空腹感の有無についてはわかっていないが，悪性腫瘍や脳卒中の終末期患者では口渇・空腹感は少なく，感じたとしても少量の氷片摂取で改善するとされる[9]．

2) QOLの評価

患者の望まないQOLとなっていないか評価する．「もし私がこのような状況ならば」と考えるのではなく，できるだけ患者の主観を確認することが望ましい．

3) QOLに影響を及ぼす因子

治療のための検査，身体拘束，モニター類なども吟味する必要がある．

4 周囲の状況

1) 家族や関係者の意向

後から遠方の親族が登場することも多く，他に意思決定にかかわりたい家族・知人がいないかあらかじめ確認する．医療者の価値観についても押し付けとならぬよう客観的に捉える必要がある．

> **症例の続き**
>
> 「少しでも長く生きて欲しい」という長男の思いは周囲の状況に含まれる重要な要素である．

2) その他

経済的問題，医療資源，宗教，法律，公衆衛生，施設（病院，介護施設など）の体制なども方針決定にかかわる要素として評価する．例えば肺結核で排菌している患者が治療を希望しない場合，公衆衛生の観点から問題となる．

3. 多職種カンファランスの勧め

倫理的な問題を考えるときには，多職種でカンファランスを行い，「この患者にとってのベストは何か」と意見を出し合うことが必要である．ただし，思い思いに意見を述べると話が噛み合わず議論が進まないこともある．

このような場合，問題点を整理し，円滑に議論を進めるために4分割表が有用である．ぜひ4分割表を活用し多職種でカンファランスを行ってほしい．

●例

医師：経管栄養をしなければ亡くなってしまう
　→ "医学的適応"，"周囲の状況"（栄養を投与しないことで亡くなるのは避けたいという医師の思い）

看護師：抑制を嫌がっていて可哀想
　→ "QOL"，"周囲の状況"（看ていて辛いという看護師の思い）

医療ソーシャルワーカー（MSW）：食事をとれないと施設では対応が難しい
　→ "周囲の状況"

症例の続き

多職種カンファランスを開催し問題点を整理した．妻・長女・長男以外で意思決定に関与したい人がいないことを確認した．推定される予後や治療選択肢の利益・不利益・QOLなどについて再度家族に説明し，患者本人の価値観に基づき患者にとっての最善を考えるようアドバイスを行った．

その後行われた家族会議の結果，代理意思決定者である妻が推定した「本人であれば，口から食べられることを重視すると思う」との思いを尊重し，経管栄養は行わない方針となった．

家族の意思決定支援では，残された家族が後悔の念を抱かず，「この選択でよかった」と感じられることも重要である．「本人の意思はわからないが，家族が面会すると（医療者には認識できなくても）嬉しそうにしているので，しばらくは栄養を続けて欲しい」という家族の意見が出た場合には，胃瘻造設も選択肢となりうる〔SDM：shared decision making（共同意思決定）〕．

アドバンス・ケア・プランニング

1. ACPとは

終末期には患者の7割で意思決定が困難になるとされる[10]．症例のように本人の意向を確認できない場合には患者の望まぬ治療につながる可能性があり，代理で意思決定を行う家族の精神的負担も大きくなる．患者の価値観に沿った医療を行うには，家族・医療者が患者の価値観を共有していることが重要との観点から生まれたのが**ACP**（advance care planning：アドバンス・ケア・プランニング）である．ACPとは病気や認知症などで自ら判断することや意向を他者に伝えることができなくなった（＝意思決定能力が低下した）場合に備えて，**患者，家族や近しい人，医療・ケアチームがくり返し話し合い，患者の価値観やゴール，医療やケアに関する希望などを共有する"過程"**のことである．ACPの普及をめざし，本邦では「人生会議」の愛称も付けられている[11]．

2. ACPの手順 [12]（表5）

ACPは患者の価値観の確認，代理意思決定者の選定などを含む．評価や確認したことは診療録に記載する．

表5　ACPのStep

Step 1 患者の心構えの評価
Step 2 価値観・ゴールの確認
Step 3 代理意思決定者の選定
Step 4 医療・ケアに関する意向の記載
Step 5 患者の価値観・意向に沿った治療計画
Step 6 診療録の記載

文献12を参考に作成

表6 電子カルテの記載例

> **#アドバンス・ケア・プランニング**
> ・日時，話した相手
> ・スクリーニング・クエスチョン（これまでに何か考えたこと・決めたことがあるか）
> ・予後についてどの程度知りたいか
> ・代理意思決定者（信頼できる人）
> ・大切にしていること，価値観，人生観，ゴール
> ・このような状態になったら「生き続けることは大変かもしれない」と感じる状況
> ・して欲しい治療・ケア，して欲しくない治療・ケア
> ・病状の悪化などにより自分の考えが伝えられなくなった場合に治療やケアを受けたい場所
> ・家族の思い

注：1回ですべてを埋める必要はない

Step 1 患者の心構えの評価

自身の健康や予後についてどの程度知りたいかを評価し，話し合う心の準備ができていない患者に無理やり行うことのないよう注意する．

Step 2 価値観・ゴールの確認

患者の意向に沿った医療・ケアを提供するため，価値観や人生観，具体的なゴール，受け入れ難い状況，許容しうるQOLなどを確認する．

Step 3 代理意思決定者の選定

「患者であれば何を希望するか」を考えることができる人（家族，友人など）を患者自身で選定するよう勧める．

Step 4 医療・ケアに関する意向の記載

本人の希望がある場合には，リビング・ウィルや事前指示書を作成する．

Step 5 患者の価値観・意向に沿った治療計画

共有した患者の価値観や意向に沿って治療・ケアの計画を立てる．

Step 6 診療録の記載

対話の流れや，心身の状態の変化に伴う価値観の変遷を医療・ケアチームで共有できるよう診療録に記載する．当院では電子カルテでACPのフォーマットを作成し（表6）共有を心がけている．

> ●**ここがポイント！**
> ・ACPの目的は患者の価値観に沿った医療である．話し合う過程が重要であり，心肺停止時の方針など具体的な方針を決めることを目的としないよう注意する．
> ・心身の状態の変化に応じて価値観は変化するため，病状が変化した際はくり返しACPを行うことが重要であり，いったん決めた内容もいつでも変更が可能であることを患者・家族に伝えておく．

図　厚生労働省 ACP のパンフレット
出典：厚生労働省ホームページ　これからの治療・ケアに関する話し合い〜アドバンス・ケア・プランニング〜：https://square.umin.ac.jp/endoflife/shimin01/img/date/pdf/EOL_shimin_A4_text_0416.pdf（2019年6月閲覧）

3. 実臨床での ACP の始め方

　いつ誰に ACP を行うとよいかは報告により異なるが，慢性疾患の診断時や病状変化時などはよいタイミングである．患者・家族との会話に迷う場合は，厚生労働省が公開しているパンフレット（図）[13] を用いるとよい．パンフレットに沿って ACP を進め，価値観や代理意思決定者について文書化することもできる実践的な内容になっている．

4. ACP の効用

　患者の意向に沿ったケアの提供の増加，入院の減少，ホスピス・緩和ケアの利用率増加，患者

の希望する場所での看取りの増加，家族の後悔の念の減少，患者医療者間のコミュニケーションの質の改善などが示されている[14].

おわりに

4分割表を用いることで，倫理的な問題に対する読者の方々の苦手意識が少しでもなくなれば幸いである．ますます高齢化の進む日本では，患者の価値観に沿った医療を行うためACPが重要な課題である．"*Hope for the best, prepare for the worst*（最善を望み，最悪に備える）"の精神でぜひACPにも取り組んでもらいたい．

引用文献

1) 「Clinical Ethics, 8th edition」（Jonsen AR, et al），McGraw-Hill Education, 2015
2) Murray SA, et al：Illness trajectories and palliative care. BMJ, 330：1007-1011, 2005
3) 「Hospitalist Vol.5 No.4 特集：老年科–すべてのスタッフで高齢者を大切に！ここから始める高齢者診療」，（関口健二，他/責任編集），メディカル・サイエンス・インターナショナル，2017
4) Mitchell SL：CLINICAL PRACTICE. Advanced Dementia. N Engl J Med, 372：2533-2540, 2015
5) Chow GV, et al：CURVES：a mnemonic for determining medical decision-making capacity and providing emergency treatment in the acute setting. Chest, 137：421-427, 2010
6) Sessums LL, et al：Does this patient have medical decision-making capacity? JAMA, 306：420-427, 2011
7) Pope TM：Legal fundamentals of surrogate decision making. Chest, 141：1074-1081, 2012
8) 厚生労働省：人生の最終段階における医療・ケアの 決定プロセスに関するガイドライン 改訂（平成30年3月）：https://www.mhlw.go.jp/file/04-Houdouhappyou-10802000-Iseikyoku-Shidouka/0000197701.pdf（2019年6月閲覧）
9) Finucane TE, et al：Tube feeding in patients with advanced dementia：a review of the evidence. JAMA, 282：1365-1370, 1999
10) Silveira MJ, et al：Advance directives and outcomes of surrogate decision making before death. N Engl J Med, 362：1211-1218, 2010
11) 厚生労働省：「人生会議」してみませんか．https://www.mhlw.go.jp/stf/newpage_02783.html（2019年6月閲覧）
12) Lum HD, et al：Advance care planning in the elderly. Med Clin North Am, 99：391-403, 2015
13) 平成29年度厚生労働省委託事業 人生の最終段階における医療体制整備事業 これからの治療・ケアに関する話し合い：アドバンス・ケア・プランニング：厚生労働省ホームページ：https://square.umin.ac.jp/endoflife/shimin01/img/date/pdf/EOL_shimin_A4_text_0416.pdf（2019年6月閲覧）
14) Jimenez G, et al：Overview of Systematic Reviews of Advance Care Planning：Summary of Evidence and Global Lessons. J Pain Symptom Manage, 56：436-459.e25, 2018

参考文献・もっと学びたい人のために

1) 「Clinical Ethics, 8th edition」（Jonsen AR, et al），McGraw-Hill Education, 2015
   ↑1冊かけて4分割表について解説している良書．
2) 国立長寿医療研究センター：ACPトレーニングパッケージ（eラーニング）：http://www.ncgg.go.jp/hospital/overview/organization/kanwa-care.html（2019年6月閲覧）
   ↑国立長寿医療研究センターのホームページではe-learningを視聴できる
3) 平成30年度 厚生労働省委託事業「人生の最終段階における医療体制整備事業」一般公開用資料：http://endoflife2018.umin.jp/document.html（2019年6月閲覧）
   ↑ACPの文例が多数掲載されているのでぜひ参考にして欲しい．

プロフィール

吉野かえで（Kaede Yoshino）
東京ベイ・浦安市川医療センター腎臓・内分泌・糖尿病内科
神奈川県立足柄上病院総合診療科，東京ベイ総合内科を経て現在は腎臓内科を専攻しています．専攻分野に関係なく，倫理的な問題やACPは大切な事柄ですのでぜひ一緒に勉強していきましょう．

第3章 ホスピタリストのための必須Skills

2. 病院で暴言，暴力，クレームに出会ったら

早川　学，平岡栄治

● Point ●

・問題の本質を見極めるために，先入観なく「何が起きたか」徹底的に話しを聞こう！

・暴言・暴力行為の原因が，「治療が必要な」認知症や精神疾患でないかを見極めよう！

・まっとうな人をクレーマーにしないための「接遇」を意識しよう！

はじめに

　海外では50％以上の医療従事者が，暴言・暴力行為の被害にあった経験があるとする報告がある[1]．本邦では，およそ80％の医療従事者が何らかのトラブルやクレームを受けた経験がある一方で，約60％の医療従事者が自施設にトラブル対応マニュアルがないと報告されている[2]．「よくあること」なのに自信をもって対応できる医師が少ないのが現状なのだろう．

　本項では，症例を紹介しながら東京ベイ・浦安市川医療センター（以下，当院）での取り組みをまじえて解説する．

1. クレームとは？～「claim」≠「苦情」

症例1

　高度認知症の86歳女性．患者は今年に入り3回誤嚥性肺炎で入院している．自宅ではベッド上で過ごすことが多くなり，しだいに身体機能も低下し，ポータブルトイレ移乗に介助を要するようになっていた．

　今回，肺炎の診断で入院となり，抗菌薬治療で改善を認め5日後に退院となった．その際，患者の長男から「退院するにはまだ早いのではないか？」との訴えもあったが，状態が改善していたため予定通り退院となっていた．

　退院2週間後，再度肺炎の診断で入院となった．そこで長男がナースステーションに来て，「この前無理矢理退院させられたせいで，またすぐに肺炎になったじゃないか！ お前たちのせいだろう！ 主治医を呼べ！」と大声で怒鳴り込んできたため，病棟よりコールがあった．

　もともと「claim」とは「要求する」という意味の言葉である．**患者・家族の望むサービスと，病院の提供するサービスにギャップがあるときに不満が生じ，その不満を病院に伝える行為を一**

	相手の主張	病院側の主張
事実 ・いつ ・どこで ・誰が ・何を ・どのように ・どうした		
原因 ・担当部署 ・担当職員 ・きっかけ	・接遇　・病院の施設/ルール　・診療	
要求内容	・謝罪　・説明　・改善　・賠償 ・その他 （　　　　　　　　　　　　　　　）	
対策		

図1　クレーム内容の把握のためのフォーマット
文献3より改変して転載

般的にクレームと呼んでいる．しかし，重要なのは**クレームを負のイメージで捉えるのではなく，われわれが気づかなかった問題点を患者・家族が指摘してくれた貴重な情報なのだと捉えること**である．われわれはクレームを真摯に受け止め，よりよい医療者になるために，そしてよりよい病院づくりをめざして対策をとることが求められる．

■ クレーム対応の原則

「胸痛が主訴の患者をみたら，まず心電図」という診療の原則があるのと同様に，**クレーム対応も原則**[3]**を身に付け実践していくことで，苦手意識も払拭できる**．個人だけでなく，病院・組織として当初よりクレーム対応していくことで，その後のプロセスをスムーズに進めることができる．当院でも，クレーム対応の早期から担当職員にも連絡をし，同席してもらっている．また，本症例のように患者・家族が興奮状態にある場合は**別室へ誘導し，職員・他の患者の安全を確保する**ことが重要である．

クレーム対応の原則は，①クレーム内容の把握，②原因分析，③対策立案の3つである．

1）クレーム内容の把握

クレームが発生した際，事実を正確に把握する必要がある．そのためには，とにかく**聞き役に徹して話を聞くことが重要**である．そうすることで相手の感情を和らげることもできる．相手に否定的な対応になるのを防ぐためにも，**先入観をもって接触しない**ことが大切である．

実際に内容を整理する際のポイントは5W1H（When：いつ，Where：どこで，Who：誰が，What：何を，Why：なぜ，How：どのように・どうした）を漏れがないように，時系列で把握することである．その際，メモ（図1）をとり真剣な態度を強調するのが重要である．聞き方のポイントを表1にまとめた．

2）原因分析

病院で発生するクレームの原因は，「接遇」・「病院の施設やルール」・「診療自体」への不満に大別することができるため，そのいずれかを意識しながら整理（図1）する．不満の根底には患者側の誤解や過剰な期待が隠れていることがあるため，注意が必要である．

表1　クレームの聞き方のポイント

- 神妙な顔つきで，相手と正対する（笑顔は厳禁）
- 背筋を伸ばし，軽い前傾姿勢で聞く
- 手や足をあまりバタバタと動かさない
- 可能な限り目線の高さを合わせる
- 相手の目の周囲をぼんやりと見つめる
- ゆっくり，大きめにうなずく
- 低めの声で，適度に相槌を打つ

文献3より引用

3）対策立案

　相手からの具体的な要求が「謝罪」「説明」「改善」「賠償」のいずれかであることを把握（図1）し，**個人・病院として対応できること・できないことを明確にしていく作業が重要**である．すべてをその場で解決・解答する必要はない．状況に応じて「後日，検証した後にお答えします」と断りを入れ，面談日を再設定するのもクレーム対応のコツである．

症例1の続き

　本症例では，患者家族が大声で怒鳴っている状態であったため，まずは別室に誘導し，病棟看護師長・患者相談窓口の専門職員に同席してもらい，腰を据えてゆっくりと話しを聞いた．介護で疲れていること，入院期間を延長することで患者がもっと元気になり，介護が不要な状態になるのではないかと期待していることがわかった．改めて病状説明を行い，単に入院を継続してもその問題の解決にならないこと，福祉サービスを利用する選択肢を説明した．介護サービスを強化し自宅退院をめざすか，施設入所もしくは療養型病院への転院を提案し，前者の方針となった．入院期間を延長し，自宅環境整備，往診医の導入を手配し，2週間後に退院となった．

　最後には「われわれは力になりたいと思っている」ことをお伝えし，今後は大声を出さずに，穏やかに接してもらうようにお願いをした．

●ここがポイント

- クレームも型通りのプロセスを経て対応していくことを意識しよう！
- 問題の本質を見極めるために，先入観なく徹底的に話を聞く！

2. 暴言・暴力の原因は病気なのか？ キャラクターなのか？

症例2

　85歳男性．尿路感染症の診断で入院中であったが，日中よりやや辻褄の合わないことを話していた．

　夜勤の看護師が定時の検温のために訪室すると，突然「いきなり起こすな！」「何をする気だ！」と大声を出し始め，看護師の腕を掴み殴りかかろうとした．

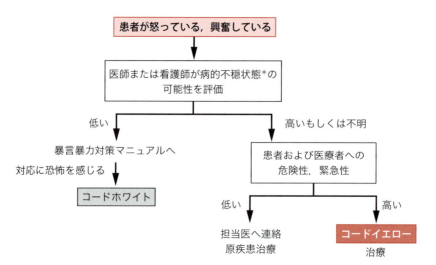

図2 暴言・暴力に対する院内対応
＊病的不穏状態：急性精神病，せん妄，アルコール離脱，バイタル異常に伴う不穏など．
コードホワイト：せん妄など病的状態が原因の暴言暴力ではない場合の緊急支援要請コール．コードイエロー：せん妄など病的状態が原因の暴言・暴力に対する緊急支援要請コール．コードホワイト時も，原因が病的状態かどうかの吟味は必要．東京ベイ・浦安市川医療センターマニュアルより抜粋（一部改変）

> 患者は興奮状態となり，看護師・同室者の安全が確保できない状態となったため，担当医コールとなった．

　患者・家族からの暴言・暴力行為を受けた場合は，**原因が病的な状態（例：せん妄，認知症，統合失調症）なのかどうかを診断する必要がある**．病気であれば治療が必要であるが，病気ではなく患者のキャラクターの問題なのであれば院内プロトコールに則り対応し，場合によっては警察介入を依頼する場合がある（図2）．この「**鑑別**」**が非常に重要**である．

■ 暴言・暴力行為の原因がせん妄・認知症の場合

1）せん妄

　せん妄は入院中の高齢患者では一般的な疾患であり，急激な精神状態の変化・意識レベルの変動を特徴とするため，突然の暴言・暴力行為の原因となることも多い．単なる暴力行為として対応する（例：警察を呼ぶ）のでなく，せん妄ならば治療が必要なため，まずは「**これはせん妄ではないか？**」**と疑うことが大切**である[4]．

2）認知症

　認知症の周辺症状の1つとして暴言・暴力行為，セクハラ行為がみられることがある．認知症と診断されていない場合，その人の人格の問題とされるリスクがある．例えばセクハラが生じ，「今後しません」という誓約書にサインなどをしてもらっても，同様の行為をくり返し，後日，実は認知症であったという症例も経験するので注意が必要である．問題行動があれば，「**ひょっとしたら認知症ではないか？**」**と疑うことが重要**である．

　自傷・他害など一般病棟での管理が困難と判断されれば，家族に病院としての管理の限界を提示し，退院や対応可能な病院への転院も考慮する必要がある．家族の暴言・暴力も，実は統合失

調症による妄想が原因のことも経験する.

❷ 暴言・暴力行為の原因が患者のキャラクターの問題の場合 ～暴言・暴力の初期対応：3つの「き」

1）きけん（危険）を避ける

「病院内では絶対に暴言・暴力は許さない」という姿勢はもちろん必要なのであるが，初期対応で**最も大切な点は「危険を避けること」**であり，自分自身の安全・周囲の患者さんの安全を確保する必要がある．相手と一定の距離をとり，身の危険を感じた場合は迷うことなくその場から逃げ出し，助けを呼ぶことが重要である.

2）きぜん（毅然）と対応する

相手が大声を出す場合は，「お話しはきちんとお聞きしますので，落ち着いてください」となだめ，人を集める．相手が冷静になるまでは距離をとり続け，自分の逃げ道を確保しておく．できるだけ相手を刺激せず，反論せず，落ち着いて対応するのが基本である．**「別室をご用意しますので，こちらへどうぞ」**と別室への移動を促し，**複数人で対応することが他の患者の安全を確保する**ためにも重要である.

また，院内でコードホワイトを設定している場合はそれを発令する．**コードホワイトとは，暴言・暴力などで医療従事者が何らかの身体的または心理的な脅威を感じた際に発令される**ものであり，その日の当番制で対応者を決めている施設や，手の空いている職員全員が招集されるようにとり決めている施設もある.

警察へ通報するタイミングも，院内でのとり決めに応じて迅速に行う．一般的には「人に手を出した場合」「凶器をもっている場合」は即警察に通報し，「器物損壊」は状況に応じて通報を検討する.

3）きろく（記録）する

緊迫した場面ではつい正確な記録がおろそかになりがちであるが，そのような場面でこそ5W1Hに則った記録が必要である．記録係を別に任命できるとなおよい.

❸ 医師–他職種間のコンフリクトを避けるために

1）多職種カンファレンス

日々の診療において，実際に対応するのは看護師をはじめとする医師以外の職種であることが多い．そのため，担当医師としては「患者・家族への説明」を行い適切に対応しているつもりでも，他職種からすると「真剣に対応してもらえていない」「私たちの気持ちをわかってくれていない」という感情につながることがある．暴言・暴力行為・クレームが発生した場合は，早急に多職種カンファレンスを開催し，現在の状況や今後の方針・対応策を共有し，**チーム全体の問題と捉えることが重要**である.

2）被害にあった医療スタッフのケア

被害職員は身体的にも精神的にも傷を負っていることがあるため，メンタルヘルス面での配慮が必要であり，場合によっては受診が必要になるケースもある．また，自分の能力不足を感じ，罪悪感にさいなまれていることもあるため，病院・組織としてスタッフを守る姿勢が必要である（表2）.

表2　被害職員のフォロー手順

①可能ならば，被害を受けた職員を即座に勤務から外し，休憩室で休ませる
②自責の念を感じていないか，傷ついていないか，心身の状況を確認する
③けがをしている場合は，治療する
④今後は，病院が組織をあげて対応する旨を説明し，安心させる
⑤落ち着いたらカウンセリングを行う
⑥定められた報告書を提出してもらう
⑦必要に応じて，被害届を作成する（本人が提出を固辞した場合は，再度検討する）
⑧必要に応じて，休暇を取らせる

文献3より引用

● ここがポイント

・暴言・暴力の原因が病気かどうかを見極める！
・暴言・暴力には3つの「き」で対応し，コードホワイトの発令や警察通報をためらわない！

3. まっとうな人をクレーマーにしないために

症例3（外来にて）

　50歳男性，咽頭痛・咳・頭重感を主訴に受診した本患者は，すでに2時間待っている．ようやく診療の順番が回ってきたため診察室に入室したが，外来担当医はパソコンの方ばかり見ながら医療面接をしている．診察は服の上から簡単に聴診をしただけであり，さらに，途中で担当医のPHSに電話がかかってきて10分間診療が中断した．その後，風邪の診断で処方を受け診察終了となった．

　外来受付にて，「医師の診療態度が不真面目であり，とても不快な思いをした」とクレームがあった．

　どの点をどのように改善すべきだろうか？

　そもそも，病院の常識は世間の非常識であることを認識すべきである．例えば，診察の予約時間から何の説明もなく1時間以上も待たせて，それがまかり通るのは病院くらいだろう．

　クレーマーは，医療者側・病院側の態度が原因で発生していることもある．だからこそ医療者は「接遇」＝「社会人としての基本行動」を学ぶ必要がある．

1 身だしなみ

　身だしなみとは相手への配慮であり，おしゃれ（＝自己表現）とは異なるものである．その大前提は，「患者さんやご家族など来院されるすべての方に不快感を与えない」ことであり，患者・家族からどう見えるのか・どう映るのかを忘れないようにするべきである（図4）．

2 診察時の態度

　診察が何番目に呼ばれるのか，あと待ち時間がどれくらいの目安なのかを可能ならば具体的に伝える必要がある（例：「結果はもう少しで出ます」ではなく「検査結果は1時間くらいで出ま

女性

- 頭髪・長髪は束ね，束ねた髪が背中につく場合はアップする
  （ゴムの結び目から15 cm目安）
  ・前髪は眉まで
  ・お辞儀をしたときに落ちてくる髪はすべて留める
  ・髪の色は落ち着いた色（日本ヘアカラー協会レベルスケールをもとにレベルチェックを行う．6を推奨）
- 顔・笑顔を忘れず
  ・メガネの油まくなどに注意
- 肩：フケ・抜け毛
- ユニフォーム・清潔に（プレス・丈・ほころび・しわ・汚れ・ボタン）
  ・下着やTシャツ（文字・柄入り）が透けていないか
- カーディガン
  ・紺・黒・白・茶で無地*
  ・きちんと洗濯する*
- 臭い・口臭・体臭に気を配る
  （香水・香りの強いハンドクリーム・整髪料）

- 化粧・濃すぎず
  ・つけまつ毛禁止
  ・清潔に感じよく
- 髪留め・ゴム・ピンはシンプルでシュシュはしない（もしくは黒茶の単色）*
  ・髪の色に近いもの
- アクセサリー・ピアス・ネックレスはつけない（安全・衛生の観点から）
- 名札・正しい場所につける
  ・シール・マスコットはつけない
- 手・いつも清潔に
  ・爪は短く
  ・マニキュアはつけない
  ・指輪はつけない（結婚リングは可）*
  ・ブレスレット禁止
- ポケット・ペンは必要な数だけ
  ・手袋，医療材料は入れない
- 足もと・汚れていないか
  ・破れていないか
  ・かかとを踏みつけていないか
  ・すり減っていないか
  ・靴下の色は制服に調和した色
- 靴・安全で活動的なもの
  ・シューズ（かかとが完全に覆われているもの）
  ・サンダルは控える

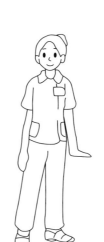

- 頭髪・清潔感のある髪
  ・好印象を与える髪型
  ・髪の色は落ち着いた色（日本ヘアカラー協会レベルスケールをもとにレベルチェックを行う．6を推奨）
- 髭・清潔感を出すため綺麗に剃る
- アクセサリー・ピアス・ネックレスはつけない（安全・衛生の観点から）
- 頭・笑顔を忘れず
  ・メガネの油まくなどに注意
- 臭い・口臭・体臭に気を配る（香水・香りの強いハンドクリーム・整髪料）
- 肩・フケ・抜け毛
- 名札・正しい場所につける
  ・シール・マスコットはつけない
- ユニフォーム・清潔に（プレス・丈・ほころび・しわ・汚れ・ボタン）
  ・下着やTシャツ（文字・柄入り）が透けていないか
- ポケット・ペンは必要な数だけ
  ・手袋，医療材料は入れない
- 手・いつも清潔に
  ・爪は短く
  ・指輪はつけない（結婚リングは可）*

男性

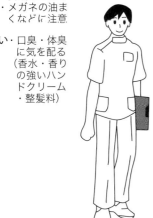

- カーディガン
  ・紺・黒・白・茶で無地*
  ・きちんと洗濯する*
- 靴・安全で活動的なもの
  ・シューズはかかとが完全に覆われたもの
  ・サンダルは控える
- 足もと・汚れていないか
  ・破れていないか
  ・かかとを踏みつけていないか
  ・すり減っていないか
  ・靴下の色は制服に調和した色

（*については院内規定に合わせる）

図4　医療者の身だしなみ（男女別）
文献5より引用

す」).

　診察時間が遅れた場合，診療を始める際に「お待たせして大変申し訳ございません」は，まず始めに行う当然の挨拶である．忙しく診療していると「忙しい状況なんだから，1時間待たせてもしかたがない」と，つい礼儀や謙虚な気持ちを失いがちなので注意が必要である．

　パソコンの操作は患者さんの前では必要最小限にする必要があるが，多くの患者の診療を行いながらカルテ記載をしなければならないのも現実である．外来で診る患者さんに接するときはへそを相手の方に向け，アイコンタクトを保つ．

　医療面接では，患者に自由に語らせるopen questionの方が患者満足度が高いという報告がある[6]．また医師が話を遮らない限り78％の外来患者は2分以内に話しを終了するという報告があることから[7]，まず2分間は自由に話しをさせ，最後に要約をするとよい．また，患者の話しを聞いている際は意識して「前傾姿勢」になり，時折言葉を「オウム返し」し，「うなずく」ことを心がけると，短時間でも患者満足度につながる．

　診療中の電話はできるだけ看護師や医療事務など，本人以外がとるようにする．緊急の案件で電話に出るときは，「申し訳ありません．緊急の案件であり，電話対応させていただきます」と断りを入れてから，電話に出る．電話で会話をする際は，聞こえないように配慮する．電話が終わり診療に戻る際にも「申し訳ありませんでした」と謝罪してから診療を再開する．

　他にもたくさん注意点があるため，参考文献を参照されたい[5, 8]．

●ここがポイント
適切な接遇で，まっとうな人をクレーマーにしない！

おわりに

　今回紹介したスキルやプロセスは，医療者にとって必要不可欠な技術の一つであるにもかかわらず，系統立てて教育を受ける機会がほとんどない領域でもある．個人のスキルアップにつなげてもらうのはもちろん，自施設ではどのような部署とどのように連携を図るべきかなど，考えるきっかけになれば幸いである．

文献・参考文献

1) Schulte JM, et al：Violence and threats of violence experienced by public health field-workers. JAMA, 280：439-442, 1998
2) アンケート：患者トラブル・クレーム：https://www.m3.com/news/iryoishin/132654
3) 「院内クレーム安全対応のキホン」(嶋田有孝/著)，メディカ出版，2013
4) 阿部昌文：せん妄を制するものは病棟管理を制する!!「レジデントノート増刊 COMMON DISEASEを制する！」(上田剛士/編)，20：1408-1415, 2018
5) 「ケーススタディで学ぶ 患者接遇パーフェクト・レッスン」(小山美智子/著)，医学通信社，2012
6) Roter DL & Hall JA：Physician's interviewing styles and medical information obtained from patients. J Gen Intern Med, 2：325-329, 1987
7) Langewitz W, et al：Spontaneous talking time at start of consultation in outpatient clinic：cohort study. BMJ, 325：682-683, 2002
8) 「外来診療コミュニケーションが劇的に上手くなる方法」(岸本暢将，篠浦 丞/著)，羊土社，2008

プロフィール

早川　学（Manabu Hayakawa）

宮崎大学医学部地域医療・総合診療医学講座

2019年3月まで東京ベイ・浦安市川医療センター総合内科で1年間学びました．今後も「研修医と同じ伸び率をキープする」ことを目標とし，Resident Centered Educationを意識して頑張ります！宮崎の地で一緒に成長し続けてくれる仲間も大募集です!!

興味のある方はいつでもご連絡ください．manabu_hayakawa@med.miyazaki-u.ac.jp

平岡栄治（Eiji Hiraoka）

東京ベイ・浦安市川医療センター総合内科

病棟でも外来でもクレーム，暴言，暴力が発生します．ターゲットは医師でも，看護師でもありえます．そのときの対応について組織はもちろん個人もあらかじめある程度知識，スキルがあることが重要と考えこのトピックスを入れました．特に，クレームはこちらの対応によってより良好な関係に再構築するチャンスでもあります．

第3章 ホスピタリストのための必須Skills

第3章	ホスピタリストのための必須Skills

3. よくない事象が起きたら ～M＆Mカンファレンス

安田圭吾, 平岡栄治

● Point ●

- ・M＆Mカンファレンスはよくない事象（予期せぬ急変・合併症など）を個人の責任で終わらせず, 問題の本質を分析し, システム改善につなげるための手法である
- ・根本原因分析（root cause analysis）の考え方を用いて, エラーが起きた原因を網羅的にチェックする
- ・エラーの共有を恥じないこと, 責任追及ではなく再発予防のために真摯に原因分析に向き合うこと, その文化づくりが重要である
- ・日常診療においてもM＆Mカンファレンスの考え方を実践し, エラー・トラブルの原因をさまざまな角度から考える

はじめに

　「M＆Mカンファレンス」という言葉になじみはあるだろうか. すでに所属施設で実践している方もいれば, まったく初耳の方もいるかもしれない. M＆MはMorbidity（合併症）とMortality（死亡）の略であり, 合併症や死亡が予期せず発生してしまった, あるいは未然に防ぐことができなかった症例を共有するためのカンファレンスである. その目的は個人の責任追及ではなく, エラーが起きた根本原因を明らかにし, 同じエラーがくり返されないようシステム改善につなげることである. その手法について, 症例を交えながら解説する.

1. M＆Mカンファレンスとは？

■ M＆Mカンファレンスの始まり

　M＆Mカンファレンスは上述の通り, エラーの原因を網羅的に探索し根本原因の究明とシステム改善をめざす手段である.

　1900年にMassachusetts General HospitalのDr. codmanが提唱したのが始まりとされ, 問題を論理的・客観的に分析する文化的背景とも合致し, 米国の医療教育に強く根付いている[1]. 現在はAccreditation Council for Graduate Medical Education（ACGME：米国卒後医学教育認定評議会）により開催が義務づけられており, 米国では日常的に実施されている[2]. 日本では, 失敗を公開することを恥と感じる民族性や年功序列の力関係などのせいか, 実践している施設はいまだ少ない[3].

表1　M&Mカンファレンスを円滑に進めるためのコツ

①カンファレンスの目的を毎回全体で確認する
　（個人の責任追及ではなく，診療の質を向上させることが目的である）
②個人攻撃にならないよう，主語を「ヒト」ではなく「モノ・コト」にする
③進行中に雰囲気が悪くなったら，司会者がコントロールするよう意識する
　（そのために，進行役はシニアレジデント以上が望ましい）
④システム改善に繋げるために，最後に誰が・いつまでに・何をする，という行動計画を立てる
⑤行動計画の進捗状況を定期的に確認する

❷ M&Mカンファレンスの心構え

　M&Mカンファレンスを導入するにあたっては大事な心構えがいくつかあるので下記にまとめた．また，表1にM&Mカンファレンスを円滑に進めるためのコツを示した．

①事象の表面のみをみるのではなく，原因となった要素を一つひとつ検討する．
②個人を責める，吊し上げて恥をかかせるような場（blame and shame）にしてはならない．
③カンファレンスの成果をシステムの改善に還元する．

　参加者全員がこれを意識し，診療の向上というゴールをめざす，その文化づくりが必要である．
　そのために，カンファレンスの冒頭で毎回これらの心構えを再確認し，個人攻撃にならないよう主語を「ヒト」ではなく「モノ・コト」にする．進行中に雰囲気が悪くなったら司会者が仕切り直す，などの工夫があるとよいだろう．また，カンファレンスの結果を改善につなげるために，誰がいつまでに何をする，という具体的な行動計画を立て，責任者が進捗状況を確認することも重要である．

2. エラーにはどのようなものがあるのか？

❶ インシデントとアクシデント

　医療機関における**エラー**は患者に対する影響の大きさによって「**インシデント**」と「**アクシデント**」に分けられる．大まかにいって，医療行為によって患者に傷害・不利益を及ぼさなかったものがインシデント，何らかの傷害もしくは不利益を及ぼしたものをアクシデントと呼ぶ．
　上級医，看護師，薬剤師などからのフィードバックあるいは電子カルテのエラーシステムによって，患者に害を与える事故に至らないよう，さまざまなシステムに守られている．仮にわれわれが何らかのミスを起こしたとしても，それがそのまま重大なアクシデントに至ることは少ない．

❷ エラーは複数の要因が絡みあって起こることが多い

　エラーは個人・単独の過失のみで発生することは少なく，複数の要因が絡みあって起こる．単独では大きな問題を起こさないような小さな過失を「**スイスチーズに開いた穴**（図）」に例えると，その事象に関連した複数の要因，すなわちチーズの穴がぴったりと重なった際に重大なアクシデントが起きる．大きな穴が空いていたり，穴の数が多いような場合には，それだけエラーが発生する確率も高まる．

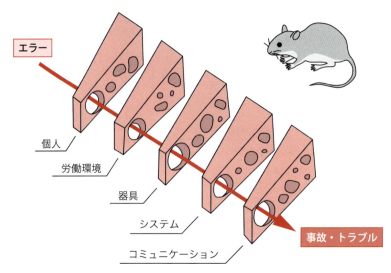

図 スイスチーズに開いた穴
事象に関連した複数の要因，例えば個人や労働環境など，がチーズの穴のように重なったときに事故・トラブルが起きる

3. エラーをどのように分析するか：根本原因分析

1 エラーの種類

エラーに対してのアプローチには，**根本原因分析**（root cause analysis：RCA）を用いる．エラーを表面だけみてその原因を直観・先入観で決めつけるのではなく，エラーと関連する因子を漏れなくあげ，それぞれを検討し根本原因をみつけ改善するという考え方である（表2）．

2 エラーの原因の分類

では，それぞれのチーズの穴＝エラーの原因となる要素にはどのようなものがあるだろうか．成書をみると分類は多岐に渡るが，当院では簡易的に次の5つの項目に分けて考えている．①個人の問題，②労働環境の問題，③器具の問題，④システムの問題，⑤コミュニケーションの問題である（表3）．以下に例をあげてみよう．

3 エラーの分析例

「研修医A君は，MKSAPをなかなか取り組んでくれない…」
（MKSAPは米国内科学会が発行している素晴らしい問題集である）
①個人の問題：英語に苦手意識があり，とっつきにくいと思っている
②労働環境の問題：当直回数が多く，学習時間がとれない
③器具の問題：MKSAPの購入費用が高価で手が出しにくい
④システムの問題：該当なし
⑤コミュニケーションの問題：指導医がMKSAPを勧めてくるものの，その利点がわからない

英語が苦手というのは個人が努力をしなければ克服できない部分である．しかしそれ以外の要素に対しては，②他科ローテーション中の研修医も内科当直を担当してもらい，一人あたりの当

表2 エラーの種類 (文献4より引用)

個々の認知エラー	診断プロセスのバイアス	
知識不足 手技の未熟性 判断の誤り	heuristic 診断の早期閉鎖 (error in verification：premature closure) アンカリングバイアス (anchoring bias) confirmation bias	
患者ケアに関連した問題		
診断に関するもの	コミュニケーション	人的因子
不適切な検査方針	レジデント－指導医	記憶によるもの／警戒不足
不適切な判断	指導医－指導医	ストレス／疲労
他科へのコンサルテーションの遅れ	レジデント－レジデント	環境因子
治療に関するもの	医師－看護師	人間工学関連 (光量, 空間, 雑音)
適切な治療が実施されていない	相談した他科と	救急部の混雑や廊下などの増設ベッド
治療の遅れ	かかりつけ医や専門医と	患者因子
誤った治療	チームワーク	行動の問題
技術的な問題	明確な役割分担の欠如	言語の問題
診療録の記載	その他 (具体的に)	疾患の重症度や複雑性
不適切もしくは不十分	サポートサービス	備品や技術に関するもの
医療スタッフ関連	臨床検査科	必要な機器の欠如や限定
スタッフの経験	放射線科	機器の質 (欠陥など)
スタッフの労働負荷	輸血部	適切な使用ができなかった
監督体制	その他	新しいもの／慣れていないもの

「個々の認知エラー」は個人の知識や技術の偏りに起因するエラーである. 「診断プロセスのバイアス」は先入観や焦りなどから生じる診断過程での偏りである.
文献5, 6を参考に作成

表3 当院で用いているエラーの分類と例, その改善策

エラーの原因	例	改善策
個人	知識, 経験不足	レクチャーの実施
労働環境	夜間休日, 外来終了間際など, 疲労が溜まり, 人手が少ない時間帯	勤務時間や当直回数の改善
器具	・使い慣れていない器具 ・紛らわしい名前の薬剤 (サクシゾン® とサクシン*など)	・シミュレーションの実施 ・取り間違えを起こしやすい薬剤は不採用にする
システム	・電子カルテ ・プロトコールの不備, 周知不徹底	システム・プロトコールの改善
コミュニケーション	職種間の連携, 情報共有の不足	・コミュニケーションレクチャー ・相談しやすい施設内の雰囲気づくり

*サクシンは現在スキサメトニウムに名称が変更となっている

直回数を減らした. ③病院で費用補助を行い, 購入しやすくした. ⑤くり返しMKSAPの利点を説明し, チームみんなで解く時間もつくった. 数年前に②〜⑤の改善を行い, それ以前と比べてMKSAPに取り組みやすくなった.

このように, **原因を複数の要素に分けて考え, それぞれの項目について原因が隠れていないかを洗い出し, 解決策を探していく.**

個々人がミスをしないように努力をすることはもちろん必要だが, 人間である以上ミスを完全

表4　処方間違いの例

・錠数
「2錠2×」などの記載
（①1回1錠，1日2回　もしくは②1回2錠，1日2回なのか不明確）
・単位
g，mgの入力間違い
・名前
サクシン（筋弛緩薬）とサクシゾン®（ステロイド）
・口頭指示
薬剤の種類や投与量の間違いのもと

には避けることはできない[7]．けれども医療行為において，特に患者の命にかかわること（例えばカリウム製剤の投与量の間違いなど）に関しては，100％でなければいけない．そのためには多角的な分析と，特にシステムの改善が不可欠である．

4. 症例をもとに，カンファレンスの進め方をイメージしよう

続いて架空の症例を用いて，カンファレンスの思考過程を体験してみよう．

1 処方時に起こりうるエラー

症例1

当直中の夜10時に救急車で来院し，市中肺炎の診断で緊急入院となった68歳女性．担当医となった研修医A君は，患者が常用している薬を処方するよう指導医に指示された．慢性胃炎に対しベタネコール塩化物散5％を内服しており，患者からも継続希望があったため院内処方することとした．薬手帳を確認するともともとの内服量は1gのようであるが，電子カルテの入力欄には「mg」の単位が表示されていたため，1,000 mgと入力してオーダーした．

2日後，呼吸困難と痰の喀出困難の訴えが強くなった．肺炎の悪化かと思われたが，徐脈・縮瞳・流涎の所見も出現しており，ベタネコール塩化物の過量投与によるコリン作動性クリーゼと診断した．

肺炎の治療に加え硫酸アトロピンの投与を行い，症状は改善した．

処方量の入力ミスが原因で発生した，コリン作動性クリーゼの症例である．電子カルテで散剤の投与量をオーダーする際の単位を「g」と「mg」のどちらも選択することができるが，これらはイコールではない．「g」は散剤の全体量で，「mg」はその散剤に含まれている成分量である．ベタネコール塩化物散5％の1g中に含まれる成分量は50 mgであるが，1g＝1,000 mgと考えオーダーし，過量投与されてしまった．その他の処方間違いについて表4にまとめた．知っていれば簡単に避けられることではあるが，知らなければ誰もが同じミスを犯しうる．これを先述の項目に分類して，原因を検討する．

①個人の問題：初めて処方する薬剤で，知識・経験が不足していた．

　処方量（「g」と「mg」の意味の違い）についての知識がなかった．

②労働環境の問題：当直中で，医師・看護師・薬剤師ともに多忙な時間帯であった．

　薬剤師も当直を始めたばかりの若手だった．

③器具の問題：電子カルテの使用方法に不慣れであった．

④システムの問題：明らかな過量投与もオーダーできてしまい，電子カルテに警告を発する機能が備わってなかった．

⑤コミュニケーションの問題：当直中のため遠慮してしまい，指導医や薬剤師への相談を怠った．

　看護師からみると担当医は愛想が悪く，相談しにくいと思われていた．

　こうして分類して検討することで，個人の知識不足以外にも問題点が浮かび上がる．「g」「mg」についての知識を医師全体に対し啓発すること，明らかな過量投与のオーダーに対しては電子カルテのシステムが警告を出すようにすること，使用経験の少ない薬剤を処方するにあたっては指導医や薬剤師に確認すること，どんなに些細な確認の連絡でも邪険にしないような雰囲気やルールつくり，などの対策が思いつく．

　ただし，人間が行うことには常にエラーが伴う．これらの対策のなかでも，**電子カルテのシステム改善によるカバー**が，エラーをゼロにするためには最も重要である．

❷ 検査説明時に起こりうるエラー

症例2

　心房細動，脳梗塞の既往がある60歳女性，短時間作用型抗凝固薬を1回1錠　1日2回朝夕で常用している．3日前から出現し徐々に増強する空腹時の心窩部痛を主訴に内科外来を受診した．消化性潰瘍の鑑別目的に上部消化管内視鏡検査を予約し，内視鏡検査の説明書を渡し，看護師による検査説明を行い帰宅とした．

　後日，内視鏡検査のために絶食で来院したが，同時に抗凝固薬も休薬していた．11時に内視鏡検査が終了し帰宅したが，同日夕方に筋力低下を自覚し救急外来に搬送され，脳梗塞の発症と診断された．「薬を中止するようにとは言われていないが，絶食の指示があり，薬もやめた方がよいかと思って飲んでいなかった」と答えた．

①個人の問題：内視鏡検査や抗凝固薬についての知識が乏しく，内服についての具体的な指示が出せなかった．

②労働環境の問題：外来の患者数が多く，時間をかけて説明することができなかった．

③器具の問題：該当なし．

④システムの問題：内視鏡検査の説明書には，薬の具体的な指示は記載がない．

⑤コミュニケーションの問題：多忙な医師に遠慮して，看護師が確認をためらった．

　内視鏡検査当日の食事・内服は中止することが多い．しかし，どうしても飲まなければいけない薬がある．

　この事例に関しては，以下のような改善点が考えられる．

①個人の問題：検査や治療で絶食にしても，継続した方がいい薬があることを知る．例えば血栓
　症高リスク群の抗血栓薬，痙攣患者の抗痙攣薬，1型糖尿病患者のインスリンなど．
②システムの問題：内視鏡説明書に，普段使用している薬を継続するか，中止するか，中止する
　場合は再開のタイミングをいつにするか医師が明確に指示を記載，それを看護師が患者に説明
　するシステム．
③コミュニケーションの問題：医師-看護師間で円滑なコミュニケーションがとれる雰囲気づくり．

　医師が知識を増やす努力をする，円滑なコミュニケーションを心がけることは必要だが，こと
医療安全に関する事象の再発予防を100％にするためには上記のようなシステム改善，プロトコー
ルの改善を検討する必要がある．

おわりに

　M＆Mカンファレンスの概要，および原因分析の手法について解説した．組織的に実践してい
る施設はまだ少ないかもしれないが，今回解説した考え方はカンファレンスのみならず，チーム
回診のときでも，あるいは自分の頭のなかのみでも，事象の原因を考える際に有用である．エ
ラー・トラブルが起きた際に悪い感情が起きるのは誰でも当たり前のことだが，建設的な議論へ
とつなげるために今回紹介した方法をぜひ実践してほしい．

文献・参考文献

1) Orlander JD, et al：The morbidity and mortality conference：the delicate nature of learning from error. Acad Med, 77：1001-1006, 2002
2) Kravet SJ, et al：Morbidity and mortality conference, grand rounds, and the ACGME's core competencies. J Gen Intern Med, 21：1192-1194, 2006
3) 松浦謙二：M＆Mケースファイル Morbidity and Mortality Conference 事はじめ. Intensivist, 1：158-164, 2009
4) 「エラーを防ごう！救急M＆Mカンファレンス」（讃井將満，志賀 隆／編著），学研メディカル秀潤社，2013
5) Lucey C, et al：She was going to die anyway .toward a more effective morbidity and mortality conference. APDIM Spring Meeting, Fostering Professionalism in the Face of Change. New Orleans, LA, April 2004. (Ohio State University College of Medicine and Public Health)
6) Pronovost PJ, et al：A practical tool to learn from defects in patient care. Jt Comm J Qual Patient Saf, 32：102-108, 2006
7) 「To Err is Human：Building a Safer Health System」（Institute of Medicine (US) Committee on Quality of Health Care in America），National Academies Press, 2000

プロフィール

安田圭吾（Keigo Yasuda）
東京ベイ・浦安市川医療センター総合内科
東京ベイで平岡・江原　両先生のもと，総合内科診療の修行中です．
興味のある方，お気軽に見学にいらしてください！

平岡栄治（Eiji Hiraoka）
東京ベイ・浦安市川医療センター総合内科
正しく振り返りをして，自己改善，システム改善する力が医師には重要です．M&Mはその手法の
一つで当院でも盛んに行っています．

第4章 ホスピタリストのための退院マネジメント

1. 申し送り・退院マネジメント ～隠れたリスクに気配りを

長野広之

> ● Point ●
>
> ・ケアの移行にはリスクがあることを理解する
> ・申し送りを行う際には，フォーマットに沿った申し送りと普段からの診療録記載をわかりやすく行う
> ・プライマリ・ケア医への退院後の紹介状は早く適切な内容で書く
> ・良好なコミュニケーションができる普段からの関係性が重要である

はじめに

　「ケアの移行」という言葉をご存知でだろうか．「ケアの移行」は英語で transition of care といい，米国保険医療の質を評価・研究する機関である AHRQ（米国医療研究・品質局）は「継続的な加療を要する患者が，医療サービスを受ける医療機関や療養の場が移行し，ケア提供者が変わること」と定義している．ケア移行が起こる場所として代表的なのは診療所，病院，介護施設などの施設間だが，病院内でも救急外来，一般外来などから入院する際やその逆に外来に戻る際，ICU や手術室などへの移動や転棟，またチーム内や夜間の当直への申し送りなどがあげられる．場所だけでなく**職種間（医師，看護師，介護師，ケアマネジャー）**の連携も複雑化したケアのなかで重要になっている．本項ではこれらの「ケアの移行」のなかでも，申し送りと退院後マネジメントに焦点を当てようと思う．ケアの移行にはリスクが伴うことをまず理解してもらい，ケアの移行を安全に効率的に行うため何に注意すべきかを共有できればと思う．

> **症例**
>
> 　糖尿病，心不全の既往がある85歳女性．入院当日からの発熱で近医より紹介受診した．尿路感染からの敗血症性ショック（septic shock）と診断され入院した．現在 ICU にて抗生物質，大量輸液，ノルアドレナリンによる昇圧の治療を行っている．あなたはこの患者を本日夜間の当直に引き継ぐこととなった．

1. 申し送りにはリスクが伴うか？

　現在の医療現場は非常に複雑化している．複雑化した医療現場ではプレッシャーも高まり，ケ

表　IPASSの詳細

Illness severity（I）	申し送りの最初に患者の重症度を伝える．安定（stable），要注意（watcher），不安定（unstable）
Patient summary（P）	患者を短い文章で要約する．入院理由，入院後経過，アセスメント＆プランなど
Action item（A）	引き継ぐ間に行ってもらうto doリスト
Situation awareness and contingency plans（S）	現状を伝え，想定される問題が起こった際にどう動いてもらうか
Synthesis by receiver（S）	申し送りを受ける側の復唱（要約しても可）と質問

ア自体のプロセスも複雑化し多くの情報が散乱している．そのような現場では**エラーが起こるリスクを常に念頭におく必要**がある．

　実際さまざまな対策がとられているのにもかかわらず，米国のノースカロライナ州の10の病院の調査では2002〜2007年にかけてエラーの数は変わっていない[1]．そんなこれらのエラーのうち，救急外来や一般外来，レジデントやフェローのかかわる状況で申し送りに関するものは15〜24％ほどを占めるとされている[2〜4]．申し送りを行う状況は時間外や夜間が多いので，上司からのcheckが入りにくく危険も多い．米国ではレジデントの就業時間規制により，多くのレジデントが申し送りの回数が増え診療の継続性がなくなり，患者情報が上手く伝わらないことによってエラーが増えるのではと危惧している[5]．同じような状況（就業時間規制，チーム制の普及）は今後日本でも増えると考えられ，申し送りの質を上げていくことは急務である．

2. 申し送りの質を上げるには

1 IPASS

　申し送りの質を上げるには形式を統一し，抜けをなくすことが1つの方法である．本項ではその1つの形式として**IPASS**を紹介する．IPASSは申し送りの際のプレゼンテーションのフォーマットの1つである．詳細は**表**の通りである．

　先程の症例でIPASSに従った申し送りを行うと，

> 「患者Aは不安定です（I）．糖尿病，心不全の既往のある80歳女性で尿路感染による敗血症性ショックでICU入室中，現在抗生物質治療，大量補液，ノルアドレナリンによる昇圧薬投与で血圧は安定しました（P）．夜勤中はバイタルの観察と特に心不全があるので大量補液による呼吸状態の悪化がないか観察をお願いします（A）．万が一バイタルが悪化した場合はバソプレシンの投与を検討していただき，呼吸状態が悪化した場合は挿管管理をお願いします．その場合はkey personの長男さんに連絡をお願いします（S）」

となる．個人的には心肺停止時のcode（蘇生を行うか行わないかの指示．full codeは蘇生をする）についても伝えておく必要があると感じるので，最後に「心肺停止時はfull codeです」などの一言を付け加える．この申し送りに対して受けた側が同様の内容を復唱する（S）．慣れてくれば「患者はいまだ不安定，尿路感染の治療中で夜間は呼吸状態含めたバイタルの観察，悪化時はバソプレシン，挿管管理とkey personへの連絡（A）」と短縮できるようになる．復唱は面倒でも習慣とすることで漏れをなくし理解を確認することができる．

実際，このIPASSを含めた7つの項目（後述）を行うことで医療エラーが23％，防ぎうる有害事象が30％減ったという報告がある[6]．同様にICUでもIPASSに基づく申し送りのカリキュラムを受けてもらうことで，申し送りが不十分と感じた率は10.2から7.0％に減少した[7]．

ちなみに先述の研究での7つの項目は

①IPASSを使うこと
②2時間のワークショップ：IPASS，Team STEPPS（strategies and tools to enhance performance and patient safety）チームワーク，コミュニケーションスキルの指導
③ワークショップで習った能力を練習する1時間のロールプレイとシミュレーション
④個人学習のためのコンピュータシステム
⑤ファカルティ・ディベロップメント（教育能力を高めるための取り組み）のためのプログラム
⑥研修医にフィードバックができるツールを配布
⑦継続のためのキャンペーン

というふうに，ただIPASSによる申し送りだけをしたわけではないが，申し送りの質を一定にするには有効な手段となるだろう．

2 診療録の記載

また**診療録記載にも注意が必要**である．当院では電子カルテを導入しており，「#」，「S」，「O」，「A」，「P」の5項目に分かれて記載するようになっているが当科では「#」の場所にその患者のサマリーを書くことになっている．サマリーには当直医が一目でわかるようにその患者の心肺停止時のcode，プロブレムとおのおののアセスメント＆プラン，患者/家族背景，既往歴，内服歴，社会歴をまとめよう．

また**key personに対して行った大事な病状説明についてはその内容がどこに書いてあるかを他職種（看護師など）もわかるようにしておくのが大切**である．当院では重要な病状説明の記載をした電子カルテにリンクをつくることができるので，そのリンクを毎回の「#」に添付しておくことで急変時などもすぐに前回の記載をみられるようにしてある．

先述の患者でまとめると図1のようになる．

> **症例の続き**
>
> 尿路感染に伴う敗血症性ショックは徐々に昇圧薬も減量することができ，抗生物質治療も14日間で終了した．しかしADLは低下し，退院後はポータブルトイレやデイサービスの使用が必要と考えられた．またHbA1cが5％台と年齢に比して血糖コントロールが厳格であり，低血糖リスクもあるため血糖降下薬をテネリグリプチン（テネリア®）1剤に変更した．

3. 退院後のケアへの移行について

もう1つのケアの移行の代表的な場所は急性期病院とプライマリ・ケア医の間があげられる．プライマリ・ケア医から一般外来/救急外来に紹介され，急性期病院での入院診療，回復期施設を経て再度プライマリ・ケア医に戻るというプロセスのなかで診療情報を伝達し，患者ケアに継続性をもたせることは大切である．しかし急性期病院とプライマリ・ケア医が直接連絡をとるこ

```
code：心肺停止時 full（2019年▲月■日 〜が長男より確認）
ただ年齢相応の処置であまり本人が苦しむことは行わないでほしいとのこと．詳細は下記の記載参照．
救急記録カルテ（◯年△月□日）へのリンク

# 尿路感染のための敗血症性ショック
・入院当日からの悪寒戦慄を伴う発熱，来院時ショックバイタル
・尿グラム染色で貪食像を伴うグラム陰性桿菌あり
・腹部エコーで水腎症はなし
・1,500 mL の外液補充とノルアドレナリン0.1γで血圧安定
・カルバペネム（メロペネム）1回1g 1日3回で治療開始

【患者背景】
　長男夫婦と3人ぐらし，ADL full，お風呂は介助必要．食事は普通食（息子の奥さんがつくる）でむせなし．
　要介護1，サービス利用なし．コミュニケーションは可能だが，短期記憶は乏しい

Key person：長男
【既往歴】
　糖尿病（2009年より），高血圧，2012年にLADの心筋梗塞でPCI，2014年に心不全で入院
【内服薬】
　フロセミド　　　　1回20 mg
　エナラプリル　　　1回5 mg
　バイアスピリン　　1回100 mg
　エチゾラム　　　　1回0.5 mg
　テネリグリプチン　1回20 mg
　グリメピリド　　　1回2 mg
　ボグリボース　　　1回0.3 mg 1日3回
【社会歴】
　喫煙：20本×40年のpast smoker（過去喫煙者），飲酒なし，アレルギーなし
```

図1　カルテの患者サマリーの例

とは少なく（3〜20％），退院後の最初の外来に退院サマリーがプライマリ・ケア医に届いているのも少数（12〜34％）で，これらはプライマリ・ケア医の満足度を下げていく[8]．また退院時の紹介状の内容に不備が多い（退院時処方の内容が書いてあるのは中央値25％，今後のプランが書いてあるのは30％）ことも指摘されている．

　これらは実際に患者に悪影響を及ぼしており，退院後の最初の外来でフォローの医師に急性期病院からの紹介状が届いていない場合，3カ月以内の再入院率が上がることが示されている[9]．同様に400名の入院患者の退院後の解析で76名（19％）に医療に関連する有害事象が認められた[10]．そのうち最も多いのは薬剤関連（66％）でその半数以上が事前に対策可能だったとされている．そしてこの論文でも対策可能だった有害事象の約半数が急性期病院の医療従事者とプライマリ・ケア医のコミュニケーション不足に起因していたとされている．この400名の平均年齢は57歳だったので，日本の高齢者が多い環境ではさらに有害事象が増えることも考えられる．

4. 退院後にケアの移行をスムーズに行うには？

　同じ医師がみれば患者ケアが継続し死亡率や再入院率が下がるという報告もあるが[11]，病院への通院が難しく施設の嘱託医や往診医にその後のケアを任せる場合も多いと思われる．

平素よりお世話になります．ご紹介いただきました上記患者様の入院加療が終了いたしましたのでご報告させていただきます．

尿路感染
上記患者様は入院当日からの発熱でご紹介いただき，尿路感染と診断，入院となりました．血圧維持に昇圧薬を必要としたためICU管理を行い，翌日には血圧は安定しました．血液培養，尿培養からは*E.coli*を検出したため，セファゾリンによる合計10日間の治療を行いました．

糖尿病
入院時のHbA1cが5.6と低値であり入院後の血糖も安定していたため，誠に勝手ながら内服薬はテネリグリプチンのみとさせていただいております．退院後の経過をみていただき，ご調整していただければ幸いです．

以上の治療が終了し，○月□日に退院の運びとなりました．退院時のADLは入院前と比較し，歩行能力がやや低下したためケアマネジャーなどとも相談し，ポータブルトイレの使用やデイサービスを退院後は使用していただく予定です．食事についてはむせなどの問題なく摂取されております．なお入院後ふらつきや転倒もみられましたのでエチゾラムを半錠にしております．こちらについても入院後の経過をみていただき，ご調整していただければと思います．

本人やご家族様には入院を契機に心肺停止時の対応などをご相談していただき，今回は心肺停止時full対応とさせていただきました．85歳という高齢でもありますし，貴院でも引き続きご相談していただければ幸いです．

退院後は当科で一度外来フォローさせていただき，落ち着いていれば終診の予定です．以上簡単ではございますが，ご報告となります．ご不明な点がございましたらいつでもご連絡ください．今後ともよろしくお願い致します．
〈退院後に貴院で継続いただきたい処方〉
フロセミド　　　　1回20 mg
エナラプリル　　　1回0.25 mg
アスピリン　　　　1回100 mg
エチゾラム　　　　1回0.25 mg
テネリグリプチン 1回20 mg

図2　プライマリ・ケア医に送る紹介状の例

　ケアの移行をスムーズに行うには**急性期病院の医師とプライマリ・ケア医のコミュニケーションを密に行う必要**がある．まずは患者が退院した後，すみやかに入院経過を記載した紹介状を送ることが大切で，少なくとも患者が次回プライマリ・ケア医に受診する前に届いておくようにする．しかし送るだけでは不十分で，内容にも注意が必要である．先述の有害事象の論文[10]では退院時に薬剤のリストを添付したサマリーが送られているのにもかかわらず，先述のような薬剤関連の有害事象が起こっている．薬剤のリストだけでは不十分ということである．

　プライマリ・ケア医に送る紹介状には，

・入院における診断名と入院後経過
・退院時の患者のADLなどの状況
・家族への説明内容
・処方内容の変更点とその理由を含めたプライマリ・ケア医に処方してもらうリスト
・こちらのフォローアッププラン（次の外来がいつで何をするのか，いつまでフォローするのか）
・プライマリ・ケア医でのフォローで注意してもらうこと

を書こう．以上の点に注意し上記の患者での紹介状を書くと（図2）のようになる．

また当たり前のことだが，紹介状には相手が見て不快になる内容は避けよう．プライマリ・ケア医と患者には長い関係性があり，一時的に入院診療を行っただけではわからない背景もある．正論をぶつけるだけでは上手くいかない．プライマリ・ケア医とよい関係性が築けるような紹介状をつくるべきである．

　特に必要な患者では電話で連絡をする，退院前カンファレンスを開催し直接コミュニケーションをとるのも1つである．またプライマリ・ケア医が疑問をもった際に気軽に問い合わせすることができるよう，**普段からの関係性を築いておくことも重要**である．

おわりに

　以上，申し送りと退院後マネジメントについて述べてきたが，これらの問題の根本にあるのは結局コミュニケーションである．ケアの移行にかかわる多領域のケア提供者と良好な関係性を築き，円滑なコミュニケーションができるよう努力しよう．

文献・参考文献

1) Landrigan CP, et al：Temporal trends in rates of patient harm resulting from medical care. N Engl J Med, 363：2124-2134, 2010

2) Gandhi TK, et al：Missed and delayed diagnoses in the ambulatory setting：a study of closed malpractice claims. Ann Intern Med, 145：488-496, 2006

3) Kachalia A, et al：Missed and delayed diagnoses in the emergency department：a study of closed malpractice claims from 4 liability insurers. Ann Emerg Med, 49：196-205, 2007

4) Jagsi R, et al：Residents report on adverse events and their causes. Arch Intern Med, 165：2607-2613, 2005

5) Fletcher KE, et al：Work hour rules and contributors to patient care mistakes：a focus group study with internal medicine residents. J Hosp Med, 3：228-237, 2008

6) I-PASS Study Group.：Changes in medical errors after implementation of a handoff program. N Engl J Med, 371：1803-1812, 2014

7) Parent B, et al：Effect of Standardized Handoff Curriculum on Improved Clinician Preparedness in the Intensive Care Unit：A Stepped-Wedge Cluster Randomized Clinical Trial. JAMA Surg, 153：464-470, 2018

8) Kripalani S, et al：Deficits in communication and information transfer between hospital-based and primary care physicians：implications for patient safety and continuity of care. JAMA, 297：831-841, 2007

9) van Walraven C, et al：Effect of discharge summary availability during post-discharge visits on hospital readmission. J Gen Intern Med, 17：186-192, 2002

10) Forster AJ, et al：The incidence and severity of adverse events affecting patients after discharge from the hospital. Ann Intern Med, 138：161-167, 2003

11) van Walraven C, et al：Continuity of care and patient outcomes after hospital discharge. J Gen Intern Med, 19：624-631, 2004

プロフィール

長野広之（Hiroyuki Nagano）
洛和会丸太町病院救急総合診療科
小規模病院で広く深く総合診療を楽しんでいます．日本プライマリ・ケア連合学会で病院総合医の価値を社会に発信しようと頑張っています．

第4章 ホスピタリストのための退院マネジメント

2. ホスピタリストが知っておくべき社会制度

次橋幸男

●Point●

・生活を支える自助，互助，共助，公助の仕組みを理解する

・介護保険制度上の施設と医療との関係性を理解する

・医師として社会制度にかかわる専門職と効果的に連携する

はじめに

　急速な人口構造の変化とともに，医療をとり巻く状況も変化している．特に，団塊世代の後期高齢化が始まる2022年頃から都市部を中心として要介護者が増加することで生活支援や介護のニーズが一気に高まることが想定される．このような状況において，わが国では「可能な限り住み慣れた地域で，自分らしい暮らしを人生の最期まで続けることができるように，地域の包括的な支援・サービス提供体制としての地域包括ケアシステム」が構築されつつある．

　本項では，地域包括ケアシステム時代のホスピタリストが知っておくべき事項として，生活支援の基本的知識，介護保険制度，そして社会制度にかかわる専門職との連携について解説していく．

1. 生活を支える自助，互助，共助，公助

1 自助

　生活を支えるうえで基本になる概念が「**自助**」である．これは高齢になっても自己能力を活用して，生活面では自分が主体となり，経済的にも自らを支えることを意味する．しかしながら「自助」には限りがある．そして，「自助」に頼りすぎることによってコミュニティーの一体感も失われていくことから孤独死につながるリスクも高まる．

2 互助

　次に重要になる要素が「**互助**」になる．「互助」とは見返りを求めない助け合いの精神であり，昔からの近所同士の助け合い，地域住民による子どもや高齢者の見守り，ボランティアや寄付などが該当する．「互助」は地域における私達の生活をさまざまな形で支えているが，国民全体の生活を支えるためには組織的な助け合いの仕組みが求められる．

3 共助

　先述の組織的な助け合いの3番目の仕組みが「**共助**」であり，社会保険などの制度化された相互扶助を意味している．日本の社会保険には年金保険，雇用保険，労災保険，医療保険，介護保険の5分野があり，事前に強制加入の社会保険に入っておくことで保険上の事故が生じた際の生活を保障している．医療保険では疾病の発症が，介護保険では要介護状態が保険上の事故に相当し，これらの状態であることが客観的に診断，判定された場合に保険給付が受けられる．

4 公助

　そして，最後の守りが「**公助**」になる．貧困や家族関係の悪さ，虐待などの状況には「共助」である医療保険や介護保険制度では対処できない．「公助」には税を財源として生活困窮者に対して必要な生活の保証を行う社会福祉の機能があり，生活保護がその代表である[1]．

5 相互補完して人々を支える4つのヘルプ

　以上の4つのヘルプは**相互補完的に人々の生活を支えている**．例えば，自ら購入した住宅に住みながら自分の収入や貯蓄を基本として生活する「自助」を基本として，家族や隣近所の方々と協力する「互助」が支えとなる．そして，疾病を発症すれば「共助」である医療保険制度から，要介護状態となれば介護保険から給付を受けられる．また，生活が困窮するような状況に対しては「公助」による支援が加わる．「共助」と「公助（公的扶助）」は，社会福祉，公衆衛生および医療とともに社会保障制度と呼ばれており[2]，人々が貧困状態に陥らないように予防（防貧），さらには困窮した人を救済（救貧）することで社会全体の安定化に貢献している．

●ここがポイント

　介護保険は「共助」の1つであり，介護保険単独で人々の生活が支えられている訳ではない．

2. 介護保険制度の特徴

1 介護保険の被保険者と要介護認定

　介護保険は高齢者の介護を社会全体で支え合う仕組みとして2000年に実施された最も新しい社会保険である．介護保険の加入者（被保険者）は40歳以上の国民であり，介護保険サービスの給付を受けるためには要介護認定を受ける必要がある．なお，40歳以上65歳未満の2号被保険者は，特定疾病（**表1**）のいずれかに該当することが要介護認定の条件となる．65歳以上の1号被保険者は，疾病にかかわらず要介護認定を受けることで保険給付を受けられる．そして，要支援1・2から要介護1～5までの7段階の要介護度に応じて支給限度額（1カ月あたり約5～36万円）が定められており，限度額の範囲内であれば費用全体の1～3割の自己負担金（7～9割の保険給付）によって介護保険サービスを受けられる．

　一方で，支給限度額を超えて介護保険サービスを受ける場合には限度額との差額分は全額自己負担となる．なお，介護保険の被保険者ではない40歳未満の人や一定期間を超えて介護保険料を納入していない人には介護保険サービスの給付に制限がかけられる[3]．

表1 介護保険における特定疾病

1	末期のがん（医師が一般に認められている医学的知見に基づき回復の見込みがない状態に至ったと判断したものに限る）
2	関節リウマチ
3	筋萎縮性側索硬化症
4	後縦靱帯骨化症
5	骨折を伴う骨粗鬆症
6	初老期における認知症
7	進行性核上性麻痺，大脳皮質基底核変性症およびParkinson病（Parkinson病関連疾患）
8	脊髄小脳変性症
9	脊柱管狭窄症
10	早老症
11	多系統萎縮症
12	糖尿病性神経障害，糖尿病性腎症および糖尿病性網膜症
13	脳血管疾患
14	閉塞性動脈硬化症
15	慢性閉塞性肺疾患
16	両側の膝関節または股関節に著しい変化を伴う変形性関節症

●ここがポイント

40歳以上（65歳未満）で介護保険が定める特定疾病に該当すれば要介護認定申請ができる．

2 要介護（要支援）認定の申請

　介護保険サービスの給付を受けるためには，市区町村（東京23区）の窓口から要介護（要支援）認定の申請を行う．その後，市区町村の認定調査員による認定調査が行われるとともに，市区町村からかかりつけ医に対して主治医意見書の作成が求められる．本人や家族が申請できない場合であれば，日常生活圏域ごとに整備されている在住地域の地域包括支援センターに代行申請を依頼できる[3]．

　また，要介護認定がない状態であっても緊急的に介護保険サービスの利用が必要になった場合には，介護保険サービスの利用を開始してから，要介護認定を受けた後に申請時に遡って介護保険による給付を受けることができる．例えば，それまで要介護認定を受けていなかった入院患者とその家族が自宅での終末期ケアと看取りを希望しており，要介護認定を待つことによって退院時期を逸してしまうことが想定される状況では，病院や地域の在宅医，訪問看護師，介護支援専門員（ケアマネジャー）らが協力してこのような緊急対応を行うことがある．

3 介護保険制度によって提供されている生活の場

　介護保険が提供している**介護保険施設**や**居住系サービス**には，同じ施設であっても2つの異なる名称が用いられていることがある．この理由は，老人福祉法などによって設置された各施設が新たに施行された介護保険法上の施設として改めて定義されているからである．例えば，特別養護老人ホーム（特養）は老人福祉法で設置された施設名称だが，介護保険法では介護老人福祉施設として扱われている．

表2　介護保険が定める介護保険施設

介護保険上の名称	その他の名称 (根拠となる法)	基本的性格	医師の配置	訪問診療	往診
介護保険施設					
介護療養型医療施設 (介護療養病床)		医療の必要な要介護高齢者の長期療養施設	○	×	×
介護医療院		要介護高齢者の長期療養・生活施設	○	×	×
介護老人保健施設 (老健)		要介護高齢者にリハビリなどを提供し在宅復帰を目指す施設	○	×	×
介護老人福祉施設	特別養護老人ホーム (老人福祉法)	要介護高齢者のための生活施設	非常勤可	△*1	△*2

＊1 末期の悪性腫瘍患者，または死亡日から遡って30日以内．＊2 患者の傷病が配置医師の専門外，緊急の場合などの制約あり．文献3〜5を参考に作成

1) 介護保険施設

　介護保険施設には2019年5月現在，**介護老人福祉施設**，**介護老人保健施設**，**介護医療院**(2018年度に新設)，**介護療養病床**(2023年度末に廃止予定)の4種類がある(**表2**)．これらの施設では医師，看護職員，介護職員の人員配置基準がそれぞれの施設ごとに定められており，日常的な医療と介護が施設内で提供されている．一般的に介護保険施設では病院よりも医療従事者の配置が少ないことから，病院から介護保険施設へと入所する際には，病院で行われている**医療処置をできるだけシンプルにしておくなど施設側の体制に応じた調整が求められる**ことがある．

2) 居住系サービス

　居住系サービスは高齢者の住まいとして扱われていることから，施設外の医療施設へと通院したり，居住系サービスの種類によっては訪問診療(往診)を受けることも可能である(**表3**)．介護保険施設と比較して，居住系サービスはある程度自立した生活ができる入所者のケアを目的としているが，最近では(介護付き)有料老人ホーム，サービス付き高齢者向け住宅，あるいは小規模多機能型居宅介護(泊まり)などの施設内で看護職員，介護職員によって提供されるケアと訪問診療(往診)との連携によって，居住系サービスにおける終末期ケアや看取りが全国的に広まりつつある．

●ここがピットフォール

　医師の配置が定められている介護保険施設の入所者には原則として訪問診療は行えない．

3. 社会制度にかかわる専門職との連携

■ 社会制度をコーディネートできる専門職

1) 退院マネジメントに関わる専門職

　社会制度をコーディネートできる専門職としては，社会福祉士，精神保健福祉士，退院支援を専門とする看護師，介護支援専門員(ケアマネジャー)が代表的である．社会福祉士は福祉系の大学学部や専門の教育課程を卒業して受験資格が得られる国家資格であり，病院内でもソーシャルワーカーとして退院調整にかかわっている．退院支援を担当する看護師は臨床経験に加えて社会制度の知識も備えていることから退院マネジメントにおいて重要な役割を果たす．

表3　居住系サービス，短期的な宿泊サービスの一覧

介護保険上の名称	その他の名称（根拠となる法）	基本的性格	医師の配置	訪問診療	往診
居住系サービス					
特定施設入居者生活介護	有料老人ホーム（老人福祉法）	高齢者のための住居	×	○	○
	養護老人ホーム（老人福祉法）	環境的，経済的に困窮した高齢者の入所施設	非常勤可	△*1	○
	軽費老人ホーム（老人福祉法）	低所得高齢者のための住居	×	○	○
	サービス付き高齢者向け住宅（高齢者住まい法）	状況把握や生活相談などの福祉サービスを提供する高齢者のための住居	×	○	○
認知症対応型共同生活介護	認知症高齢者グループホーム（老人福祉法）	認知症高齢者のための共同生活住居	×	○	○
居宅系サービスにおける短期的な宿泊					
小規模多機能型居宅介護		通所，訪問介護，宿泊を一体的，継続的に提供できる施設	×	△*2	○
看護小規模多機能型居宅介護		小規模多機能型居宅介護に訪問看護が加わった複合的サービス	×	△*2	○
短期入所生活介護（ショートステイ）		30日以内の短期的な入所介護（特養等の併設型が多い）	非常勤可	△*3	○
短期入所療養介護		医療的なケアを伴うショートステイ（老健や医療機関など）	○	×	×

＊1 定員110名以下の施設のみ保険診療の点数を算定可能．　＊2 宿泊サービス時には，サービス利用前30日以内に患家で訪問診療などを算定している場合利用開始後30日以内．　＊3 サービス利用前30日以内に患家で訪問診療などを算定している場合利用開始後30日以内．文献3〜5を参考に作成

表4　介護支援専門員（ケアマネジャー）実務研修受講試験
　　　職種別合格者数

順位*	職種	人数	構成比率
1	介護福祉士	307,360	43.9%
2	看護師，准看護師	168,123	24.0%
3	相談援助業務等従事者	78,382	11.2%
4	社会福祉士	44,168	6.3%
5	保健師	27,496	3.9%
6	薬剤師	20,301	2.9%
7	理学療法士	15,780	2.3%
8	医師	15,260	2.2%
9	栄養士（管理栄養士を含む）	13,194	1.9%
10	歯科衛生士	11,564	1.7%

＊第1回〜第21回試験の合計から上位10職種を抜粋．文献6を参考に作成

2）介護支援専門員（ケアマネジャー）

　　介護支援専門員（ケアマネジャー）は国家資格などに基づく業務，または施設における相談支援の担当者として5年以上の実務経験を有している場合に受験資格を得られる．なお，これまでに実施された介護支援専門員（ケアマネジャー）実務研修受講試験合格者の職種としては，介護福祉士が合格者全体の約半数を占めており，看護師・准看護師は全体の20%程度である（表4）．

したがって，介護系職種から介護支援専門員（ケアマネジャー）となった方に対して，医師が医学英語や略語を交えた言葉を用いて説明してもうまく伝わらないことがある．介護支援専門員（ケアマネジャー）と連携する際には，患者や家族に説明するような表現を用いたり，医学的に注意すべき点とその判断基準を具体的に表現するなど**医療専門職以外の職種に配慮した情報伝達を心がけてもらいたい**．

●ここがピットフォール

介護支援専門員（ケアマネジャー）の多くは介護福祉士であり，医療専門職以外の職種にも理解しやすい表現や判断基準を用いるなどの配慮が求められる．

② 退院マネジメントにおける医師の役割

1）患者と家族への説明と多職種との連携

医師が退院マネジメントにおいてまず行うべきことは，医療のプロフェッショナルとして病状，今後の治療計画，および生命予後や機能的予後の見通しについて，**患者と家族に説明することである**．この段階で，患者や家族が退院後の生活に期待することや不安に感じていることなど，患者や家族の生活に対する意向についても確認しておくことができれば，その後の調整が進めやすくなる．そして，これらの説明内容や患者家族の意向に関する情報を病棟看護師や（社会制度を活用した退院マネジメントが求められる場合には）専門職と共有しておく．実際に退院に向けた調整を進める際には，病棟看護師や社会福祉士，退院先の関係者にもカンファレンスに参加してもらったり，医師以外の職種にも患者や家族と話し合った内容の要点を診療録に記載してもらうことで情報共有が円滑に進む．また，退院サマリーや紹介状などにも患者や家族の生活に対する意向が記載されていれば，別の外来医師や次の入院を担当する医師にとってもその後の治療方針を考えるうえでも有益な情報になる．

2）退院マネジメントで医師が気を付けるべきこと

一方で，医師が退院マネジメントにかかわる場合であっても，断片的にしかもち合わせていない制度の知識だけで「この施設がよい，このサービスを毎日する必要がある」といったサービスありきの提案をすべきではない．実際の退院マネジメントでは「共助」としての医療保険や介護保険以外にも，「自助」「互助」「その他の共助（年金保険など）」「公助」を組合わせていく必要がある．また，介護保険サービスを受けられるとしても患者の経済状況によっては1割の自己負担金が大きな負担となることもある．さらに，制度上は同じサービスであったとしても地域によってもその施設の経営方針によっても対応できる範囲は大きく異なる．したがって，さまざまな社会制度との連携が求められる退院マネジメントにおいては，地域の実情にあわせて4つのヘルプを調整できる専門職の協力が必要不可欠なのである．

●ここがポイント

退院マネジメントは医師が病態を把握したうえで，病状と今後の見通しを患者と家族に説明するところから始まる．

Advanced Lecture

　社会制度の理念や上位概念を学ぶことでその制度の全体像を理解することができる．そのためには，制度設計にかかわってきた有識者の講演会や講義に参加したり，著書を読むことを通じて「制度設計者のこころ」を知ることが一番の近道となるだろう．

おわりに

　入院患者の高齢化とともに，医師と社会制度にかかわる専門職との連携はこれまで以上に重要になるだろう．専門職に退院マネジメントを丸投げするのではなく，常に専門職との効果的な連携を心がけてもらいたい．本項が皆さんの退院マネジメントの質向上につながることを願っている．

引用文献

1) 田中滋：高齢社会—自助・互助・共助・公助のコラボレーション．生活福祉研究，79：23-40，2011
2) 「標準保健師講座 別巻1 保健医療福祉行政論（第4版）」（藤内修二，他／著），医学書院，2017
3) WAM NET：介護保険制度解説：https://www.wam.go.jp/content/wamnet/pcpub/kaigo/handbook/system/（2019年6月閲覧）
4) 厚生労働省：第100回社会保障審議会介護給付費分科会資料 資料4-2 施設・居住系サービスについて：https://www.mhlw.go.jp/stf/shingi/0000044891.html（2019年6月閲覧）
5) 今日の臨床サポート：高齢者住宅，老人ホームの在宅医療（苛原実／著，和田忠志／監）：https://clinicalsup.jp/contentlist/2099.html（2019年6月閲覧）
6) 厚生労働省：第21回介護支援専門員実務研修受講試験の実施状況について：https://www.mhlw.go.jp/stf/seisakunitsuite/bunya/0000187425_00003.html（2019年6月閲覧）

参考文献・もっと学びたい人のために

1) 三菱UFJリサーチ＆コンサルティング：地域包括ケア研究会 報告書-2040年に向けた挑戦-：https://www.murc.jp/sp/1509/houkatsu/houkatsu_01.html（2019年6月閲覧）

　↑地域包括ケアシステムの課題，今後の方向性が簡潔に整理されています．まず，本編＜参考2＞地域包括ケアシステムの「植木鉢」と「自助・互助・共助・公助」で解説されている地域包括ケアシステムの概念図である「植木鉢」の解説を読んだうえで，本報告書を通読すると理解が深まるでしょう．

プロフィール

次橋幸男（Yukio Tsugihashi）
天理よろづ相談所病院在宅世話どりセンター/患者総合支援センター，
天理医療大学医療教育・研究センター
専門：在宅医療，医療教育，医療マネジメント，公衆衛生
急性期病院で判断能力のない高齢患者に高度医療が日常的に行われていることに疑問を感じました．この問題の解決には心の通った継続ケアの提供体制，地域医療ネットワークが重要だと考えています．その実現に向けて，在宅医療とともに地域医療ネットワーク構築に向けたマネジメント業務，研究，教育に取り組んでいます．

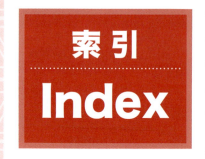

数字

4週ルール ……………………………… 168

欧文

A〜D

α-グルコシダーゼ阻害薬 …………… 141
ABCアプローチ ……………………… 91
ACP ……………………………… 95, 192
ACS ……………………………………… 117
ACS NSQIP surgical risk calculator
 ……………………………………… 179
acute interstitial nephritis ………… 122
acute kidney injury ………………… 120
acute symptomatic seizure ………… 155
advanced care planning …………… 95
AIN ……………………………………… 122
AKI ………………………………… 118, 120
AKI 重症度ステージ ………………… 121
antibiotics …………………………… 91
APEスコア …………………………… 163
ARDS …………………………………… 117
ATN ……………………………………… 122
β遮断薬 ……………………………… 43
basal supported oral therapy …… 143
BOT ……………………………………… 143
bronchodilators ……………………… 91

Ca拮抗薬 ……………………………… 41
CAP ……………………………………… 64
CAPミミックス ……………………… 66
clinical reasoning …………………… 186
community-acquired pneumonia
 …………………………………………… 64
contingency plan ……………………… 18
convulsion …………………………… 156
COPD …………………………………… 88
COPD増悪 ……………………………… 89
corticosteroids ……………………… 91
CURB-65 ……………………………… 67
de-escalation ………………………… 71
DPP-4阻害薬 ………………………… 141

E〜N

early goal directed therapy ……… 53
EGDT …………………………………… 53
epilepsy ……………………………… 155
ethical reasoning …………………… 186
eyeball EF …………………………… 43
FAILURE ……………………………… 33
Forrest分類 ………………………… 104
GFR …………………………………… 121
glomerular filtration rate ………… 121
GLP-1 ………………………………… 142
hospitalist …………………………… 14
invasive positive pressure ventilation
 ………………………………………… 92
IPASS ………………………………… 214
IPPV …………………………………… 92
Jonsenの臨床倫理4分割表 ………… 186
KDIGO ………………………………… 121
long-term oxygen therapy ………… 95
LTOT …………………………………… 95

M＆Mカンファレンス …………… 206
MACE ………………………………… 179
major adverse cardiac event …… 179
MICA risk calculator ……………… 180
national institutes of
 health stroke scale ……………… 145
NIHSS ………………………………… 145
Nohria-Stevenson分類 ……………… 32
noninvasive positive pressure
 ventilation ………………………… 92
NPPV …………………………………… 92

P〜U

Pancreatitis Bundles 2015 ………… 115
performance status ………………… 171
PS ……………………………………… 171
PSI …………………………………… 67
qSOFA ………………………………… 50
RCA …………………………………… 208
RCRI …………………………………… 179
recombinant tissue plasminogen
 activator …………………………… 145
revised cardiac risk index ……… 179
root cause analysis ………………… 208
rt-PA静注療法 ……………………… 145
SABA …………………………………… 91
SAMA …………………………………… 91
second look ………………………… 106
SGLT2阻害薬 ………………………… 142
short-acting β_2 agonist ………… 91
short-acting muscarinic agent …… 91
six-point scoring system ………… 67
SOAP …………………………………… 22
SOFAスコア …………………………… 50
surrogate decision maker ………… 190
unprovoked seizure ………………… 155

和 文

あ行

アクシデント ································ 207
アドバンス・ケア・プランニング ···· 95
アミオダロン ····························· 41
アルコール性急性膵炎 ·················· 112
アンカリング効果 ······················· 25
インシデント ···························· 207
インスリン持続静注 ···················· 143
インスリンスライディングスケール
································· 143
永続性心房細動 ························· 44
壊死性筋膜炎 ··························· 83
壊死性軟部組織感染症 ··················· 83
エラー ································· 207
エンピリック治療 ······················· 70
オーバーナイトイベント ················· 26

か行

介護医療院 ····························· 222
介護支援専門員（ケアマネジャー）
································· 222
介護保険 ······························ 220
介護保険施設 ·························· 221
介護療養病床 ·························· 222
介護老人福祉施設 ····················· 222
介護老人保健施設 ····················· 222
化学療法 ·························· 166, 171
確証バイアス ···························· 27
カテーテルアブレーション ··············· 45
化膿性 ································· 77
化膿性軟部組織感染症 ··················· 79
がん ································· 166
がん患者 ······························ 166
鉗子生検 ······························ 169

患者サマリー ·························· 216
気管支拡張薬 ··························· 91
急性間質性腎炎 ························ 122
急性冠症候群 ··························· 32
急性呼吸窮迫症候群 ···················· 117
急性症候性発作 ························ 155
急性腎障害 ······················· 118, 120
急性心不全 ···························· 31
急性膵炎 ······························ 110
急性尿細管壊死 ························ 122
急性弁膜症 ···························· 32
共助 ································· 220
居住系サービス ························ 221
禁煙指導 ······························ 93
クラミドフィラ肺炎 ···················· 64
グラム染色に基づいた治療 ·············· 70
クレーム ······························ 197
クレーム対応の原則 ···················· 198
ケアの移行 ···························· 213
経口血糖降下薬 ························ 141
けいれん ······························ 156
血管作動薬 ···························· 56
血管石灰化 ···························· 135
血小板輸血 ···························· 102
血糖管理 ······························ 138
抗凝固マネジメント ···················· 44
抗菌薬 ································· 91
高血糖 ································· 139
公助 ································· 220
コードホワイト ························ 201
互助 ································· 219
コンサルテーションメディスン ········· 19
根本原因分析 ·························· 208

さ行

在宅酸素療法 ··························· 95
細胞診 ································· 169
酸素投与 ······························ 90
ジギタリス中毒 ························· 41
ジゴキシン ····························· 41
自己決定権の尊重 ····················· 189
自己免疫性脳炎 ························ 163
自助 ································· 219
システムを生かす力 ···················· 17
持続性心房細動 ························ 44
持続脳波モニタリング ·················· 161
市中肺炎 ······························ 64
失神 ································· 156
周術期管理 ···························· 177
重症 CAP 基準 ························ 67
重症度判定 ···························· 113
手技力 ································· 15
腫瘍マーカー ·························· 170
紹介状 ··························· 217, 224
上部消化管出血 ························ 99
侵襲的陽圧換気 ························ 92
新鮮凍結血漿 ·························· 102
心房細動 ······························ 39
膵酵素阻害薬 ·························· 116
スイスチーズに開いた穴 ··············· 207
ステージング ·························· 170
スルホニル尿素 ························ 141
静的指標 ······························ 55
接遇 ································· 202
赤血球輸血 ···························· 101
切除生検 ······························ 169
セルブロック ·························· 169

全身ステロイド投与 ……………… 91

せん妄 ……………………………… 200

増悪因子 …………………………… 33

早期閉鎖 …………………………… 25

蘇生 ………………………………… 53

た行

退院サマリー ………………… 216, 224

退院マネジメント ………………… 222

代理意思決定者 …………………… 190

多職種カンファレンス …………… 201

胆石性急性膵炎 …………………… 113

丹毒 ………………………………… 81

チアゾリジン薬 …………………… 141

長期持続性心房細動 ……………… 44

低血糖 ……………………………… 139

摘出生検 …………………………… 169

てんかん …………………………… 155

てんかん重積 ……………………… 159

電気的除細動 ……………………… 44

透析経過 …………………………… 130

透析条件 …………………………… 130

動的指標 …………………………… 55

特定疾病 …………………………… 220

な行

認知症 ……………………………… 200

脳卒中 ……………………………… 145

は行

敗血症 ………………………… 49, 50

敗血症性ショック ………………… 49

針生検 ……………………………… 169

非化膿性 …………………………… 77

非化膿性皮膚・軟部組織感染症 … 81

非侵襲的陽圧換気 ………………… 92

非スルホニル尿素分泌促進薬 …… 141

非定型肺炎 …………………… 64, 69

皮膚・軟部組織感染症 …………… 77

非誘発性発作 ……………………… 155

病院外来診療力 …………………… 18

病型診断 …………………………… 148

病理診断 …………………………… 168

頻回注射法 ………………………… 142

頻脈誘発性心筋症 ………………… 46

腹部コンパートメント症候群 …… 117

蜂窩織炎 ……………………… 77, 81

ホスピタリスト …………………… 14

ホスピタリストの心構え ………… 23

発作性心房細動 …………………… 44

ま行

マイコプラズマ肺炎 ……………… 64

まさかのプラン …………………… 18

末期腎不全 ………………………… 129

慢性閉塞性肺疾患 ………………… 88

見た目の収縮能評価 ……………… 43

メトホルミン ……………………… 141

や行

予後因子 …………………………… 113

ら行

リズムコントロール ……………… 41

臨床力 ……………………………… 15

臨床倫理4分割表 ………………… 187

レートコントロール ……………… 41

レジオネラ肺炎 ……………… 64, 69

■ 編者プロフィール

▍平岡栄治 (Eiji Hiraoka)

東京ベイ・浦安市川医療センター総合内科

1992年3月	神戸大学医学部卒業
1992〜1993年	神戸大学医学部附属病院内科研修
1993〜1994年	三菱神戸病院内科研修
1994〜1995年	兵庫県立淡路病院内科研修
1995〜1999年	神戸大学医学部医学研究科大学院
1999〜2001年	公立豊岡病院循環器科
2001〜2004年	ハワイ大学内科 レジデント
2004〜2012年	神戸大学医学部附属病院総合内科
2012年〜	現職

【資格】総合内科専門医, 循環器内科専門医
【所属学会】日本内科学会, 日本循環器学会, 日本集中治療学会

すべての患者さんを臓器横断的, 全人的に診療する医師の育成が急務と考え, 総合内科のなかでも, ホスピタリストの育成をめざし活動しています. J Hospitalist Network（http://hospitalist.jp/）やその機関誌Hospitalistにも携わっています. J Hospitalist Networkのホームページは教育コンテンツが満載です. 一度, 覗いてみてください. 東京ベイ・浦安市川医療センター総合内科は地域医療振興協会の病院で, 当院には内科後期研修プログラム, フェローシッププログラムがあります. 市立大村市民病院, 伊東市民病院, 三重県立志摩病院, 西吾妻福祉病院での研修もあります. 当院での研修に興味がある方はぜひ見学にきてください.

▍江原　淳 (Jun Ehara)

東京ベイ・浦安市川医療センター総合内科　医長 兼 呼吸器内科　医員
内科専攻医プログラムディレクター
聖路加国際人学人学院公衆衛生学研究科専攻
東京医科歯科大学　臨床講師

2008年	大阪大学医学部卒
2008年	天理よろづ相談所病院　ジュニアレジデント
2010年	同 内科ローテイト　シニアレジデント（最終年にチーフレジデント）
2013年	東京ベイ浦安市川医療センター　内科専攻医
2014年	同 総合内科　フェロー
2016年	同 総合内科　医員 兼 呼吸器内科　医員
	を経て2019年より現職

【資格】総合内科専門医, 臨床研修指導医, 日本プライマリ・ケア連合学会認定医
【所属学会】日本内科学会, 日本呼吸器学会, 日本集中治療医学会, 日本プライマリ・ケア連合学会, 日本病院総合診療医学会, 米国内科学会（American college of physicians）

学生のときに松村理司先生の「大リーガー医に学ぶ」や京都GIMカンファレンスをきっかけにGIMを志し, 総合内科医として卒後12年目になりました. 総合内科は, 手技系の科と違い自分が成長していることがすぐには感じにくい科ですが, 信じて臨床を続けていると6〜7年目に「内科全般のおおよそのことが見えてきた」ようなBreakthroughが来るのではないかと思います. 私自身は, 少しでも内科臨床の奥深さ, 面白さを後進に伝えられるよう自分自身も日々の症例から学び続けたいと思います.

レジデントノート　Vol.21　No.8（増刊）

ホスピタリスト直伝！入院診療　虎の巻
じきでん　　　　　にゅういんしんりょう　　　とら　まき

"いつ""何をすべきか"がわかり、内科 急 性期に強くなる！
なに　　　　　　　　　　　　　ないかきゅうせいき　　つよ

編集／平岡栄治, 江原　淳
　　　ひらおかえいじ　えはら　じゅん

レジデントノート増刊

Vol. 21　No. 8　2019〔通巻282号〕
2019年8月10日発行　第21巻　第8号
ISBN978-4-7581-1630-5
定価　本体4,700円＋税（送料実費別途）

年間購読料
　24,000円＋税（通常号12冊, 送料弊社負担）
　52,200円＋税（通常号12冊, 増刊6冊, 送料弊社負担）
　　※海外からのご購読は送料実費となります
　　※価格は改定される場合があります
郵便振替　00130-3-38674

© YODOSHA　CO., LTD. 2019
　Printed in Japan

発行人　　　一戸裕子
発行所　　　株式会社 羊 土 社
　　　　　　〒101-0052
　　　　　　東京都千代田区神田小川町2-5-1
　　　　　　TEL　　03（5282）1211
　　　　　　FAX　　03（5282）1212
　　　　　　E-mail　eigyo@yodosha.co.jp
　　　　　　URL　　www.yodosha.co.jp/

装幀　　　　野崎一人
印刷所　　　広研印刷株式会社
広告申込　　羊土社営業部までお問い合わせ下さい.

本誌に掲載する著作物の複製権・上映権・譲渡権・公衆送信権（送信可能化権を含む）は（株）羊土社が保有します.
本誌を無断で複製する行為（コピー，スキャン，デジタルデータ化など）は，著作権法上での限られた例外（「私的使用のための複製」など）を除き
禁じられています．研究活動，診療を含み業務上使用する目的で上記の行為を行うことは大学，病院，企業などにおける内部的な利用であっても，
私的使用には該当せず，違法です．また私的使用のためであっても，代行業者等の第三者に依頼して上記の行為を行うことは違法となります.

JCOPY ＜（社）出版者著作権管理機構 委託出版物＞
本誌の無断複写は著作権法上での例外を除き禁じられています．複写される場合は，そのつど事前に，（社）出版者著作権管理機構（TEL 03-5244-
5088, FAX 03-5244-5089, e-mail：info@jcopy.or.jp）の許諾を得てください.

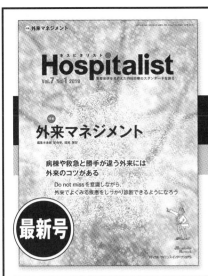

Hospitalist

患者全体を見すえた
内科診療の新しいスタンダードを創る!

特集:外来マネジメント　Vol.7 No.1 2019

- 責任編集:金城紀与史・清田雅智
- 一部定価:4,600円+税
- ISBN978-4-8157-0078-2

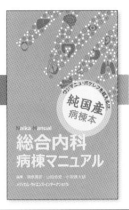

好評 "純国産"病棟本
総合内科病棟マニュアル

- 編集:筒泉貴彦・山田悠史・小坂鎮太郎
- 定価:本体5,000円+税　● ISBN978-4-89592-884-7

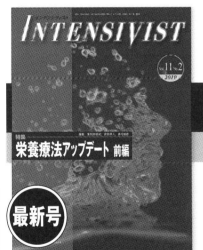

INTENSIVIST
インテンシヴィスト

集中治療の"いま"を検証し、
"これから"を提示するクオータリー・マガジン

特集:栄養療法アップデート 前編　Vol.11 No.2 2019

- 責任編集:東別府直紀・安田英人・真弓俊彦
- 一部定価:4,600円+税
- ISBN978-4-8157-0087-4

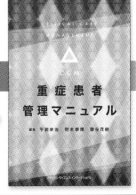

好評 "純国産"集中治療本
重症患者管理マニュアル

- 編集:平岡栄治・則末泰博・藤谷茂樹
- 定価:本体6,500円+税　● ISBN978-4-8157-0126-0

MEDSi メディカル・サイエンス・インターナショナル

113-0033　東京都文京区本郷1-28-36鳳明ビル

TEL 03-5804-6051　http://www.medsi.co.jp
FAX 03-5804-6055　E-mail info@medsi.co.jp

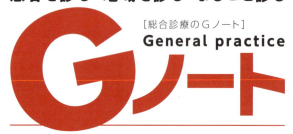